本著作得到以下项目经费支持：

1. 长宁区卫生健康委员会课题 基于近红外光谱的儿童青少年抑郁障碍核心家庭特征研究（20194Y013）
2. 上海市卫生健康委员会卫生行业临床研究专项课题 新型冠状病毒肺炎(COVID-19)疫情下儿童青少年焦虑抑郁、问题行为及亲子关系影响因素研究（20204Y0499）
3. 长宁区医疗卫生科研专项课题 精神分裂症与孤独症谱系障碍视、听觉情绪感知障碍的神经机制研究：趋同或分化模式？（CNKW2022Y39）

来自早期成长逆境的创伤研究

主　编　龚靖波　石利娟
副主编　何玉琼　肖亚辉
编　委　刘剑波　陈思路　陈亮亮

中南大学出版社
www.csupress.com.cn
·长沙·

图书在版编目(CIP)数据

来自早期成长逆境的创伤研究 / 龚靖波，石利娟主编. —长沙：中南大学出版社，2023. 12

ISBN 978-7-5487-5539-5

Ⅰ. ①来… Ⅱ. ①龚… ②石… Ⅲ. ①儿童—精神疗法—研究 Ⅳ. ①R749. 940. 5

中国国家版本馆 CIP 数据核字(2023)第 166579 号

来自早期成长逆境的创伤研究

LAIZI ZAOQI CHENGZHANG NIJING DE CHUANGSHANG YANJIU

龚靖波　石利娟　主编

□出 版 人　林绵优
□责任编辑　王雁芳
□责任印制　唐　曦
□出版发行　中南大学出版社
社址：长沙市麓山南路　　邮编：410083
发行科电话：0731-88876770　　传真：0731-88710482
□印　　装　长沙创峰印务有限公司

□开　　本　787 mm×1092 mm　1/16　□印张 13. 25　□字数 330 千字
□版　　次　2023 年 12 月第 1 版　□印次 2023 年 12 月第 1 次印刷
□书　　号　ISBN 978-7-5487-5539-5
□定　　价　68. 00 元

图书出现印装问题，请与经销商调换

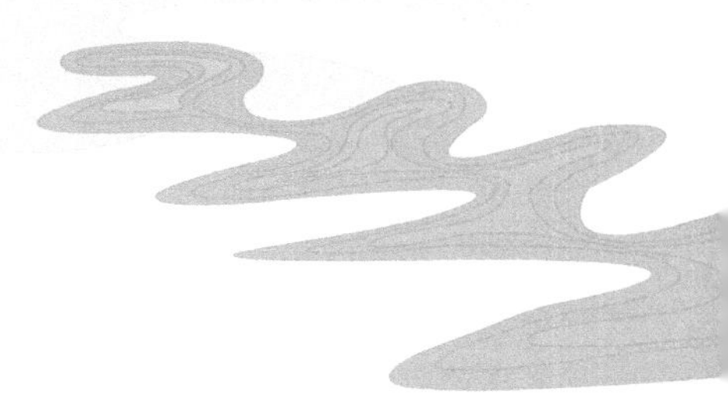

前　言

儿童期和青少年期的环境经历在整个生命周期的健康方面发挥着重要作用。早期成长逆境是一个较为宽泛的概念，通常被定义为发生在儿童期或青少年期的单个或多个超出个体应对能力并导致个体长期处于应激状态的负性生活事件。早期成长逆境属于远期负性生活事件，这些逆境会影响生理、情感和行为调节系统的发展，并导致各种不利的心理和生理结局。

近年来，笔者围绕早期成长逆境对个体身心的影响，在大学生人群中开展了一系列研究。研究发现儿童期创伤形式(躯体虐待、情感虐待、性虐待、躯体忽视和情感忽视)与早期不良图式密切相关，早期不良图式在儿童期创伤与成年后抑郁焦虑水平之间起到了中介作用；在五种类型的儿童期创伤中，情感虐待对成年后抑郁焦虑的影响最大，其次是情感忽视、躯体忽视、性虐待和躯体虐待。重大应激事件(目睹车祸或谋杀、被家庭成员虐待与被其他成年人或儿童虐待)与成年后自杀企图密切相关，被其他成年人或儿童虐待和儿童期受过严重外伤是成年后抑郁的危险因素。儿童期目睹家庭暴力在中国大学生中发生率高，且对他们的心理健康产生了重要影响。基于笔者的前期研究，本书主要从实证研究的角度阐述多种维度的早期成长逆境对个体发展的影响，包括心理健康、身体健康、大脑发育、神经认知发展及其潜在机制。

本书的第一章概述了几种主要的早期成长逆境，即儿童期创伤、留守经历、欺凌行为、目睹家庭暴力及家庭社会经济地位；第二章介绍了几种早期成长逆境与精神病理学的理论模型(累积风险模型、逆境与精神病理的维度模型、青春期压力再校准假说)；第三章介绍了早期成长逆境与精神病理学的潜在神经生物机制，包括 HPA 轴、催产素、免疫系统、社会信息加工机制、情绪加工机制、加速生物老化、社会支持；第四章介绍了儿童期创伤对个体心理健康的影响，包括儿童创伤与精神分裂症、抑郁症、双相情感障碍、强迫症、物质依赖、进食障碍等；第五章至第七章分别介绍了目睹家庭暴力、家庭社会经济地位和欺凌行为对个体心理健康或发展的影响；第八章介绍了早期成长逆境对个体身体健康状况的影响；第九章主要介绍了早期成长逆境加速大脑衰老的机制；第十章介绍了早期成长逆境对个体大脑发育、认知和情绪的影响；第十一章介绍了早期成长逆境的代际循环。

笔者撰写本书旨在提高全社会对早期成长逆境给个体带来的负面影响的关注，并通过促进个体积极心理的培养和出台相关政策对其进行干预和改善，以全方位、多角度地推动个体身心健康发展。

编者

2023年6月

目　录

第一章 早期成长逆境的概述

西格蒙德·弗洛伊德(Sigmund Freud)根据对癔症患者的治疗经验性地总结出了创伤的概念及内涵，他认为某种经验在短期内高度刺激个体心灵，使得个体无法继续以适应性的方式应对生活，从而使心灵受到永久性的创伤。他通过临床案例研究发现，各种神经症症状几乎都可以从个体童年早期的创伤经历中找到原因。早期成长逆境(early life adversity，ELA)是一个较为宽泛的概念，通常被定义为个体在生命早期正常发育过程中所需刺激的缺乏和/或伤害、威胁性刺激的存在，包含多种虐待形式(情感虐待、躯体虐待、性虐待)、忽视(情感忽视、躯体忽视)、家庭暴力、家庭功能失调(如目睹父母暴力、犯罪，与父母分离，丧亲，父母重病、贫穷或物质滥用)，以及同伴、社区和集体暴力等，对个体的发展产生很多消极的影响，包括身心健康、情绪问题和行为问题等。早期逆境属于远期负性生活事件，是造成个体终身健康问题，也是造成全球公共卫生方面问题的因素之一。McLaughlin 指出，早期成长逆境是儿童在成长过程中遇到与正常环境偏离，并使个体产生适应性改变的环境，早期逆境主要分为两个维度：威胁性和剥夺性。威胁性主要是伤害威胁(如躯体虐待、目睹暴力等)；剥夺性是指缺少预期输入(如忽视、贫困等)。这种环境会影响生理、情感和行为调节系统的发展，并导致各种不良的心理和生理结果。

关于早期成长逆境的一项具有里程碑意义的研究是 Felitti 等在 1995—1997 年在 17000 余名白人中产阶层中采用自我报告的方式，回顾性地调查多种早期成长逆境，发现早期成长逆境评分与成年期多种健康风险增高呈剂量—反应关系。这项研究主要关注虐待、家庭功能不良和忽视 3 个维度共 10 个条目的儿童期不良经历，如躯体虐待、父母分居/离婚、父母精神疾病史、家庭暴力、情感忽视等。美国国家共病调查(national comorbidity survey，NCS)将 12 种儿童期逆境分为两类，即家庭功能不良(household dysfunction)(性虐待、躯体虐待、忽视、父母精神疾病史、父母滥用药物史、父母犯罪行为和家庭暴力)和其他形式的儿童期逆境(父母死亡、父母离婚、其他形式的父母缺失、童年期躯体疾病和家庭经济逆境)。以下对主要的儿童期逆境进行介绍。

第一节 儿童期创伤

儿童期创伤(childhood trauma)是当今严重的公共卫生问题，其造成的危害可伴随受害者一生。2004 年，联合国儿童基金会将儿童期创伤与艾滋病、战争、生存条件欠佳及失学列为世界儿童面临的五大威胁。2016 年，全球数据显示，15 岁以下儿童死于不同形式虐待的有 4.1 万人左右。1999 年，世界卫生组织(World Health Organization，WHO)将儿童期创伤定义为对儿童有抚养义务、监管及有操纵权的人，做出足以对儿童的健康、生存、生长发育及尊严造成实际的或潜在的伤害行为，包括各种形式的躯体虐待、情感虐待、性虐待、忽视及对其进行经济性剥削。我国尚无对儿童期创伤精准的官方界定，仅在《中华人民共和国反家庭暴力法》《中华人民共和国民法典》《中华人民共和国未成年人保护法》等法律中有所提及。目前国际上儿童期创伤的标准包含以下 4 个方面：①儿童的身心当前或者永久性受到伤害；②这些伤害是由某些有意或疏忽行为导致的；③这些行为者可能是父母(监护人)，以及任何受委托照顾儿童的人士，如老师、亲戚、托管工作人员等；④个人利用自身条件，如年龄、身份、知识等单独或者集体对儿童造成伤害。在已证实的报告中，60%的儿童期虐待被归类为忽视，20%的儿童期虐待被归类为身体虐待，10%的儿童期虐待被归类为性虐待。情感虐待和忽视的发生率可能比性虐待和身体虐待要高得多，但是更难以衡量和量化。据 2014 年在中国的研究，儿童期虐待发生率为 47.1%，其中情感虐待、情感忽视和躯体忽视发生的比重较大，分别占受虐者的百分比高达 77.3%、89.1%和 87.7%。

躯体虐待是儿童期虐待行为的主要形式之一，也造成直接的伤害结果。躯体虐待是通过直接施加各种形式的躯体暴力造成儿童实际的或潜在的身体伤害或痛苦，严重者可能会导致儿童残疾或死亡。躯体虐待的方式多样，包括以管教儿童的名义的殴打、掌掴、灼烧等，以及对身体造成伤害的粗鲁对待。儿童期虐待行为的主要实施者是在家庭生活中享有绝对权威的父母或其他监护人，他们往往由于生活琐事动辄对儿童进行打骂、体罚，对儿童肢体造成或轻或重的损伤，并对其生长发育造成不良影响。

情感虐待是指对孩子的价值感、幸福感进行言语攻击，或者是长辈对孩子的羞辱、贬低或威胁行为，如否定孩子的价值。情感虐待涉及父母未能为孩子提供适当的发展和支持环境。具体而言，它被定义为：①未能支持心理安全和保障；②未能支持接受与自尊；③未能获得与年龄相符的自主权；④限制。情感虐待是一种较为常见的虐待方式，它对儿童个体造成的创伤是潜在的、长期的且不易被发觉的，因而情感虐待又是常常被忽略的。

性虐待是指让发育尚未成熟的儿童参与他们不完全理解、无法表达知情同意或触犯社会公德或违反法律的性活动，包括带有性刺激目的的亲吻、拥抱、调戏儿童身体、玩弄儿童性器官，其中最严重的是强迫性交、乱伦和逼迫儿童卖淫。儿童性虐待的影响不是致命的，但后果是严重的，相比于其他几种虐待，性虐待的危害和持续时间更为深远。这些行为、认知和心理上的影响将持续到成年。此外，它使儿童容易染上性传播疾病，甚至有意外怀孕的风险。

忽视是指照顾者未能提供儿童的基本需要，通常包括食物、住房、衣服、医疗和教育不足。儿童期忽视主要分为两种，即躯体忽视与情感忽视。躯体忽视是指照顾者未能提供儿童的基本身体需要，包括食物、住所、安全、监督和健康，比如没有给孩子足够的食物。情感忽视是指照顾者未能满足孩子基本的心理和情感需求，如爱、鼓励、归属感和支持。与其他虐待相比，忽视的发生率是最高的，生活中容易出现“对忽视的忽视”现象。

第二节　留守经历

我国的留守儿童问题深受城市化的影响。自 20 世纪 80 年代以来，随着中国经济体制改革的持续深入和城市化进程的不断推进，大量农村劳动力离开家乡，涌入城市务工或经商。近年来，中国流动人口规模不断增长，人口流动速度持续加快。《2019 年农民工监测调查报告》显示，2019 年农民工总量达到 2.9077 亿人，比上一年度增长 0.8%。人口大规模持续性流动已成为当代中国最令人瞩目的社会现象。尽管国家就农民工携子女进城务工问题和农民工市民化问题已出台鼓励性政策，但是城乡二元结构和附着性公共服务与福利政策依然将部分农民工子女隔离在城市之外，形成父母双方或单方外出务工、儿童留守农村的亲子分离局面，农村留守儿童这一数目庞大的弱势群体便由此产生。

民政部 2016 年的数据表明，我国农村留守儿童数量为 902 万人；据民政部 2018 年公布的数据，全国农村留守儿童数量为 697 万余人，96%的农村留守儿童由祖父母或者外祖父母照顾(69.5%分布在四川、安徽、湖南等 7 个省份)。我国农村留守儿童的数量依然较多，农村留守儿童的教育、健康、心理、行为和安全问题是政府与社会普遍关注的公共问题。2019 年发布的《中国留守儿童心灵状况白皮书》显示，90%以上的留守儿童精神遭受暴力对待，其中有 13.7%的留守儿童遭受四重暴力——躯体遭受暴力、精神遭受暴力、性遭受暴力和忽视。有 260 万名儿童一年连父母的一个电话都接不到，有 40%的留守儿童一年见父母不超过 2 次(北京上学路上公益促进中心，2020 年)。

关注留守儿童成长成为国家当前核心利益之一。2016 年 2 月国务院印发的《关于加强农村留守儿童关爱保护工作的意见》指出："农村留守儿童问题是我国经济社会发展中的阶段性问题，是我国城乡发展不均衡、公共服务不均等、社会保障不完善等问题的深刻反映。"党的十九大报告指出要"健全农村留守儿童和妇女、老人关爱服务体系"。2018 年 8 月，《国务院办公厅关于同意建立农村留守儿童关爱保护和困境儿童保障工作部际联席会议制度的函》中提到，为加强对农村留守儿童关爱保护和困境儿童保障工作的组织领导和统筹协调，及时研究解决工作中面临的重大问题，建立农村留守儿童关爱保护和困境儿童保障工作部际联席会议制度，中共中央、国务院印发的《乡村振兴战略规划(2018—2022 年)》明确指出，应为农村留守儿童及困境儿童提供关爱服务。在 2019 年 4 月 30 日由民政部等部门联合发布的《关于进一步健全农村留守儿童和困境儿童关爱服务体系的意见》中首次明确未成年救助保护机构十项工作职责。以上内容表明，留守儿童问题已经成为专家学者、社会及政府高度重视、关心的问题。儿童青少年的心理健康工作是"健康中国"建设的重要内容，农村留守儿童的心理健康状况尤其值得关注。对中国农村的留守儿童来说，家庭经济条件、与父母的长期分离状态及祖辈的照料方式等，并不利于其保持良好的心理健康状况。一项在全国 12 个省(区、市)的 27 个县(区)开展的贫困地区农村留守儿童健康服务需求评估调查发现，与农村非留守儿童相比，心理行为健康问题是当前农村留守儿童面临的突出健康问题，并随着其年龄的增长而日益凸显。

"留守儿童"的概念是在 1994 年首次提出的，当时是指父母常年在海外工作、学习，被留在家里交由老人照看、上学的儿童。对于留守儿童的概念界定，须综合考虑"农村的概念范畴”“留守类型及时间的限定”“儿童年龄的限定”等方面。相关的法律法规、规范等，如国务院《关于加强农村留守儿童关爱保护工作的意见》和教育部《中国教育监测与评价统计指标体系》对“农村留守儿童”概念进行了解读，相关的学者也对此概念做出了基本阐述（表1-1）。

表1-1 “农村留守儿童”概念界定

概念出处	概念
国务院《关于加强农村留守儿童关爱保护工作的意见》	农村留守儿童是指父母双方外出务工或一方外出务工另一方无监护能力、不满16周岁的未成年人
教育部《中国教育监测与评价统计指标体系》	农村留守儿童是指外出务工连续半年以上的农民托留在户籍所在地家乡，由父、母单方或其他亲属监护接受义务教育的适龄儿童少年
吴霓《农村留守儿童问题调研报告》	农村留守儿童父母一方或双方在外打工而被留在农村老家，并需要其他人照顾的、年龄为6~16周岁的儿童

第三节 欺凌行为

欺凌行为是普遍存在于全球青少年成长过程中的负性生活事件，严重危害他们的心理健康，导致青少年出现焦虑、抑郁、失眠甚至自杀倾向或自杀行为等。近年来，我国学生欺凌事件发生率呈明显上升趋势，中小学阶段是学生欺凌的高发时期，涉及小学高段、初中学段和高中学段，其中初中学段发生学生欺凌事件的比例相对较高。据《中国应急教育与校园安全发展报告》基于权威媒体报道的校园安全事件做的不完全统计，2016—2018年，我国校园欺凌事件在校园安全事件中占比分别为11%、24.75%、35%。

欺凌现象的深入性研究是由挪威心理学家丹·奥维斯（Dan Olweus）于1977年推动的。他在挪威和瑞典的中小学进行关于攻击行为的调查后发现，欺凌是青少年之间攻击行为的主要形式。他把校园欺凌的概念界定为：在某一时间内，一名或多名学生反复或持续地对某学生施加的负面行为，且这种行为具有长期性，造成受害人心理或生理上的不适或伤害。1993年，英国学者Peter K Smith指出：欺凌一般是指势力弱的个体经常受到势力强的个体的长期性、重复性的伤害，一般是指身体欺凌、索要钱财、语言攻击、社交冷落。英国学者Sharps等提出了判断某行为是欺凌行为的三个指标：由受害人挑衅引起、反复发生、受害人欠缺有效的报复手段及条件。我国对校园欺凌问题的研究始于山东师范大学的张文新教授，并与他人合作出版了我国第一部研究校园欺凌的专著——《中小学生的欺负问题与干预》，将欺凌行为分为直接身体欺负、直接语言欺负和间接欺负三种。青少年犯罪研究学者皮艺军（2017年）指出欺凌事件通常出现在学生之间，在个别学生推动下开展的一系列暴力性行为，一般是在一个或数个学生主导、其他学生盲从的情况下出现的。耿申教授（2018年）指出校园欺凌有两个重要的要素，即构成要素与次要要素，前者是指身心损害，后者是指体验痛苦。从现实角度来看，对于欺凌事件的界定而言，玩笑、暴力等之间不存在清晰的界限。学者在阐释“校园欺凌”定义的时候，通常强调三个重要的判定要素，分别为“出现在学生之间”“利用特定的攻击或暴力手段”“引起伤害”。

我们认识到不同的学生群体从事欺凌行为或接受这种行为：只欺负他人的学生（施暴者）；受欺负的学生（受害者）；既欺负他人又受欺负的学生（包括施暴者和受害者）。越来越多的人认识到另一个群体，那就是旁观者。这些学生既不参与欺凌，也不是欺凌的接受者，然而，当欺凌发生时，他们在场，但往往选择不阻止欺凌，或者在某些情况下鼓励正在欺凌他人的学生。

一、欺凌者

欺凌者（bullying-perpetrator）是那些不断攻击另一个不还击者的人。一项调查了15000名6~10年级（12~16岁）的美国学生的研究发现，研究样本中29.9%的学生在欺凌情境中表现出某种形式的参与，13.0%的学生扮演了欺凌者的角色。此外，与9年级和10年级的学生相比，6~8年级的学生欺凌频率有所增加。有研究发现，约35.0%的年轻人在过去几个月至少有一次欺凌他人的行为。在这一群体中，14.0%参与打架，9.0%参与打架和欺凌，8.0%参与欺凌。这些数据因年龄、国家或地区的不同而有很大差异：11岁为9.0%~54.0%，13岁为17.0%~71.0%，15岁为19.0%~73.0%。3个年龄组的平均百分比分别为30.0%、38.0%、36.0%。男孩欺凌他人的频率高于女孩欺凌他人的频率。在大多数国家和地区，11~13岁的霸凌事件增加较多。此外，在所有年龄组中，10个国家和地区呈现出随年龄增长的趋势；3个国家和地区（比利时和丹麦）显示出相似的比率，2个国家和地区（以色列和挪威）随年龄增长而下降。对28个欧洲和北美国家的调查表明，欺凌是一种国际现象，不同国家之间的比率差异很大。据报告，瑞典的欺凌发生率为5.1%（女孩）、6.3%（男孩），立陶宛为38.2%（女孩）、41.4%（男孩）。关于网络欺凌的流行率，对美国10~17岁学生的全国性研究报告显示，15.0%的学生参与了网络骚扰行为。对澳大利亚8~14岁学生的全国性研究表明，对于包括网络欺凌在内的所有形式的欺凌行为，11.0%的男孩和7.0%的女孩都参与过，男孩仅网络欺凌的发生率为3.8%，女孩为3.3%。

国外有一个为期3年的纵向研究报告了青春期中后期的学生样本中不同的欺凌率和受害率，在9~11年级，最常见的欺凌形式是关系攻击，9年级中高达72.0%的男孩和65.0%的女孩报告他们参与了关系攻击。在9~11年级，男孩的传统欺凌和关系攻击率高于女孩。随着时间的推移，9~11年级的男孩和女孩在传统欺凌行为发生率上的性别差异增加，而关系攻击行为在男孩和女孩中都随着时间的推移而减少。在整个样本中，9~11年级学生中最常见的欺凌亚型组合是传统欺凌和关系攻击。这种比率随着时间的推移而增加。有趣的是，研究发现男孩之间的关系攻击率很高，这与预期相反，因为关系攻击最初被定义为一种攻击形式，其特征主要是由女孩参与。然而，研究发现，9年级72.0%的男孩和56.0%的女孩报告了关系攻击行为。考虑到年龄、学校水平和调查方法，这种差异需要进一步分析。

二、欺凌受害者

根据 Olweus 的说法，当一名学生反复、长时间受到一名或多名学生的负面行为时，他或她就是被欺负或受害的，称为欺凌受害者(bullying victimization)。由于欺凌既可以是公开的，也可以是隐蔽的，年轻人可能最初没有意识到自己是霸凌的受害者，在网络欺凌方面尤其如此。

欺凌受害者的比例在不同国家和环境中有所不同。在欧洲和北美的一份跨国学校样本中，报告的受害率差异很大。瑞典学生报告的欺凌受害率最低(女孩为 5.1%，男孩为 6.3%)，而立陶宛学生报告的欺凌受害率最高(女孩为 38.2%，男孩为 41.4%)。美国一项全国性调查显示，大约 32.0%的 12~18 岁的学生在学校里受到传统欺凌，而网络欺凌的发生率要低得多(3.7%)(美国国家教育统计中心，美国国家教育科学研究所，2011 年)。另一项研究报告了美国学生的全国代表性样本中欺凌受害者的比率，发现高达 8.4%的样本经常受到欺凌(每周一次)。澳大利亚有一项针对 8~14 岁儿童的全国性研究发现，受欺负的比率从 24.0%到 29.0%不等。男性和女性报告的受欺凌的比率相似，报告显示分别有 27.0%和 26.0%的男性和女性受到伤害。一项对澳大利亚维多利亚州约 800 名学生的纵向研究显示，第 9 年时传统欺凌受害者的比率为 28.0%；第 11 年时，这一比率上升到近 39.0%。然而，从第 9 年(14.0%)到第 11 年(13.4%)，网络欺凌受害率保持相对稳定。

各种研究的结果强调了一个总体趋势，即欺凌受害(包括频繁受害)的比率随着受欺凌者的年龄增长而下降。欺凌受害的持续性也得到了探索，研究结果表明，8 岁时受到欺负与 8 年后的欺凌受害者有关；16 岁时受到欺负的男孩中约 90.0%在 8 岁时受到欺负，而 16 岁时受到欺负的女性中约 50.0%在 8 岁时受到欺负。尽管参与欺凌的学生人数从 8 岁到 12 岁有所下降，但许多儿童在此期间改变了他们的欺凌状态。例如，9.4%在 8 岁时受到欺负的儿童在 12 岁时在欺负其他儿童，而 7.2%在 8 岁时受到欺负的儿童在 12 岁时既是欺凌者又是欺凌受害者。这些信息说明了随着时间的推移，不同欺凌亚型之间存在的相互作用。

各种研究也提供了证据，表明男性的欺凌受害率高于女性，但有时性别差异很小。研究还发现，男性比女性更经常受到欺负。欺凌受害率的这些显著趋势实际上可能与所调查的欺凌亚型有关。例如，研究表明，受传统欺凌的女性比率(7.7%)高于男性(5.2%)，网络欺凌受害者的比率从第 4 年到第 9 年持续上升。这些结果表明，男性更容易受到传统形式的欺凌伤害，而女性可能比男性更容易受到网络欺凌的伤害。鉴于这种差异的存在，在衡量欺凌时反映这种差异是很重要的。

三、欺凌-受害者

顾名思义，欺凌-受害者(bullying perpetration and victimization)既是欺凌的施暴者，又是欺凌的受害者。对 15000 名 6~10 年级(12~16 岁)美国学生的调查发现，29.9%的学生有某种形式的参与欺凌的情况，6.3%的学生同时是欺凌者和受害者。此外，男性比女性更有可能扮演这种双重角色。《2001/2002 年学龄儿童健康与行为国际报告》发现，总体而言，35.0%的学龄儿童样本显示没有攻击性行为。有趣的是，24.0%的学龄儿童样本同时属于打架或欺凌者和被欺凌者。纵向研究报告，在青春期中后期的样本中报告了不同的欺凌和受害率，在传统和网络环境下，10.0%的学龄儿童样本属于欺凌-受害者。然而，在传统的欺凌-受害者类别中，这一比率在11年级上升到27.0%。

第四节　目睹家庭暴力

家庭暴力被称为“现代社会的毒瘤”。家庭暴力(domestic violence，DV)/亲密伴侣暴力(intimate partner violence，IPV)被定义为由伴侣实施的任何身体、心理或性伤害(美国疾病控制与预防中心，2015年)。身体伤害包括身体攻击，如打、踢或殴打；心理伤害包括控制行为，如与家人或朋友隔绝联系、财务控制或限制获得服务；性伤害包括强迫性交或其他性胁迫。2011年第三期中国妇女社会地位调查数据显示，在整个婚姻生活中曾遭受过配偶侮辱、谩骂、殴打、限制人身自由、经济控制、强迫性生活等不同形式家庭暴力的女性占24.7%，其中，明确表示遭受过配偶殴打的比例为5.5%，农村和城镇女性占比分别为7.8%和3.1%(全国妇联和国家统计局，2011年)。同时，家庭暴力是美国妇女遭受伤害的主要原因，在美国，每4名妇女中就有1人遭受家庭暴力，每6小时就有1人死于家庭暴力，每15秒就有一名女性遭到暴力袭击。家庭暴力的影响波及整个家庭，不仅影响受害者，也影响儿童。

在家庭暴力中，存在三种群体，施暴者、受暴者和家庭暴力的目睹者。对直接受害者而言，儿童目睹家庭暴力所带来的消极影响存在一定的隐蔽性和长效性，短期内不易引起监护人、儿童保护机构、儿童社会工作者等的注意。儿童暴露于DV/IPV可以被认为是一种心理上的伤害，它越来越被认为是一种不同形式的儿童期虐待。儿童目睹家庭暴力是全球性的社会问题。评估儿童时期目睹家庭暴力的研究是通过父母/照顾者的自我报告和/或基于临床和警方文件回顾性进行的。回顾性研究表明，儿童期目睹家庭暴力发生率相对较高，通常为20%~40%。使用父母/照顾者的自我报告进行的研究确定了儿童期目睹家庭暴力的发生率极高，从59%到80%不等(澳大利亚统计局，2006年)。临床和警方记录的结果表明，9%~24%的儿童在自己家中目睹了暴力。根据联合国儿童基金会的调查，全球约2.75亿名儿童目睹了亲密伴侣暴力的发生。美国的调查表明每年超过1000万儿童目睹了亲密伴侣暴力的发生，其中有700万名儿童目睹了严重暴力的发生。英国的调查显示11岁以下儿童目睹家庭暴力的发生率为12%，而11~17岁孩子目睹家庭暴力的发生率高达17.5%。我国香港特别行政区的调查则发现26%的儿童目睹了父母之间的肢体暴力，目睹父母遭受伴侣精神暴力的比例更是高达73.2%。2015年，我国妇联的一项调查表明，全国2.7亿个家庭中约30%存在婚姻暴力，按平均每个家庭一个孩子计算，我国有近9 000万个孩子目睹过亲人间的施暴过程。

国外学者对目睹DV/IPV儿童的概念有不同的定义。Holden将目睹儿童限定范围扩展至“暴露在家庭暴力环境中的儿童”。研究很少将间接接触暴力的童年经历纳入家庭暴力的见证，例如无意中听到一个成年人对另一个人的威胁，听到从暴力事件发生的房间中传来的物体被扔来扔去的声音或身体的击打。国外学者将其定义为曾目睹父母一方对另一方实施威胁、殴打、施暴等侵害性行为，或听到暴力发出的声音而未直接看到行为发生，或仅看到暴力发生的结果(如伤痕)，而自己未受到直接暴力伤害的儿童都可被称为“目睹儿童”。儿童可以通过观察父母/看护者与兄弟姐妹或其他成年人之间的暴力互动来目睹家庭暴力，而不仅仅是观察父母/看护者之间的暴力互动。在我国，家庭暴力环境中以儿童为对象的研究主要停留在直接受虐群体上，对于目睹儿童这一隐形群体鲜有关注与保护，相关文献资料也较少。北京大学儿童青少年卫生研究所的研究人员在 2006 年提出目睹暴力属于暴力侵害的一种，也会对儿童造成不良影响且容易被社会忽视。

将儿童作为家庭暴力的直接受害者与间接目击者统称为暴露于家庭暴力的儿童(children exposed to domestic violence)，儿童暴露于家庭暴力可以细分为 10 种类型：①胎儿期间接暴露于家庭暴力，指的是怀孕的母亲遭受婚姻暴力，进而影响到胎儿；②介入，儿童试图通过言语或肢体阻止家庭暴力的发生；③直接受害，在父母的冲突中儿童也遭受了言语或肢体伤害；④参与，儿童自愿或被迫加入暴力中；⑤目睹，儿童直接看到暴力行为；⑥亲耳听到，儿童没有看到但听到吼叫、哭喊声、物品被破坏的声音等；⑦看到暴力的直接后果，儿童看到瘀伤、警察、救护车、毁坏的家具、紧张的气氛等暴力引起的后果；⑧遭受由暴力造成的其他后果，例如母亲的悲伤、父母教养方式的改变、父母亲分离等；⑨听说，听到母亲或亲友诉说家暴事件；⑩表面上不知情，暴力发生在儿童生活的家庭，但发生时儿童不在家或已熟睡。其中除了第 3 种类型是儿童直接作为受害者之外，其他的 9 种类型都可以作为儿童目睹家庭暴力的具体类型。

第五节　家庭社会经济地位

家庭社会经济地位(family socioeconomic status，SES)是一个多维的概念，通常是对家庭收入、父母受教育水平及父母职业类型等因素进行综合衡量，是依据家庭所拥有的价值资源而界定的客观社会层级。家庭收入表示家庭所能获得的社会资源和子女可能获得的社会资源；父母受教育水平是 SES 中最稳定的指标；父母职业类型体现了个体的收入和受教育程度，而且有时候职业还象征着个人的社会地位。目前处于低社会经济地位的儿童盈千累万，2015 年联合国统计报告指出，世界范围内作为童工的儿童约 2. 15 亿名，每 7 名儿童中就有一名童工，其中每年有 270 万名童工因贫困导致健康问题而死亡。2015 年《国家贫困地区儿童发展规划(2014—2020 年)》提到特殊困难地区有 4000 万名儿童。

“寒门再难出贵子”“义务教育阶段农村学生辍学率居高不下”已经成为当下中国教育公平的热点问题。SES 较低家庭提供的教育资源较少、寒门学生的学习动力不足，这些都是“寒门难出贵子”的重要原因。2016 年中国教育科学研究院开展的相关调查表明，城市学生的学习动力明显高于农村学生，父母受教育程度越高，学生的学习动力越高。父母职业为军人、公务员、管理人员和教师的学生学习动力的表现明显高于父母是待业和农民的学生。家庭投资理论和家庭压力理论阐释了 SES 与青少年发展的关系。家庭投资理论认为，高 SES 的青少年拥有较多的发展资本，如财政资本，父母与孩子的相处时间、教养方式等社会资本等，从而促进了积极发展；而低 SES 的青少年发展资本较少，妨碍了其积极发展。家庭压力理论认为，家庭经济压力会增加父母的心理压力，进而导致父母低温暖、严厉惩罚等不良教养行为，从而使得青少年发展不良。SES 学前儿童内化、外化行为存在显著性相关，生活在低 SES 的个体更易出现焦虑、抑郁等消极情绪问题，在外化行为上更易表现出多动、注意力不集中、社会退缩等行为。而且，低 SES 与儿童健康状况差及儿童发育缓慢之间存在关系，这种关系从婴儿期一直持续到成年期。

参考文献

[1] Teicher M H, Samson J A, Anderson C M, et al. The effects of childhood maltreatment on brain structure, function and connectivity[J]. Nature reviews neuroscience, 2016, 17(10): 652-666.

[2] McLaughlin K A. Future directions in childhood adversity and youth psychopathology[J]. Journal of Clinical Child & Adolescent Psychology, 2016, 45(3): 361-382.

[3] Felitti V J, Anda R F, Nordenberg D, et al. Relationship of childhood abuse and household dysfunction to many of the leading causes of death in adults: The Adverse Childhood Experiences (ACE) Study[J]. American journal of preventive medicine, 1998, 14(4): 245-258.

[4] Moore S E, Scott J G, Ferrari A J, et al. Burden attributable to child maltreatment in Australia[J]. Child Abuse & Neglect, 2015, 48: 208-220.

[5] English D, Thompson R, White C R, et al. Why should child welfare pay more attention to emotional mal treatment? [J]. Children and youth services review, 2015, 50: 53-63.

[6] Murray L K, Nguyen A, Cohen J A. Child sexual abuse[J]. Child and Adolescent Psychiatric Clinics, 2014, 23(2): 321-337.

[7] Connell-Carrick K. Child abuse and neglect[M]. The Wiley-Blackwell Handbook of Infant Development, 2010, 2: 165-191.

[8] 一张. 留守儿童[J]. 瞭望, 1994, (45): 37-37.

[9] 吴霓,丁杰,唐以志,等. 农村留守儿童问题调研报告[J]. 教育研究,2004(10): 15-18,53.

[10] Berger K S. Update on bullying at school: Science forgotten? [J]. Developmental review, 2007, 27(1): 90-126.

[11] Nansel T R, Overpeck M, Pilla R S, et al. Bullying behaviors among US youth: Prevalence and association with psychosocial adjustment[J]. Jama, 2001, 285(16): 2094-2100.

[12] Due P, Holstein B E, Lynch J, et al. Bullying and symptoms among school-aged children: international comparative cross sectional study in 28 countries[J]. European journal of public health, 2005, 15(2): 128-132.

[13] Ybarra M L, Mitchell K J. Youth engaging in online harassment: Associations with caregiver-child relationships, Internet use, and personal characteristics[J]. Journal of adolescence, 2004, 27(3): 319-336.

[14] Cross D, Shaw T, Hearn L, et al. Australian covert bullying prevalence study (ACBPS)[J]. Child Health Promotion Research Centre, Edith Cowan University, Perth. 2009.

[15] Hemphill S A, Kotevski A, Herrenkohl T I, et al. Longitudinal consequences of adolescent bullying perpetration and victimisation: A study of students in Victoria, Australia[J]. Criminal Behaviour and Mental Health, 2011, 21(2): 107-116.

[16] Hemphill S A, Tollit M, Kotevski A. Rates of bullying perpetration and victimisation: A longitudinal study of secondary school students in Victoria, Australia[J]. Pastoral Care in Education, 2012, 30(2): 99-112.

[17] Sourander A, Helstelä L, Helenius H, et al. Persistence of bullying from childhood to adolescence—a longitudinal 8-year follow-up study[J]. Child abuse & neglect, 2000, 24(7): 873-881.

[18] Kumpulainen K, Räsänen E, Henttonen I. Children involved in bullying: Psychological disturbance and the

persistence of the involvement[J]. Child abuse & neglect, 1999, 23(12): 1253-1262.

[19] Dubowitz H. The safe environment for every kid model: promotion of children's health, development, and safety, and prevention of child neglect[J]. Pediatric annals, 2014, 43(11): e271-e277.

[20] Holden G W. Children exposed to domestic violence and child abuse: Terminology and taxonomy[J]. Clinical child and family psychology review, 2003, 6(3): 151-160.

[21] Abbassi A, Aslinia S D. Family violence, trauma and social learning theory[J]. Journal of Professional Counseling: Practice, Theory & Research, 2010, 38(1): 16-27.

[22] Teicher M H, Vitaliano G D. Witnessing violence toward siblings: an understudied but potent form of early adversity[J]. PloS one, 2011, 6(12): e28852.

[23] McLoyd V C. Socioeconomic disadvantage and child development[J]. American psychologist, 1998, 53(2): 185-204.

[24] Conger R D, Donnellan M B. An interactionist perspective on the socioeconomic context of human development[J]. Annual review of psychology, 2007, 58: 175-199.

[25] Matthews K A, Gallo L C. Psychological perspectives on pathways linking socioeconomic status and physical Health[J]. Annual review of psychology, 2011, 62: 501-530.

[26] Yu L, Renzaho A M N, Shi L, et al. The effects of family financial stress and primary caregivers' levels of acculturation on Children's emotional and behavioral problems among humanitarian refugees in Australia [J]. International Journal of Environmental Research and Public Health, 2020, 17(8): 2716.

[27] Hosokawa R, Katsura T. Socioeconomic status, emotional/behavioral difficulties, and social competence among preschool children in Japan[J]. Journal of Child and Family Studies, 2018, 27(12): 4001-4014.

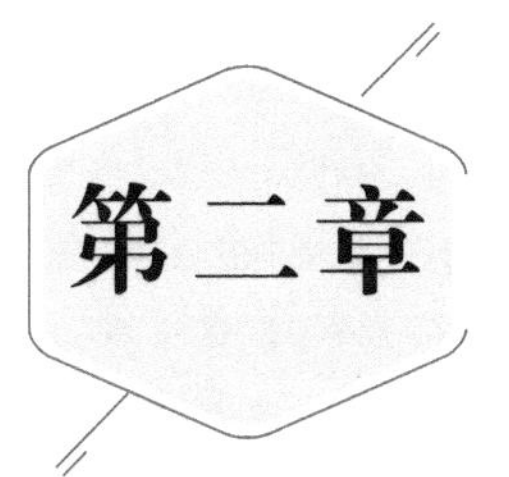

第二章 早期成长逆境与精神病理学的理论模型

早期成长逆境(ELA)是在童年或青少年时期暴露于与预期环境偏离的环境。ELA与人类早期和整个生命过程中发生精神障碍的风险增加有关,并且随着逆境暴露的增加,发展精神病理的概率也会增加。ELA的动物模型实验表明,早期的压力环境和后来的情绪、行为异常之间可能存在因果关系。有几种理论模型试图解释遭受ELA后不良心理和身体健康后果的机制:累积风险模型、逆境和精神病理学的维度模型及青春期压力再校准假说。

第一节 累积风险模型

表示早期成长逆境和精神病理之间联系的一个重要模型是累积风险模型,它认为长期或累积的逆境暴露会增加精神病理的风险。累积风险模型以风险机制的应激反应模型为基础,该模型认为累积的逆境暴露会导致生理调节系统的长期受损。这种方法计算经历的不同类型逆境的数量,创建一个风险评分,而不考虑逆境的类型、长期性或严重程度,并使用这个风险评分作为结果的预测因子。因此,累积风险模型证明了逆境暴露的数量与发展结局之间的密切关系,并强调了防止个体早期成长暴露于不利经历的重要性。

早期成长逆境的持续时间和类型、数量与精神病理风险之间存在剂量—反应关系,即随着个体所经历的逆境类型数量或持续时间的增加,发生抑郁、创伤后应激障碍(posttraumatic stress disorder,PTSD)、内外化问题的风险会随之增加。许多研究包括从儿童期到成年期的持续精神病理的前瞻性预测,以及在全国样本中调查首次发病的青少年精神障碍的流行病学研究支持了累积风险模型。一项基础性研究发现,暴露于多种环境危险因素(如父母婚姻不和及社会地位低下)的儿童患心理障碍的可能性是仅暴露于一种环境危险因素的儿童的4倍,并且四种危险因素的存在与疾病患病率增加10倍有关。有研究通过调查2089名10~16岁青少年有关躯体虐待、家庭暴力、父母死亡或离婚、同伴欺凌等13种儿童期不良经历,并使用贝克抑郁量表和创伤后应激障碍量表对当前的精神病理症状进行评估,发现儿童期不良经历得分最高组(≥8分)发生抑郁的风险是得分最低组(0~3分)的3倍,发生创伤后应激障碍的风险是得分最低组的4倍,与国内学者Zhang等的发现一致,即经历早期不良经历的数量和精神病理风险之间存在剂量—反应关系。纵向测量早期成长逆境的研究也发现了类似的结果,研究评估了埃文郡亲子纵向研究队列(avon longitudinal study of parents and children)的 3758 名受访者 0~17 岁期间多个年龄阶段的 6 种逆境(如躯体虐待、性虐待、情感虐待、情感忽视、躯体忽视、家庭暴力或欺凌)暴露，并在受访者 18 岁时采用精神病样症状半结构式访谈对精神病理风险进行评估，结果发现，在 0~17 岁期间经历的逆境类型越多，受访者在 18 岁时发生精神疾病的风险就越大，且逆境持续时间与 18 岁时精神疾病发生的风险呈正相关。通过对美国全国儿童和青少年福祉调查(national survey of child and adolescent well-being)的 1777 名儿童 9 岁前逆境经历进行随访，并将初次暴露于虐待的时间划分为婴儿期(0~18 个月)、幼儿期(18 个月~3 岁)、学龄前期(3~6 岁)和学龄早期(6~9 岁)，结果显示，与在 1 个发育期内遭受过虐待的儿童相比，在多个发育期内遭受过虐待的儿童发生内化和外化问题的风险显著增加。

作为一种理论模型，积累风险模型有其优点，也有缺点。它对逆境的概念化，以所经历的不同类型逆境的简单总和为中心，简洁且易于统计建模，因此有助于进行广泛的复杂分析。但是，它没有考虑重要的理论因素，如逆境的频率或严重程度；作为一种加法模型，它不能评估逆境变量之间的相互作用。累积风险有助于理解跨地缘政治、国家、社区和家庭层面的系统如何相互作用，从而对个人健康产生深刻和持久的影响。然而，它本质上缺乏特异性，并且几乎没有提供为什么某些经历可能导致某些情况及某种不良经历通过哪些机制导致消极结果的依据。因此，累积风险模型无法促进有效干预措施的发展。

第二节　逆境和精神病理学的维度模型

逆境和精神病理学的维度模型(dimensional model of adversity and psychopathology, DMAP)认为单靠压力系统不足以完全解释早期成长逆境对社会、认知和生物学结果的影响。该模型超越了不利事件的累积，提出了不同的逆境类型在潜在风险机制上的区别。作为一种替代模型，DMAP 将复杂的逆境提炼成贯穿多种逆境的两个潜在核心维度，即涉及伤害或伤害威胁的“威胁”经历或涉及缺乏预期环境输入的“剥夺”经历，认为其以不同的方式影响神经和认知功能。McLaughlin 等认为，不同类型 ELA 在核心基本层面上具有共同特征，因此将其划分成剥夺和威胁两个潜在核心维度，将躯体虐待、目睹暴力等伤害或潜在伤害风险界定为“威胁性 ELA”，将情感虐待、忽视、机构抚养等预期环境输入的缺乏界定为“剥夺性 ELA”(图 2-1)。DMAP 提出威胁与剥夺维度是通过不同的机制来影响健康结局。威胁被定义为选择性地破坏支持情绪反应和调节的神经系统，包括边缘结构和腹内侧额叶皮层及其相关功能。相反，剥夺被认为是选择性地破坏支持高级认知的区域，如外侧前额叶和顶叶皮层，以及相关的认知和语言能力。

一、威胁维度

在 DMAP 中，暴露与威胁被概念化为在发育可塑性高峰期出现的特定类型的厌恶学习体验。当支持威胁和安全学习的神经系统具有最大的可塑性时，儿童期反复暴露于威胁中(如人际暴力)将改变神经系统，以促进快速识别环境中的威胁并调动对潜在威胁的强烈的情绪和行为反应。这反映了一种对生活在以危险为特征的环境中的适应性反应，但也可能会增加在发展后期出现精神病理的风险。现有的研究证据支持了这些观点，在发育早期

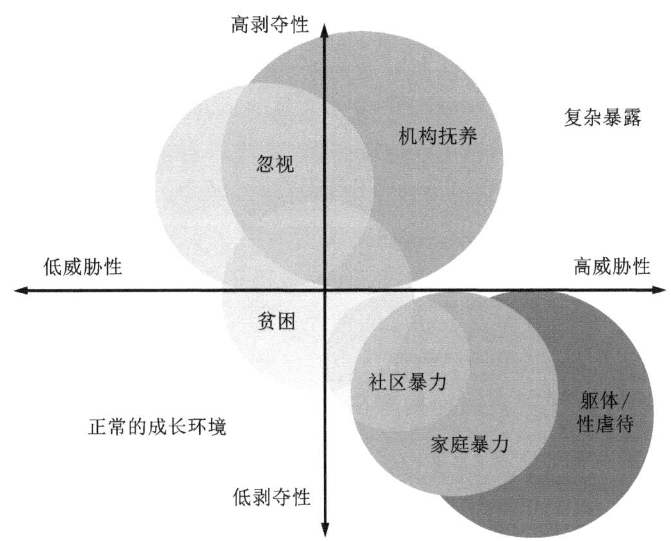

注：威胁和剥夺是可以衡量儿童暴露于各种各样的不良经历的经验维度，包括孤立发生的事件（例如一次社区暴力暴露事件）和同时发生的事件（例如身体虐待和忽视）。用复杂暴露来指代在大多数情况下同时涉及威胁和剥夺的经历。

图 2-1　早期逆境的维度模型，包括威胁和剥夺两个核心维度

暴露于威胁会改变动物恐惧学习背后的神经回路，包括海马体和杏仁核结构和功能的持久改变。在动物模型中，生命早期暴露于压力下与恐惧学习的早期发展有关。恐惧学习与杏仁核和腹内侧前额叶皮层功能的改变有关。杏仁核是条件性恐惧的获得和表达的基础。而恐惧的消退即减少习得性恐惧的过程，该过程依赖于海马体和腹内侧前额叶皮层，后者直接抑制杏仁核。因此，早期威胁暴露与杏仁核树突棘增加、杏仁核活性增强、调节杏仁核的抑制通路缺陷，以及腹内侧前额叶皮层中的树突萎缩和腹内侧前额叶皮层—杏仁核突触传递不良有关。

很少有研究探索人类在发育过程中早期威胁暴露对恐惧学习的影响，部分原因是开发可用于儿童的实验范式在道德上存在挑战。然而，有研究表明有创伤暴露史的儿童和青少年表现出恐惧学习被干扰，反映在区分威胁和安全线索方面及在发育早期的恐惧习得方面存在困难，这些发现与动物研究结果非常一致。

尽管迄今为止很少有研究探索暴露于逆境中的儿童恐惧学习的神经关联，但大量文献已经证明，在有威胁暴露史的儿童中依赖于相同潜在神经回路的其他加工过程被破坏了。例如，儿童期的暴力暴露与优先处理威胁相关信息的信息加工模式的改变相关，包括对负性情绪刺激的知觉敏感性增强和注意偏见。暴露在威胁下的儿童表现出杏仁核对负性情绪刺激的反应增强，以及情绪调节方面的各种困难。儿童期的威胁暴露与腹内侧前额叶皮层体积和厚度的减小及在静息态下腹内侧前额叶皮层—杏仁核连接的减少有关。总之，在动物模型和人类研究中，强有力的证据表明了儿童期的威胁暴露与情绪反应增强、情绪调节不良和恐惧学习中断有关。

二、剥夺维度

在 DMAP 中，剥夺是指与支持性照顾者的互动有限的儿童缺乏社交和认知刺激，以及学习机会受到限制。由于大多数类型的早期学习是发生在与看护者互动的环境中，因此经历较少和不稳定看护的儿童学习机会受到限制。缺乏与看护者的持续互动会剥夺儿童的感官、运动、语言和社会经验，而看护者提供的这些经验是儿童早期学习的素材。在经历过忽视和机构抚养的儿童中经常观察到这种剥夺存在。经验依赖的可塑性的主要驱动因素之一是突触修剪的发育过程。通过修剪，环境直接影响神经结构，在整个发育过程中保留最有效的神经连接，并修剪掉效率最低的神经连接。如果一个孩子成长的环境充满了复杂的认知刺激，这些刺激来自与他年龄相适应的认知和社会互动，那么紧急神经系统可能需要神经元之间许多冗余和复杂的连接来在这个环境中"导航"。相反，如果环境缺乏刺激，产生的神经系统可能不那么冗余，皮层会变薄，依赖于这些冗余输入的行为就会受损。DMAP 假设表明，降低或低复杂度的输入劫持了典型的修剪过程，导致在未接收预期复杂输入的神经回路出现早期和极端的突触修剪，并最终产生一个适应不太复杂环境的神经系统。为了支持这种可能性，动物模型表明，啮齿动物模型中的整体剥夺会导致皮质体积广泛减小。同样，与多种社会和认知输入减少有关的机构抚养，也与灰质体积的整体减小有关。

早期缺乏认知和社会刺激会对儿童的认知发展产生显著影响，尤其是在语言和执行功能方面。在经历与忽视相关的剥夺的儿童中，观察到他们在表达和接受语言和执行功能任务方面表现不佳，这些影响超过了其他形式的虐待对认知功能的影响。机构抚养等严重的剥夺形式也始终与语言和执行功能的缺陷有关，与家庭社会经济地位低下等剥夺有关的逆境也一样。在经历过早期剥夺环境（包括机构抚养和家庭社会经济地位低下）的儿童中也观察到，支持语言和执行功能的神经网络功能改变，特别是外侧前额叶皮层。更低的家庭社会经济地位还与更薄的皮质和减小的表面积相关联，这些区域广泛分布在关联皮层的众多区域中。

这种与忽视、机构化和低社会经济地位相关的认知发展变异性可能是由早期学习机会和环境刺激所塑造的。家庭中的刺激程度和母语的数量和质量预测了儿童的语言技能，早期护理环境中的丰富和刺激程度与认知结果相关，包括执行功能和学业成就。总之，现有的数据支持了这样的假设，即剥夺与大脑皮层变薄、表面积减小及复杂认知功能（如执行功能）受损有关。这些模式与暴露于威胁的儿童中最常见的模式明显不同，后者主要涉及情绪加工、调节和学习的改变。总的来说，现有的研究支持了这样的观点，即不同类型的逆境可能会对认知、情感和神经发育产生不同的影响。

第三节　青春期压力再校准假说

根据青春期压力再校准假说（pubertal stress recalibration hypothesis），青春期比婴儿期更严酷的环境可能会建立起下丘脑调节系统的功能亢进或减退。若婴儿期的环境恶劣，但青春期的环境较好，那么下丘脑-垂体-肾上腺轴（hypothalamic-pituitary-adrenal axis，HPA）系统可能会重新调整，使其功能更像从婴儿期到青春期遇到支持性条件的儿童。青春期压力再校准假说的初步证据来自对啮齿动物的研究，研究表明青春期的压力源对 HPA 轴反应性的影响比成年期的相同压力源更持久。此外，在恐惧条件反射之前暴露于压力源的大鼠表现出恐惧学习，如果在青春期遇到这种压力源，它们需要比在成年期更长的时间来消除恐惧，因此增强的青春期压力敏感性将扩展到其他威胁—防御系统。在新生儿期，舔舐和梳理毛发等长期母体护理的剥夺会导致啮齿类动物生命后期的 HPA 系统高反应性。

在拥挤的孤儿院度过前两年的儿童表现出皮质醇应激反应的改变，这种改变会在他们被安置在稳定的家庭后持续数年。在人类和猴子中，婴儿期的看护者剥夺的结果似乎是 HPA 轴的钝化。事实上，在非人类灵长类动物中，生命早期的慢性压力与较高的促肾上腺皮质激素释放激素和较低的皮质醇水平有关。这些变化可能是适应性的：杏仁核中促肾上腺皮质激素释放激素的增加可能会增强恐惧条件反射，而 HPA 轴活动的减少可能有助于保护发育中的大脑免受高水平糖皮质激素的影响。

对青春期压力再校准假说进行了验证，样本为之前被收容的青少年，他们开始生活在严酷且通常不受支持的环境中，但后来被收养到资源丰富且普遍支持的家庭。研究人员将一组在原生家庭中长大、从未被收容的青少年作为对照组。研究人员使用加速纵向设计，儿童在 7～15 岁时进入研究，每年观察 3 次。在每次访问时都进行特里尔社会压力测试（trier social stress test），由一名护士进行青春期分期检查。通过分析每个参与者的每个时间点研究发现了一种再校准的模式。当对结果进行纵向检查时，HPA 轴对特里尔社会压力测试的反应性随青春期与个体内部的增加而增加，但只适用于之前被机构抚养的青少年。在青春期的最初阶段，早期机构抚养的青少年的 HPA 反应性从非常低的反应性转变为较高的反应性。在青春期的后期阶段，其 HPA 反应性与从未接受机构抚养的青少年没有区别。研究结果还表明，再校准的模式在参与者之间基本上是一致的，而不是由少数人驱动的。在这项研究中没有发现性别差异。

导致这种再校准的机制的原因尚不清楚。在对特里尔社会压力测试的皮质醇反应的分析中，可看到青春期最初阶段的再校准。这就提出了一种可能性，即促进青春期早期变化的雄激素脱氢表雄酮（DHEA）可能在其中发挥了作用。通常，DHEA 和皮质醇是相关的，但在经历过早期成长逆境的儿童中，它们却不是相关的。另一个研究小组使用早晨醒来后立即获得的唾液样本检查了有或没有早期成长逆境史的青少年 DHEA 与皮质醇的相关性，得到的结果类似。然而，DHEA 水平在以前被机构抚养和对照青少年之间没有差异。由于 DHEA 和皮质醇都是通过促肾上腺皮质激素（adrenocorticosterone）从肾上腺皮质释放出来的，这可能表明，青春期的压力再校准是通过肾上腺皮质醇产生的变化而不是在 HPA 的较高水平上发生的。

这一证据表明，对于那些在婴儿期经历过严重剥夺但在青春期有支持性照顾环境的个体来说，HPA 轴变得更类似于未经历过早期剥夺的个体。一些证据表明，青春期 HPA 反应性的增加预示着之前被机构抚养的青少年自我报告的内在症状的增加，但不包括从未被机构抚养的青少年。这与之前的研究一致，之前被收容的青少年中，青春期情绪问题的增加比在生命早期几乎没有证据显示不良护理的青少年中观察到的更多。然而，还需要更多的研究来得出确切的结论，再校准的机制仍然不清楚。了解 HPA 活动的这些相对快速的变化如何影响相关的神经系统，以及这些神经的变化是否有助于解释在青春期压力再校准的青少年中所观察到的社会心理问题的增加，是研究早期生活压力的重要方向。

参考文献

[1] McLaughlin K A, Sheridan M A, Lambert H K. Childhood adversity and neural development: deprivation and threat as distinct dimensions of early experience[J]. Neurosci Biobehav Rev, 2014, 47: 578-91.

[2] Danese A. Annual Research Review: Rethinking childhood trauma-new research directions for measurement, study design and analytical strategies[J]. J Child Psychol Psychiatry, 2020, 61(3): 236-250.

[3] Evans G W, Li D, Whipple S S. Cumulative risk and child development[J]. Psychological bulletin, 2013, 139(6): 1342.

[4] Clark C, Caldwell T, Power C, et al. Does the influence of childhood adversity on psychopathology persist across the life course? A 45-year prospective epidemiologic study[J]. Annals of epidemiology, 2010, 20(5): 385-394.

[5] McLaughlin K A, Hatzenbuehler M L, Xuan Z, et al. Disproportionate exposure to early-life adversity and sexual orientation disparities in psychiatric morbidity[J]. Child abuse & neglect, 2012, 36(9): 645-655.

[6] Rutter M. Protective factors in children's responses to stress and disadvantage[J]. Annals of the Academy of Medicine, Singapore, 1979, 8(3): 324-338.

[7] Kidman R, Piccolo LR, Kohler HP. Adverse Childhood Experiences: Prevalence and Association With Adolescent Health in Malawi[J]. Am J Prev Med, 2020, 58(2): 285-293.

[8] Zhang L, Fang J, Wan Y, et al. The patterns of adverse childhood experiences among Chinese children: Four-year longitudinal associations with psychopathological symptoms[J]. J Psychiatr Res, 2020, 122: 1-8.

[9] Croft J, Heron J, Teufel C, et al. Association of Trauma Type, Age of Exposure, and Frequency in Childhood and Adolescence with Psychotic Experiences in Early Adulthood[J]. JAMA Psychiatry, 2019, 76(1): 79-86.

[10] Jaffee S R, Maikovich-Fong A K. Effects of chronic maltreatment and maltreatment timing on children's behavior and cognitive abilities[J]. Journal of Child Psychology and Psychiatry, 2011, 52(2): 184-194.

[11] McLaughlin K A, Sheridan M A. Beyond cumulative risk: A dimensional approach to childhood adversity[J]. Current directions in psychological science, 2016, 25(4): 239-245.

[12] Callaghan B L, Richardson R. Early experiences and the development of emotional learning systems in rats[J]. Biology of Mood & Anxiety Disorders, 2013, 3(1): 1-7.

[13] Phillips R G, LeDoux J E. Differential contribution of amygdala and hippocampus to cued and contextual fear conditioning[J]. Behavioral neuroscience, 1992, 106(2): 274.

[14] Eiland L, McEwen B S. Early life stress followed by subsequent adult chronic stress potentiates anxiety and blunts hippocampal structural remodeling[J]. Hippocampus, 2012, 22(1): 82-91.

[15] Pollak S D, Sinha P. Effects of early experience on children's recognition of facial displays of emotion[J]. Developmental psychology, 2002, 38(5): 784-791.

[16] Pollak S D, Tolley-Schell S A. Selective attention to facial emotion in physically abused children[J]. Journal of abnormal psychology, 2003, 112(3): 323-338.

[17] Heleniak C, Jenness J L, Vander Stoep A, et al. Childhood maltreatment exposure and disruptions in emotion regulation: A transdiagnostic pathway to adolescent internalizing and externalizing psychopathology[J]. Cognitive therapy and research, 2016, 40(3): 394-415.

[18] Weissman D G, Bitran D, Miller A B, et al. Difficulties with emotion regulation as a transdiagnostic mechanism linking child maltreatment with the emergence of psychopathology [J]. Development and psychopathology, 2019, 31 (3): 899-915.
[19] Gold A L, Sheridan M A, Peverill M, et al. Childhood abuse and reduced cortical thickness in brain regions involved in emotional processing [J]. Journal of Child Psychology and Psychiatry, 2016, 57 (10): 1154-1164.
[20] Bourgeois J P, Goldman-Rakic P S, Rakic P. Synaptogenesis in the prefrontal cortex of rhesus monkeys [J]. Cerebral cortex, 1994, 4(1): 78-96.
[21] Bennett E L, Diamond M C, Krech D, et al. Chemical and Anatomical Plasticity of Brain: Changes in brain through experience, demanded by learning theories, are found in experiments with rats[J]. Science, 1964, 146(3644): 610-619.
[22] Sheridan M A, Fox N A, Zeanah C H, et al. Variation in neural development as a result of exposure to institutionalization early in childhood[J]. Proceedings of the National Academy of Sciences, 2012, 109 (32): 12927-12932.
[23] Sheridan M A, McLaughlin K A. Neurobiological models of the impact of adversity on education[J]. Current Opinion in Behavioral Sciences, 2016, 10: 108-113.
[24] Spratt E G, Friedenberg S L, Swenson C C, et al. The effects of early neglect on cognitive, language, and behavioral functioning in childhood[J]. Psychology (Irvine, Calif.), 2012, 3(2): 175-182.
[25] Tibu F, Sheridan M A, McLaughlin K A, et al. Disruptions of working memory and inhibition mediate the association between exposure to institutionalization and symptoms of attention deficit hyperactivity disorder [J]. Psychological medicine, 2016, 46(3): 529-541.
[26] Farah M J, Betancourt L, Shera D M, et al. Environmental stimulation, parental nurturance and cognitive development in humans[J]. Developmental science, 2008, 11 (5): 793-801.
[27] Sarsour K, Sheridan M, Jutte D, et al. Family socioeconomic status and child executive functions: The roles of language, home environment, and single parenthood[J]. Journal of the International Neuropsychological Society, 2011, 17(1): 120-132.
[28] Romeo R D. The metamorphosis of adolescent hormonal stress reactivity: A focus on animal models[J]. Frontiers in neuroendocrinology, 2018, 49: 43-51.
[29] Barbayannis G, Franco D, Wong S, et al. Differential effects of stress on fear learning and activation of the amygdala in pre-adolescent and adult male rats[J]. Neuroscience, 2017, 360: 210-219.
[30] LiuD,DiorioJ,TannenbaumB,etal. Maternal care, hippocampal glucocorticoid receptors, and hypothalamic-pituitary-adrenal responses to stress[J]. Science, 1997, 277(5332): 1659-1662.
[31] Koss K J, Mliner S B, Donzella B, et al. Early adversity, hypocortisolism, and behavior problems at school entry: A study of internationally adopted children[J]. Psychoneuroendocrinology, 2016, 66: 31-38.
[32] Coplan J D, Andrews M W, Rosenblum L A, et al. Persistent elevations of cerebrospinal fluid concentrations of corticotropin-releasing factor in adult nonhuman primates exposed to early-life stressors: implications for the pathophysiology of mood and anxiety disorders[J]. Proceedings of the National Academy of Sciences, 1996, 93(4): 1619-1623.
[33] DePasquale C E, Donzella B, Gunnar M R. Pubertal recalibration of cortisol reactivity following early life stress: a cross-sectional analysis[J]. J Child Psychol Psychiatry. 2019, 60(5): 566-575.
[34] Gunnar M R, DePasquale C E, Reid B M, et al. Pubertal stress recalibration reverses the effects of early life stress in postinstitutionalized children[J]. Proc Natl Acad Sci U S A., 2019, 116 (48): 23984-23988.
[35] DornL D, BiroF M. Puberty and its measurement: A decade in review[J]. Journal of research on

adolescence, 2011, 21(1): 180-195.

[36] Howland M A, Donzella B, Miller B S, et al. Pubertal recalibration of cortisol-DHEA coupling in previously-institutionalized children[J]. Horm Behav, 2020, 125: 104816.

[37] King L S, Graber M G, Colich N L, et al. Associations of waking cortisol with DHEA and testosterone across the pubertal transition: Effects of threat-related early life stress[J]. Psychoneuroendocrinology, 2020, 115: 104651.

[38] Perry N B, DePasquale C E, Donzella B, et al. Associations between stress reactivity and behavior problems for previously institutionalized youth across puberty[J]. Dev Psychopathol, 2020, 32(5): 1854-1863.

[39] Wade M, Fox N A, Zeanah C H, et al. Effect of foster care intervention on trajectories of general and specific psychopathology among children with histories of institutional rearing: A randomized clinical trial [J]. JAMA psychiatry, 2018, 75(11): 1137-1145.

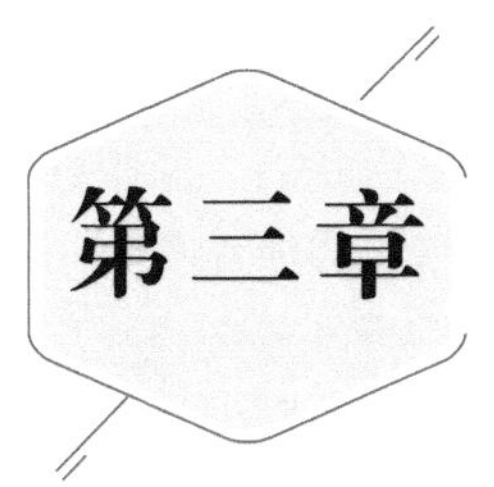

第三章 早期成长逆境与精神病理学的潜在神经生物机制

基于人群和纵向研究的综合证据表明，经历过逆境的儿童患精神障碍的可能性是从未经历过逆境的儿童的 2 倍，暴露于逆境中的儿童更容易患上焦虑障碍、抑郁和精神病，更容易出现外化问题和药物滥用的问题，而且这种风险随着逆境程度的增加而增加。精神病理风险的增加不仅发生在儿童期和青少年期，而且持续到成年期。儿童期的逆境还与精神障碍的持续性和严重程度增加及对治疗的更大抵抗力有关。人群中大约三分之一的精神障碍发病可归因于儿童期的逆境。神经生物学系统的改变和自我调节的障碍是逆境增加精神病理风险的机制。

在生命的最初几年里，孩子们在自我调节方面有很大的进步。虽然监管的成功在很大程度上取决于婴儿期的照顾者，但孩子从出生第二年开始就会发展出更多的内部监管行为。在幼儿期，随着学龄前儿童自我调节能力不断提高，自我控制能力、自主性和顺从性等广泛的适应性技能出现。生命的最初几年将以调节糖皮质激素循环水平的主要压力系统之一——HPA 轴的成熟变化为标志，自我调节能力和 HPA 轴功能都可能被逆境干扰。

鉴于儿童期和青少年期的大脑可塑性增强，逆境暴露在生命早期可能会产生有害的影响。这种可塑性反映了大脑响应环境经验而发生变化的能力。虽然早期大脑可塑性的提高通过让孩子在经验中快速学习并适应他们成长的环境而带来许多优势，但对于在危险环境中长大的孩子来说，这也可能带来长期的代价。创伤性事件包括伤害或伤害的威胁。对于涉及人际暴力的创伤性事件尤其如此，包括身体虐待、性虐待、目睹家庭暴力及在家庭或社区遭受其他形式的暴力。在儿童期遭受这些类型的创伤事件会改变情感和神经生物学的发展，从而增加对环境中潜在威胁的识别，并放大对这些威胁的情绪反应。尽管这些发育性适应可能通过动员行为反应来避免威胁，从而提高在危险环境中的安全性，但它们也可能增加多种精神病理风险。作为童年逆境后精神病理易感性的机制，这个特定的过程必须包括：受到儿童期逆境暴露的影响；预测以后出现多种形式的精神病理；解释童年逆境和后来的精神病理之间的关联。

第一节 HPA 轴

早期成长逆境“渗入皮肤”的一个重要机制是压力反应系统的发展被破坏。适应负荷模型(allostatic load model，ALM)指导了一项旨在理解压力反应系统如何调节童年逆境对精神病理的影响的研究。这一理论的核心是稳态应变的概念，它表示身体通过压力调节系统的生理变化来实现稳定的能力。其中，生理变化包括糖皮质激素、儿茶酚胺和炎症细胞因子的分泌。在短期内，这些调整具有适应性和保护作用，因为它们使个人准备好与压力事件相关的能量需求。然而，慢性环境压力源可导致一种持续的适应状态，反映在压力介质的活动改变中。在较长的时间间隔内，这会导致身体的磨损，称为适应超负荷，并可能发展为病理现象。

尽管对不良事件做出应激反应是至关重要和具有适应性的，但随着时间的推移，多重压力事件(如慢性应激)会导致 HPA 轴在提供代谢资源以应对威胁方面变得过度活跃。这可能导致出现以皮质醇水平升高为特征的平衡状态。然而，在长期处于压力之下的个体中，重复观察到早晨皮质醇水平的降低。这就是为什么有人认为在慢性激活条件下已经进化出下调 HPA 轴的机制，以保护机体免受应激激素毒性作用造成的损害。这些机制包括在 HPA 轴不同水平上起作用的强有力的负反馈回路。因此，在长期受到压力的个体中发现了皮质醇水平的升高和降低。为了解释这一点，有人假设慢性压力最初会提高皮质醇的分泌，但随着时间的推移，皮质醇的分泌会反弹至正常浓度以下。然而，另一种解释可能是不同类型的慢性压力，如不同形式的早期成长逆境，会不同程度地影响 HPA 轴的功能。

在生命的最初几年，照顾者为儿童 HPA 轴活动提供了强大的社会调节器。因此，在照顾过程中受到的干扰，如严厉的养育或虐待，会扰乱儿童神经内分泌系统的正常调节。在一份怀孕期间被确定为未来有儿童期虐待风险的母亲研究样本中，在 18 个月大的幼儿中，那些母亲情绪不稳定的幼儿在上午的皮质醇水平较高。这一发现与另一项调查一致，即母亲无反应是儿童皮质醇水平(在 2 岁、3 岁和 4 岁时进行了评估)升高的稳定预测因素。与未受虐待的儿童相比，在 19 个月、26 个月和 38 个月的评估中，参与儿童保护服务家庭中受虐待儿童的早晨皮质醇水平逐渐降低。然而，值得注意的是，在 13 个月时的初始评估中，没有观察到组间早晨皮质醇水平的显著差异。这可能表明与虐待相关的 HPA 轴活动的改变尚未出现，或不像第二次评估时那么明显。

为了研究持续忽视的影响，研究人员把重点放在了那些提供非常低质量照顾的机构的儿童身上。在这些机构中，儿童经历了营养不足、情感剥夺和认知刺激缺乏。对被机构抚养儿童的研究相当一致地揭示了 HPA 轴活动低下的模式。第一项研究报告称，与家庭抚养的儿童相比，经历过严重剥夺的两岁儿童早晨皮质醇水平较低。迟钝的白天模式是由于醒来至就寝的皮质醇分泌的斜率较平缓，这很大程度上是由早晨皮质醇水平较低决定的。通过研究 7~30 个月大的收容所儿童，发现 82%的儿童的清醒皮质醇水平较低。当家庭环境被认为对儿童的发展有害时，儿童可以被安置在寄养家庭，与来自低风险环境的非寄养儿童相比，寄养儿童在 2.5 岁之前清醒时的皮质醇水平较低，从醒来到就寝时的皮质醇分泌的斜率较平缓。基于第三组继续与亲生父母生活的儿童表现出最平坦的昼夜皮质醇分泌的斜率，研究者认为寄养可能对有虐待经历的儿童的皮质醇水平具有调节作用。低水平的皮质醇并不能统一表征寄养儿童昼夜 HPA 轴功能，在这项研究中，收集了 20~60 个月大的寄养儿童的唾液样本，这些儿童的主要原因是被忽视(86%)，以及来自由非虐待家庭的儿童组成的对照组。有 38%和 18%的寄养儿童分别表现出皮质醇分泌的低模式和高模式，相比之下，没有受到虐待的儿童分别只有 14%和 11%。因此，寄养儿童表现出较高的非典型皮质醇模式发生率，与 HPA 轴活动低下的模式相比，HPA 轴过度活跃的模式更常见。

为了验证特定的虐待经历可能会对 HPA 轴功能产生不同影响的假设，有研究检测了学龄前寄养儿童的早晨皮质醇水平，经历过更严重的身体忽视的寄养儿童表现出较低的早晨皮质醇水平，而经历过更严重的情感虐待的寄养儿童表现出较高的早晨皮质醇水平。与一组低收入、未受虐待的儿童相比，寄养儿童的早晨皮质醇水平较低。总之，现有的研究表明，在护理质量较低的机构中的儿童所经历的严重剥夺、虐待，都可能导致儿童早期 HPA 轴活动低下。这种 HPA 轴活动低下的特征表现为早晨皮质醇水平较低，而这决定了全天观察到的更平坦的皮质醇分泌的斜率，导致 HPA 轴活动模式减弱。尽管有更有力的证据表明，忽视而非虐待与 HPA 轴功能低下有关，但仍不清楚它们对儿童早期 HPA 轴功能的影响是否不同或相对相似。尽管忽视往往是儿童被赶出家的主要原因，但考虑到这些儿童在流离失所之前可能经历了大量的不利因素，包括虐待、贫困和/或家庭不稳定，这些虐待对儿童早期 HPA 轴功能的影响难以消除。研究表明，与严重忽视相比，母亲的无反应与儿童早期的高皮质醇水平有关。忽视和母亲无反应似乎都反映了不同程度的积极刺激的缺乏。因此，可能是父母的行为带来了潜在的压力(如母亲的无反应)，提高了儿童的皮质醇水平，而儿童在收容所或虐待家庭中经历的忽视是严重的，导致 HPA 轴活性的降低。

鉴于早期成长逆境概念宽泛，研究人员研究了不同的经历作为构建早期成长逆境的代表。例如，有研究通过创建一个包含 7 个围产期和产后风险因素的累积指数，包括母亲在怀孕期间吸烟、出生体重低、家庭收入低、母亲受教育程度低、单亲、年轻的母亲和母亲的敌对行为，调查了家庭逆境对 6 个月大婴儿早晨皮质醇水平的影响。尽管可以合理地假设，风险的积累不是单一风险因素的经历，但该研究并未观察到家庭逆境低与逆境高的双胞胎皮质醇分泌的差异。虽然可能还没有足够的时间使 HPA 轴活动的改变成为逆境的一种功能，但也可能是与儿童的不同经历相关的个别逆境指标以不同的方式影响了儿童的 HPA 轴活动。

有学者采用了一种不同的分析方法，认为特定类型的家庭逆境可能会塑造 HPA 轴在儿童早期不同的功能轨迹。在他们的纵向研究中，来自低收入家庭背景的儿童在 2 岁、3 岁和 4 岁时进行了早晨皮质醇水平的评估。使用生长混合模型，确定了基础 HPA 轴活性的三种模式(高、中等和低)。在 2 岁时，孩子们表现出完全不同的基础皮质醇活动的稳态"设定值"，在两年的研究中保持相对稳定。有趣的是，皮质醇水平升高和降低的模式都是通过暴露在更高水平的家庭不稳定来预测的，其特征是破坏性和护理条件的不稳定性。相反，伴侣间的暴力和社会经济地位并不能预测皮质醇水平。

贫困对学龄前儿童 HPA 轴功能影响的研究有不同的结果。36 个月大的儿童中较低的收入与早晨较低的皮质醇水平或昼夜皮质醇分泌的斜率与家庭较低的收入有关，而与晚上较低的皮质醇水平无关。相反，另一项研究发现，收入与需求之比较低的家庭(表明极度贫困)，其孩子的皮质醇水平较高。这一差异的发现可以用研究人群的差异来解释，因为后一项研究只调查了低收入家庭。研究结果可能表明，不同程度的贫困可能会对儿童的 HPA 轴功能产生不同的影响。

鉴于目前的研究由于研究设计、年龄组、皮质醇评估和特定类型的逆境的不同而不完全具有可比性，因此是否暴露于环境逆境与儿童早期皮质醇水平高或低有关并无定论。与慢性压力可导致 HPA 轴过度激活或低激活的假设一致，两种皮质醇模式都与家庭不稳定和贫困有关。由于情境逆境和 HPA 轴活动之间的关联差异可能与父母行为等其他因素有关，更多关于积极育儿方式(如温暖和响应)和消极育儿方式(如严厉和敌意)的潜在差异影响的研究，揭示儿童 HPA 轴可能采用的模式。

第二节 催产素

除了分娩和哺乳之外，催产素越来越被认为是调节社会行为和处理社会环境中感觉刺激(例如社会记忆、社会认知)的重要神经递质。催产素涉及的行为包括配对关系(母婴、伴侣和群体关系)、社会行为(共情、慷慨和换位思考)、保护性攻击、性行为、压力调节、信任、恐惧和焦虑。

催产素在社会行为和压力调节中的作用导致了一种假说形成，即异常的催产素能系统可能有助于精神疾病的发病机制的阐释。催产素在神经精神疾病中的作用可能是复杂的，症状/回路是特异的，并与其他系统相互作用。具体来说，催产素可能调节精神障碍中出现的特定社交缺陷。目前，催产素在精神障碍的病理生理和治疗中的作用、孤独症谱系障碍(ASD)和精神分裂症中被研究得最透彻，这些疾病具有显著的社会行为障碍。催产素在情绪、焦虑/创伤/强迫症和物质使用障碍中的作用受到越来越多的关注。检查早期成长逆境中催产素途径的动物模型(包括母系分离、富裕/贫困的社会环境和母体护理的数量/质量差异)，与在抑郁父母及人类寄养和婴儿忽视案例中看到的异常养育行为(例如退缩、敏感度降低)具有同源性。早期成长逆境的临床前研究表明催产素能系统地持续改变。受到较少母性照顾的雌性幼鼠下丘脑、杏仁核的催产素受体表达量较低，腹侧被盖区多巴胺能投射和伏隔核的多巴胺受体量也较低。在母体分离模型中也报告了催产素浓度的改变，其中幼鼠表现出由分离引起的血清和下丘脑催产素水平升高，并且这种升高在与养母安置后持续存在。与母系饲养的对照组相比，母系分离/托儿所饲养的恒河猴脑脊液(CSF)催产素浓度降低。早期成长逆境对催产素能系统的影响是持久的，因为新生应激大鼠的低催产素受体(messager RNA，mRNA)表达持续到青春期。这些长期的变化可以通过催产素和皮质醇基因的表观遗传修饰产生代际影响。

临床前研究表明，外源性催产素给药可改善抑郁、焦虑症状。此外，可以在早期成长逆境的动物模型中检测外源性催产素给药的效果。例如，催产素鼻内给药可改善先前遭受母体剥夺的成年大鼠的抑郁样行为和社会情感缺陷。未来的动物模型将进一步表征不同频率、时间和暴露时间的早期成长逆境引起的不同生物和行为表型，研究者将增强对环境和遗传适应性因素的理解，包括涉及催产素系统的因素。

一、内源性催产素

尽管催产素测定、不良事件的定义和催产素人群研究方面存在方法学上的不一致，但大多数研究报告显示在暴露于早期成长逆境的成年人中，外周和中枢神经系统的催产素水平均较低。此外，早期生活压力源的数量通常以剂量依赖的方式与催产素水平呈负相关，具体来说，在童年遭受虐待的成年女性中发现脑脊液催产素水平较低，尤其是那些暴露于性虐待的女性。在该研究中，脑脊液催产素浓度与焦虑症状程度呈负相关。在外周催产素研究中发现，青春期前应激源更多的成年男性催产素水平较低；催产素浓度与当前的抑郁和焦虑症状程度呈负相关，但与青少年或当前的应激源无关。其他研究表明，儿童期轻度的身体虐待与成人尿液中的催产素水平呈正相关。此外，有一项研究探讨了早期生活中受到虐待和没有受到虐待的个体中，催产素与中枢神经系统形态之间的关系，尽管血液中的催产素水平在两个群体中没有差异，但催产素与大脑形态的关联模式因早期是否遭受虐待而不同。在童年未受虐待的个体中，伏隔核和下丘脑灰质体积与催产素水平呈正相关。然而，在有儿童期虐待史的人群中，催产素水平与伏隔核灰质不相关，与下丘脑灰质体积和杏仁核体积呈负相关。在成人中进行回顾性报告的横向研究结果表明，逆境的类型、时间和持续时间可能对催产素活性变化背后的催产素能系统和大脑形态产生不同的影响。因此，研究这些早期生活压力源如何影响发育中儿童的大脑也很重要。

对儿童的研究虽然不多，但似乎也显示出基础催产素水平总体较低，以及存在早期成长逆境后，面对急性压力时的异常的催产素反应模式。一项针对有和没有经历早期忽视的儿童(4~5 岁)的研究显示，在与养母或亲生母亲互动后，被忽视儿童(即出生后在孤儿院平均生活 16 个月)尿液中的催产素水平低于无忽视现象的儿童；值得注意的是，被忽视儿童的尿液催产素基线水平与无忽视现象儿童尿液催产素基线水平没有差异，但其抗利尿激素水平较低。此外，他们对熟悉照顾者的反应与未受到忽视的儿童不同。同样，在一个青少年样本中[目前与原生家庭生活在一起并遭受了严重创伤(不安定组)vs 安置在托儿所(安定组)vs 未遭受创伤(对照组)]，与安定组和对照组相比，不安定组的儿童早晚唾液中的催产素水平较低，而安定组的儿童只有夜间催产素水平较高。这可能表明，当儿童离开虐待或忽视环境时，催产素可能会自身过度调节并潜在地调节其他系统。在一项以低收入儿童及其母亲为样本的研究中，母体催产素对积极育儿行为的影响因母亲早期成长逆境暴露史而异。早期成长逆境暴露程度低的母亲在与儿童游戏互动后催产素水平较高，并且在游戏过程中有更多积极的育儿行为。然而，令人惊讶的是，有早期成长逆境暴露史的母亲和在母子游戏后催产素水平较高的母亲相比，前者表现出的积极育儿方式较少。同样，一项针对长期抑郁的母亲与非抑郁的母亲(对照组)及其子女的纵向研究表明，患有抑郁症的母亲及其子女的唾液催产素水平低于对照组，相比非抑郁母亲的孩子，这些孩子也更有可能患有 DSM-Ⅳ Ⅰ轴障碍。

急性压力下的催产素反应似乎也会受到儿童和成人早期虐待的影响，但存在性别差异。在一项研究中，在儿童期或青少年期暴露于虐待或癌症的成年人，在实验室的社会压力源，即特里尔社会压力测试(TSST)中，比正常对照组的催产素水平更高。此外，儿童期接触过癌症的成年人与遭受虐待的相比，反应模式总体上有所不同。在儿童中，8~11 岁有身体虐待史的女孩在 TSST 后尿液催产素基线水平更高。据推测，催产素在压力下增加可能是在胁迫下获得社会支持的一种神经生物学手段。

总的来说，许多研究已经评估了暴露于早期成长逆境的成年人和儿童的基线及对刺激的反应后的催产素水平。这些研究表明，成年人和儿童在应对早期成长逆境时存在不同的催产素改变模式，早期成长逆境越严重，成年人的基线外周和中枢催产素水平基线就越低，而儿童的情况则不一样。显然，未来的研究需要厘清早期成长逆境对成年人的影响，以及发育中的大脑对基线催产素功能的影响，包括性别及逆境的性质、严重程度和环境的差异。此外，考虑到催产素水平可能与抑郁和焦虑症状呈负相关或正相关，而这些障碍与早期生活压力相关，未来的研究根据早期生活压力，分层评估各临床人群中的催产素水平，可能有助于阐明精神病理的亚型。

二、外源性催产素

外源性催产素给药的研究对象包括有或没有早期生活压力的健康参与者和有各种精神病理的参与者。在人体研究中，外源性催产素通常通过静脉或鼻内给药。研究中通常采用双盲随机安慰剂对照，使用不同剂量的催产素。大多数人使用鼻内催产素，因为它方便使用并且可以成功致盲。此外，鼻内给药可能具有更高的中枢效应。然而，许多人对外源性催产素的剂量表示担忧。

一项荟萃分析表明，催产素在较小的效应量下增强了对情绪面孔的识别。其他研究表明，催产素给药可以降低 TSST 中的焦虑并减少功能性磁共振成像（fMRI）中受到恐惧诱发的视觉刺激时的杏仁核激活。这些不同的实验结果与实验环境、参与者特征和早期成长逆境暴露有关。在实验情境中，参与者对其他参与者的认识或行为游戏范式中的威胁程度可能会改变外源性催产素对信任知觉的影响。此外，催产素诱导的情绪识别任务的改善对社会认知能力较低的个体来说是其特有的。最后，临床试验表明，外源性催产素对那些有早期成长逆境的患者和没有早期成长逆境的患者产生不同的影响。例如，外源性催产素的亲社会效应在具有支持性家庭背景（可能没有早期创伤）的个体中更明显，也可能仅限于这些个体。在一些研究中，只有报告儿童期母爱退缩程度低的参与者，才会对外源性催产素作出亲社会反应。同样，对于有父母严厉管教史的个体，在使用催产素后，在听到婴儿哭声时，他们的手握力度没有变化；而在没有父母严厉管教史的个体中则有所下降。

在早期成长逆境的个体中也报告了对外源性催产素反应的生物学差异。一项针对 19 名健康男性的研究表明，有早期父母分离史的参与者的唾液皮质醇分泌水平增加，而无早期父母分离史的参与者唾液皮质醇分泌水平则下降，这与鼻内催产素的作用有关。一项评估催产素对急性应激反应的影响的研究表明，外源性催产素增加了暴露于中度至重度早期成长逆境的成年人对实验室应激源的边缘失活（limbic deactivation）和皮质醇反应，但在早期没有逆境的成年人中产生了相反的效果。类似地，一项功能连接研究表明，没有早期成长逆境的个体在右侧杏仁核和前扣带皮层（ACC）之间有更高的静息状态连接，并且在实验室压力刺激下 ACC 失活程度更高，这种失活被鼻内催产素减弱；相反，那些有情感虐待史的个体，静息状态下的杏仁核/ACC 连接减少，外源性催产素对应激后激活没有影响。一项研究分析了催产素的附属效应是否会增强育儿行为，从而防止由育儿异常而导致的早期成长逆境。一项针对父亲和幼儿的研究表明，鼻内催产素增加了父亲在玩要时对孩子的反应，并倾向于减少敌意。一项研究表明，给父亲使用催产素不仅提高了父亲的唾液催产素水平和增加其支持育儿行为，还会增强在唾液催产素影响下孩子对父亲行为的反应。一项关于母亲抑郁的研究表明，母亲抑郁通常会影响母子之间的联系和依恋，随机选择使用鼻内催产素的母亲报告说，她们与婴儿的关系主观上有所改善，但也有母亲报告说，她们更悲伤，她们的婴儿更难相处。然而，这些研究没有评估早期生活中的逆境在催产素对亲子关系的影响中可能起到的调节作用。

三、催产素基因

人类催产素受体基因位于3p25~3p26，有4个外显子和3个内含子。据报道，人类催产素受体中至少有44个单核苷酸多态性(SNPs)，主要位于内含子区域。催产素受体遗传学研究采用了候选基因方法，但其广泛性和有效性受到质疑。研究最多的催产素受体SNPs包括rs53576、rs2254298、rs2268498、rs139832701和rs11131147。催产素受体SNP rs53576与广泛的社会行为有关，也与创伤后应激障碍、对近期创伤经历的反应、焦虑、抑郁和相关的应激表型有关。

特别是rs53576的*G*等位基因与共情、乐观和信任的提高有关。有人认为，*G*等位基因携带者可能对社会更敏感，对早期成长逆境的不利影响更敏感，或者*A*等位基因携带者可能对早期成长逆境的不利影响更有弹性。一项对成年男性的研究表明，儿童期父亲适当的照顾与儿童对女性哭声的社会敏感性增强有关，但仅限于G/G基因型纯合子。在一项低收入的非洲裔美国成年人样本中，暴露于多种类型的儿童期创伤和G/G基因型的个体更容易表现出情绪失调和无组织的成人依恋风格。在一项针对大学生的研究中，那些有童年虐待史的个体只有在携带*G*等位基因时才会加重抑郁症状。在有早期逆境史的青少年中，与受虐待的A等位基因携带者相比，G/G基因型纯合子携带者感知到更低的社会支持，并报告有更高的内化症状。在儿童中，AA/AG基因型与受虐待儿童的恢复力增加相关。为了进一步研究G等位基因所赋予风险的生物学基础，一项评估SNPs基因型、早期成长逆境严重程度和成像数据之间相互作用的研究发现，随着逆境得分的增加，G/G基因型纯合子(而不是A等位基因携带者)的腹侧纹状体灰质显著减少，同时杏仁核对情绪面部表情任务的反应也增加。

相反，对包括rs53576、rs2254298和rs2268498在内的3个催产素受体SNPs的研究未能证明它们对儿童期虐待与精神病理之间的关系有调节作用。其他催产素受体SNPs(rs139832701、rs11131147)与经历早期成长逆境的个体更高水平的焦虑、压力和抑郁得分相关。

迄今为止，对催产素受体基因的表观遗传修饰、早期成长逆境和精神病理学之间的关系的研究还很少。一项针对393名非洲裔美国成年人的研究表明，催产素受体甲基化并没有中介(在5个CpG位点)儿童期虐待史和精神病理之间的关系，但起到了调节作用。总的来说，这些研究表明，催产素受体rs53576中的G等位基因是具有不良童年经历个体的脆弱因素，并支持了催产素系统在具有早期成长逆境史的精神障碍的病理生理中发挥作用的假设。

第三节　免疫系统

我们的免疫系统已经进化到能够识别病毒、细菌和其他抗原及保护我们的身体免受病毒、细菌和其他抗原的入侵。免疫系统可以通过专门的、强大的分子和细胞反应消除存在的病原体。作为这种反应的一部分，分泌水平升高的免疫分子可导致炎症，并协调细胞攻击病原体。

外周免疫反应可分为两种类型，即适应性免疫反应和先天性免疫反应，两者都具有影响神经功能的能力。适应性免疫反应是机体由于暴露于细菌或病毒的特定成分产生的获得性免疫反应，需要几天的时间才能形成，但会赋予机体终生的免疫记忆。适应性免疫反应的结果是，第二次暴露于相同的细菌或病毒（或抗原）会产生特异性和即时的免疫反应。适应性免疫反应主要是由在胸腺或骨髓中成熟的称为淋巴细胞的白细胞协调的。白细胞成熟后，T 细胞（胸腺源性）和 B 细胞（骨源性）在血液和淋巴中循环，通过 B 细胞产生的抗体对外来抗原做出反应。T 细胞特异性的功能包括协助其他淋巴细胞清除受感染的宿主细胞及表达独特的细胞因子和趋化因子亚群。感染后，这些细胞会探查是否再次暴露于先前检测到的病原体。正如它们的名字和功能所暗示的，适应性免疫反应在整个生命周期中发展，并依赖于淋巴细胞对离散信号的暴露。因此，我们的适应性免疫系统继续发展对环境因素的免疫和记忆，这些环境因素会影响大脑的功能和相关行为。

与此相反，先天性免疫反应指的是对病原体的非特异性抵抗，我们在出生之前就已经拥有这些抵抗能力。这种类型的免疫通过免疫细胞表面表达的高度保守的受体和衔接蛋白对病原体（和其他环境因素）的识别反应产生。这些先天性免疫受体对病原体表达的特定分子模式作出反应，并允许个体对入侵产生快速、强大的免疫反应，而不依赖于个体一生中先前的暴露。与后来发展的适应性免疫反应相反，我们生来就有能力发动先天免疫反应。然而，有证据表明，先天性免疫反应在整个生命周期中不断地成熟和变化，甚至可能进入青春期，并对大脑和行为产生不同的影响。先天性免疫反应有许多细胞参与，包括巨噬细胞、单核细胞、中性粒细胞和其他吞噬细胞，以及大脑中的小胶质细胞。任何激活先天性免疫细胞的损伤都会导致先天性免疫分子（如细胞因子和趋化因子）的产生，这一过程被称为炎症反应。

细胞因子、趋化因子和相关的免疫分子通常被归类为促炎因子，这意味着它们有助于刺激免疫反应［如白细胞介素（interleukin，IL）-1，IL-6，或肿瘤坏死因子-α（tumor necrosis factor-α，TNF-α）］或抗炎，从而控制或减弱免疫反应（如 IL-10）。促炎反应和抗炎反应对正常的免疫功能都是必需的。如果不加以控制，炎症反应会导致严重的组织损伤和细胞死亡，尤其是在大脑内。细胞因子的功能通常是多余的，但很少单独发挥作用，因为它们协调整个身体的一系列生理变化，包括大脑和中枢神经系统（central nervous system，CNS）。中枢神经系统也有自己的免疫细胞，称为小胶质细胞，它不仅通过表达先天免疫受体对损伤或伤害作出反应，而且还能通过与循环免疫分子的交流对外周免疫激活做出反应。此外，大脑中的星形胶质细胞也产生细胞因子和趋化因子，它们与小胶质细胞产生的免疫分子一样都对免疫功能有重要作用，但同时也可以影响神经元的功能和行为。

免疫紊乱被认为是精神疾病病理生理学的一部分，包括重度抑郁症，双相情感障碍和精神分裂症。重要的是，研究报告显示童年逆境促进了精神病理和炎症的聚集。例如，在高抑郁风险的女性中，只有在童年遭遇严重逆境的人群中，才会出现向抑郁症的转变过程中伴随促炎症标志物 C 反应蛋白（C-reactive protein，CRP）和 IL-6 的增加，而没有这种经历的人则不会。儿童期创伤也预测了精神分裂症患者促炎细胞因子 TNF-α 水平的升高。这些发现表明，早期成长逆境可能会通过大脑和免疫系统之间的信号放大，使个体更容易患精神疾病。

越来越多的证据表明，免疫学特征与暴露于早期成长逆境相关的结果之间存在关联，例如，儿童期创伤与慢性疾病（如成年期的糖尿病）的发病率之间存在纵向关联。一项涉及 9310 人的队列研究发现，有儿童期虐待和/或忽视史的个体中，肥胖风险为 20%～50%。在报告身体虐待史的参与者中发现了儿童期创伤与成年期糖尿病之间最强的关联性，身体虐待史的存在与糖化血红蛋白水平的升高直接相关。在暴露于早期成长逆境大约 20 年后，童年虐待与 CRP 和纤维蛋白原水平升高，以及成年时白细胞计数增多有关，重要的是，这种关联不能用潜在的混杂因素或中介因素来解释，如出生体重低、社会经济条件差、智商低或成年人健康状况差等。自该报告发布以来，早期成长逆境与炎症特征之间的关联已得到多项独立研究的支持。随着早期成长逆境的出现，炎症症状会持续到成年，但炎症标志物在儿童期也可以检测到，特别是在后来患上抑郁症的儿童中。同样，青春期重度抑郁症患者的免疫系统功能因 T-helper 1 和 T-helper 2（Th 1/Th 2）淋巴细胞表达失衡而失调，其中 Th 1 型占优势。这些发现与以往对重度抑郁症成年人的研究结果一致。

除了对循环基线免疫分子有影响外，早期成长逆境还预测着对随后的社会心理挑战更大的炎症反应。对急性社会心理压力源的生理反应可以通过实验程序进行测试，如 TSST。在该测试中，对受试者的公开演讲和心算任务进行了评价。研究表明，与健康对照组相比，这项及其他类型的社会压力测试在重度抑郁症患者和有童年虐待史的受试者中诱发了更明显的炎症反应。对以后生活应激源的高反应性是易受几种具有发育和/或免疫成分的精神障碍影响的重要基础。

PTSD 是首个从免疫学角度研究的应激相关障碍。PTSD 的影响包括不同循环淋巴细胞亚型（$CD4^+$、$CD8^+$和 NK 细胞）的升高及血浆中促炎细胞因子（IL-6、IL-1 和 TNF-α）水平的升高。这些发现得到了另一项针对 PTSD 患者的研究的支持，该研究报告称，与健康对照组相比，PTSD 患者患有低皮质醇血症、内源性类固醇脱氢表雄酮水平较高，以及 IL-6 和 TNF-α 分泌增多。与患有 PTSD 但没有重度抑郁症的个体相比，这种对细胞因子的影响在 PTSD 和重度抑郁症患者中更为明显，细胞因子水平更高。

暴露于早期成长逆境后，较高水平的 IL-6 也可以预测 PTSD 的发展。有研究表明，交通事故后最初 24 小时内血清中 IL-6 浓度的升高预示着 6 个月后儿童 PTSD 的发展情况。这些结果与皮质醇水平升高显著相关。IL-6 在 PTSD 的易感性中发挥重要作用，与创伤发作后的不可恢复相关。这种细胞因子的作用是促进参与海马中多巴胺释放的儿茶酚胺能神经元的存活，这增加了动物模型海马神经元死亡的风险，也可能是人类 PTSD 发展的前兆。

炎症领域研究的一个重要局限性是普遍缺乏对精神障碍中枢和外周神经/免疫之间关系的认识。绝大多数研究报告了外周而非中枢水平的炎症标志物。两者需要结合起来研究，特别是因为外周和中枢水平之间仍然没有很好地建立关系。然而，一些证据表明，炎症介质，包括细胞因子，能够穿过血脑屏障进入中枢神经系统。此外，细胞因子对脑血管内皮细胞的作用是可以在大脑中激发促炎信号。迷走神经传入通路也可以向大脑发出促炎事件的信号。综上所述，虽然人类研究只提供了外周免疫改变的证据，但动物研究可以提供关于 ELS 后循环炎症标志物与精神病理结果之间潜在机制的更多信息。

人类研究也不清楚受害儿童的高炎症水平是反映了受害的因果效应还是遗传倾向的结果。炎症具有一定的遗传性，炎症基因可能通过基因—环境相关性影响儿童受害的风险，例如，与免疫系统相关的遗传通路预测几种精神疾病诊断的风险。反过来，基于风险的状况的早期表现，如情绪失调或对立行为，可能会增加儿童受害的概率。同样，父母的精神病理和情绪调节受损也与儿童的高受害风险相关。

第四节　社会信息加工机制

社会信息加工(社会线索的感知、识别和解释)中的偏见是一组核心机制，有助于解释童年逆境和精神病理之间的关系。在一系列的社会信息加工领域中，经历过逆境的儿童表现出优先识别潜在威胁的社会线索的偏见，更有可能将这些线索感知分类为威胁。

在经历过与威胁有关的逆境(如身体虐待或遭受暴力)的儿童中，一直观察到有助于快速识别环境威胁的社会和情感信息加工模式的改变。这些偏见包括对愤怒的高度的感知敏感性、对威胁性社会信息的注意力偏见及对中性或模糊社会情境的敌意归因，具体来说，与从未经历过暴力的儿童相比，经历过暴力的儿童可以用更少的感知信息来识别愤怒或恐惧的表情，这种高度的感知敏感性只针对特定的威胁线索，而不存在于其他情绪(如快乐和悲伤)中。随着暴露暴力的严重程度的增加，儿童对威胁的感知敏感性也会增加，并在儿童期遭受暴力暴露后持续到成年。评估涉及定向和脱离情绪突显刺激的注意力过程的任务中也观察到类似的模式。经历过暴力的儿童对愤怒的面部表情和声音线索表现出更快的注意定向，而对其他情绪则没有，这表明他们的注意力比从未经历过暴力的儿童更容易被威胁性刺激所吸引。一旦他们的注意力被吸引，有暴力暴露史的儿童比没有暴力暴露史的儿童更难摆脱愤怒的暗示。最后，经历过暴力的儿童似乎使用更自由的标准将情绪表达和社会情境归类为具有威胁性(如涉及愤怒)。具体来说，他们比从未经历暴力的儿童更有可能将其他负面情绪(如悲伤和恐惧)，甚至是将中性的面部表情误以为是愤怒。在遭受剥夺的儿童中，通常没有观察到优先处理威胁相关刺激信息的偏见。被忽视的儿童对愤怒并不表现出感知敏感性，而表现为难以区分不同的情绪。早年在贫困的机构环境中长大的儿童并未观察到威胁的注意偏见。

这些社会信息处理的偏差超越了面部表情和声音的表达，延伸到更广泛的社会情境的解释。当面对模糊的社会情境时，经历过暴力的儿童对相关社会线索的注意更少，更有可能假设他人有敌对意图，这种模式被称为敌对归因偏差(hostile attribution bias)。经历过暴力的儿童也更有可能对这些模糊的社会情境产生攻击性反应，并且相比从未经历过暴力的儿童，经历过暴力的儿童更会认为攻击是一种有效的应对方式。总之，这些社会信息处理偏差优先考虑与威胁相关的信息，这种方式可以帮助儿童识别环境中危险的早期信号——这种快速和过度识别威胁的方式可能有助于在经常遇到危险的环境中促进安全。然而，这些童年逆境后的发育适应似乎也增加了精神病理的跨诊断风险。对威胁线索的知觉和注意偏差与焦虑、抑郁、PTSD、精神病及一般精神病理因素有关。相反，敌对归因偏差与外化问题的风险相关，并且在精神病患者中也一直观察到这一现象。

第五节　情绪加工机制

将童年逆境与精神病理联系起来的机制涉及情绪加工模式的改变，包括情绪反应增强、情绪意识低下和情绪调节困难。与社会信息加工中的偏差一致，遭受创伤的青少年表现出一种情绪反应模式，其特征是对环境中的潜在威胁提高了警惕和增强了情绪反应。在遭受创伤的儿童中，观察到的一致的情绪模式之一是情绪反应增强，例如，环境中凸显的负面线索(如愤怒或恐惧的脸，描述人们经历消极情绪的社会情境)会在经历过创伤的儿童中引发更大的情绪反应，相比从未经历过创伤的儿童。在采用行为任务、自我报告测量和生态瞬时评估)方法及神经生物学反应(包括杏仁核和前脑岛更大的程度激活)的研究中也观察到了类似的现象，相比中性刺激，对负性刺激的情绪反应增强。在暴露于其他形式逆境的儿童中，特别是那些涉及剥夺的儿童中，观察到的这些模式并不一致。

除了提高情绪反应，儿童期的创伤暴露似乎也会改变人们对环境中威胁的学习模式。接触过创伤的幼儿比没有接触过创伤的幼儿表现出更早的学习厌恶——通过对先前预测厌恶刺激的中性线索产生条件下恐惧反应的能力来衡量。然而，到了青春期，遭受过创伤的青少年表现出难以区分预测威胁和安全的线索，例如，在厌恶学习过程中，与无创伤暴露史的青少年相比，创伤暴露的青少年在条件下恐惧线索和非条件下安全线索之间的生理反应差异较小。这种模式可能反映了对预测威胁的刺激的相关知觉特征编码的失败，并有助于恐惧反应更加泛化。当儿童在长期和不可预测的暴力环境中长大时，可能会发生从早期出现的恐惧学习到难以区分预测威胁和安全的线索的发展转变，最终，难以学习预测危险存在的最相关的线索。

几乎所有形式的精神病理学都涉及情绪调节中断，这使得这一概念成为探索压力事件心理后果的个体差异的候选机制。情绪调节被定义为负责监控、评估和调整情绪反应的外在和内在过程，特别是其密集和短暂的特征，可以实现一个人的目标。情绪调节包括广泛的特定组成过程，这些过程可以发生在情绪产生过程的不同阶段。一项关于童年逆境和应对的研究，调查了报告有童年性虐待史的女性样本中多种策略的习惯性使用情况。评估的策略包括反刍、认知重估和表达抑制，结果表明，在这些样本中，抑制比其他策略使用得更频繁，并且在控制性虐待的多重特征(例如性虐待开始的年龄、持续时间)后，抑制策略与心理调节呈负相关。另一项早期研究使用了更广泛的评估——针对情绪和调节的核心过程，包括情绪的不稳定性、强度、效度、灵活性和情绪表达的情景适宜性，发现与未受虐待的儿童相比，受虐待的儿童表现出更强的情绪不稳定性和更多的消极情绪、更低的适应性情绪调节，以及更高的攻击性行为。当控制情绪的不稳定性/消极性时，虐待对攻击性行为的影响变得不显著，这表明后者可能发挥了中介作用。

儿童期创伤与较差的情绪意识有关——即识别和区分自己情绪的能力降低。这种情绪意识低下的倾向可能会导致情绪调节困难，这在遭受创伤的儿童中也一直被观察到。例如，遭受创伤的儿童更有可能使用不适宜的情绪调节策略，如沉思、表达抑制和对痛苦的冲动反应。在使用行为范式和照顾者报告的研究中也观察到更多地使用不适宜的情绪调节策略。这种模式表明，对于遭受创伤的儿童来说，使用认知重评等明确的情绪调节策略可能会更困难或者需要更多的认知资源——这可能是这些青少年普遍存在的情绪反应增强的结果，而在被忽视的儿童中，一般没有观察到这些情绪调节困难的现象。

除了这些明确的情绪调节策略之外，在儿童期创伤后也观察到了自动或隐形式的情绪调节的差异。遭受创伤的儿童对情绪冲突的适应能力较差——这是一种反映内侧前额叶皮层和杏仁核耦合的行为过程。在许多形式的内隐情绪调节中，内侧前额叶皮层的活动与杏仁核活动的抑制有关。在静息态功能连接的研究中，遭受创伤的儿童也表现出杏仁核和内侧前额叶皮层的功能耦合减少，这表明儿童期创伤可能会改变这一情绪加工回路的功能。

这些在遭受创伤的儿童中常见的情绪加工模式与多种形式的精神病理密切相关。在众多研究中，情绪反应的升高与精神病理跨诊断相关。情绪调节的中断几乎与所有类型的精神病理相关，预测内化和外化问题的发生，并解释疾病之间的共病。事实上，情绪反应性升高、情绪调节困难及内侧前额叶皮层和杏仁核之间功能耦合的减少(一种与内隐情绪调节不良相关的神经模式)，都被证明可以调节儿童期创伤暴露和可诊断精神病理之间的联系。

第六节　加速生物老化

加速生物老化(accelerated biological aging)也可能是早期成长逆境导致跨诊断精神病理风险的一种机制，因此暴露于威胁生命的早期环境实际上可能改变发育的速度。生命历程理论(life history theory)假设，生命早期的经历可以规划一个人的发展轨迹和衰老速度，最有效地应对当前的环境和他们未来可能遇到的环境需求。例如，在舒适和可预测的环境中，缓慢和持久的发展轨迹可能是最佳的，因为它允许在后代独立之前父母可以进行最大限度的投资。然而，在恶劣或不可预测的环境中，为了在潜在死亡之前最大限度地繁殖，儿童在较早的年龄具备类似成人的能力进行较快的发展可能是有利的。发育中加速衰老的两个关键指标包括青春期时间和细胞老化。青春期发育的时间和速度最常用的测量方法是通过女性的初潮年龄来衡量，以及控制实际年龄的青春期阶段的测量值。细胞老化最常用的测量方法是白细胞端粒长度和 DNA 甲基化(DNA methylation, DNAm)年龄。这些指标可用于评估生殖或细胞水平的衰老速度是否比一个人实际年龄所预期的衰老速度更快。

大量研究发现，童年逆境与青春期提前有关。少量研究还观察到童年逆境后细胞衰老加速，包括白细胞端粒长度缩短，以及与实际年龄相比，DNAm 年龄提前。在一项荟萃分析中，包括 43 项涉及 114450 名参与者的青春期时间研究和 11 项涉及 1560 名参与者的细胞衰老研究，发现早期成长逆境与加速生长发育之间的关联与暴露于创伤的逆境有关。具体而言，暴露于创伤的儿童在青春期发育和细胞衰老的测量中表现出加速的生物衰老，但暴露于剥夺(例如忽视)和低社会经济地位的儿童并没有表现出这种加速衰老的模式。这些结果支持逆境的维度模型，认为不同形式的早期成长逆境对认知、情感和神经生物学发展具有独特的影响。

加速生物老化与多种形式的精神病理有关。青春期提前与冒险行为、犯罪和药物滥用问题、抑郁症和焦虑症水平升高有关，被认为是精神病理的一种跨诊断风险因素。细胞加速老化与抑郁症、焦虑症、PTSD 和精神病相关，提示它也可能是一种可跨诊断的风险因素。这些加速的生物衰老模式——包括更早的青春期时间和以 DNAm 年龄为指标的加速细胞衰老——已被证明可以调节创伤暴露于多种形式的精神病理的关联。这些发现为加速生物老化作为儿童期创伤后精神病理的跨诊断风险因素提供了强有力的证据。然而，儿童期的创伤暴露使加速生长发育和细胞衰老的实际生物学机制尚不清楚。

第七节　社会支持

经历过创伤的儿童往往难以建立和维持健康的人际关系。因此，培养社会支持——一个公认的防止应激后出现精神病理的保护因素，在经历过创伤的儿童中可能尤为重要。事实上，荟萃分析表明，具有高水平社会支持的儿童不太可能发展成创伤有关的精神病理跨诊断。在对社会支持进行广义概念化的研究中，那些在承受压力后感知到更多社会支持或参与更多寻求支持行为的青少年，其内化和外化精神病理水平均低于那些没有社会支持的青少年。至关重要的是，青少年感知到的社会支持是一种保护性因素，可以缓冲创伤暴露后精神病理的发生和发展。

照顾者支持是一种特别重要的社会支持形式，可以防止儿童经历创伤后出现精神障碍。最新的证据表明，支持性照顾者的存在可以减缓经历过创伤的儿童常见的与威胁相关的加工的提升。支持性照顾者的存在与较低的杏仁核反应性、在威胁加工过程中内侧前额叶皮层（mPFC）和杏仁核更强的功能耦合，以及在厌恶学习过程中对威胁和安全线索的辨别能力增强有关。因此，照顾者对与威胁相关的加工的缓冲可能是一个特别重要的途径，通过这种途径可以减少经历过创伤的儿童的精神病理风险。未来应该研究促进照顾者支持和更广泛的寻求社会支持行为的干预措施是否有可能降低经历过创伤的儿童对精神病理的脆弱性。

理解导致多种形式的精神病理的机制有助于确定最重要的干预目标，通过干预改变这些跨诊断机制为更广泛地降低精神病理风险提供了机会。这种方法的明显优势将促进针对儿童和成人的跨诊断治疗的出现。

参考文献

[1] Lewis S J, Arseneault L, Caspi A, et al. The epidemiology of trauma and post-traumatic stress disorder in a representative cohort of young people in England and Wales[J]. The Lancet Psychiatry, 2019, 6 (3): 247-256.

[2] McLaughlin K A, Lambert HK. Child Trauma Exposure and Psychopathology: Mechanisms of Risk and Resilience[J]. Curr Opin Psychol, 2017, 14: 29-34.

[3] Koss K J, Gunnar M R. Annual research review: Early adversity, the hypothalamic-pituitary-adrenocortical axis, and child psychopathology[J]. Journal of Child Psychology and Psychiatry, 2018, 59(4): 327-346.

[4] McEwen B S. Stress, adaptation, and disease: Allostasis and allostatic load[J]. Annals of the New York academy of sciences, 1998, 840(1): 33-44.

[5] McEwen B S, Wingfield J C. The concept of allostasis in biology and biomedicine [J]. Hormones and behavior, 2003, 43(1): 2-15.

[6] Miller G E, Chen E, Zhou E S. If it goes up, must it come down? Chronic stress and the hypothalamic-pituitary-adrenocortical axis in humans[J]. Psychological bulletin, 2007, 133(1): 25.

[7] Fries E, Hesse J, Hellhammer J, et al. A new view on hypocortisolism [J]. Psychoneuroendocrinology, 2005, 30 (10): 1010-1016.

[8] Gunnar M R, Quevedo K M. Early care experiences and HPA axis regulation in children: a mechanism for later trauma vulnerability[J]. Progress in brain research, 2007, 167: 137-149.

[9] Bugental D B, Martorell G A, Barraza V. The hormonal costs of subtle forms of infant maltreatment[J]. Hormones and behavior, 2003, 43(1): 237-244.

[10] Suor J H, Sturge-Apple M L, Davies P T, et al. Tracing differential pathways of risk: Associations among family adversity, cortisol, and cognitive functioning in childhood[J]. Child development, 2015, 86(4): 1142-1158.

[11] Cicchetti D, Rogosch F A, Toth S L, et al. Normalizing the development of cortisol regulation in maltreated infants through preventive interventions[J]. Development and psychopathology, 2011, 23(3): 789-800.

[12] Carlson M, Earls F. Psychological and neuroendocrinological sequelae of early social deprivation in institutionalized children in Romania[J]. 1997, 807: 419-428.

[13] Kroupina M G, Fuglestad A J, Iverson S L, et al. Adoption as an intervention for institutionally reared children: HPA functioning and developmental status[J]. Infant Behavior and Development, 2012, 35(4): 829-837.

[14] Dozier M, Manni M, Gordon M K, et al. Foster children's diurnal production of cortisol: An exploratory Study[J]. Child maltreatment, 2006, 11(2): 189-197.

[15] Grant K E, Compas B E, Stuhlmacher A F, et al. Stressors and child and adolescent psychopathology: moving from markers to mechanisms of risk[J]. Psychological bulletin, 2003, 129(3): 447-466.

[16] Gunnar M R. Social buffering of stress in development: A career perspective [J]. Perspectives on Psychological Science, 2017, 12(3): 355-373.

[17] Ouellet-Morin I, Dionne G, Pérusse D, et al. Daytime cortisol secretion in 6-month-old twins: genetic and environmental contributions as a function of early familial adversity[J]. Biological Psychiatry, 2009, 65 (5): 409-416.

[18] Zalewski M, Lengua L J, Kiff C J, et al. Understanding the relation of low income to HPA-axis functioning in preschool children: Cumulative family risk and parenting as pathways to disruptions in cortisol[J]. Child Psychiatry & Human Development, 2012, 43(6): 924-942.

[19] Blair C, Granger D, PetersRazza R. Cortisol reactivity is positively related to executive function in preschool children attending Head Start[J]. Child development, 2005, 76(3): 554-567.

[20] Johnson A B, Mliner S B, Depasquale C E, et al. Attachment security buffers the HPA axis of toddlers growing up in poverty or near poverty: Assessment during pediatric well-child exams with inoculations[J]. Psychoneuroendocrinology, 2018, 95: 120-127.

[21] Carter C S. Neuroendocrine perspectives on social attachment and love [J]. Psychoneuroendocrinology, 1998, 23(8): 779-818.

[22] Macdonald K, Macdonald TM. The peptide that binds: a systematic review of oxytocin and its prosocial effects in humans[J]. Harv Rev Psychiatry, 2010, 18(1): 1-21.

[23] Cochran D M, Fallon D, Hill M, et al. The role of oxytocin in psychiatric disorders: a review of biological and therapeutic research findings[J]. Harv Rev Psychiatry, 2013, 21(5): 219-47.

[24] Murthy S, Gould E. Early Life Stress in Rodents: Animal Models of Illness or Resilience? [J] Front Behav Neurosci, 2018, 12: 157.

[25] Peña C J, Kronman H G, Walker D M, et al. Early life stress confers lifelong stress susceptibility in mice via ventral tegmental area OTX2[J]. Science, 2017, 16; 356(6343): 1185-1188.

[26] Kojima S, Stewart R A, Demas G E, et al. Maternal contact differentially modulates central and peripheral oxytocin in rat pups during a brief regime of mother- pup interaction that induces a filial huddling preference [J]. J Neuroendocrinol, 2012, 24(5): 831-40.

[27] Hill K T, Warren M, Roth T L. The influence of infant-caregiver experiences on amygdalaBdnf, OXTr, and NPY expression in developing and adult male and female rats[J]. Behav Brain Res, 2014, 272: 175-80.

[28] Beery A K, McEwen L M, MacIsaac J L, et al. Natural variation in maternal care and cross-tissue patterns of oxytocin receptor gene methylation in rats[J]. Horm Behav, 2016, 77: 42-52.

[29] Slattery D A, Neumann ID. Oxytocin and Major Depressive Disorder: Experimental and Clinical Evidence for Links to Aetiology and Possible Treatment[J]. Pharmaceuticals (Basel), 2010, 3(3): 702-724.

[30] Neumann I D, Landgraf R. Balance of brain oxytocin and vasopressin: implications for anxiety, depression, and social behaviors[J]. TrendsNeurosci, 2012, 35(11): 649-659.

[31] Heim C, Young L J, Newport D J, et al. Lower CSF oxytocin concentrations in women with a history of childhood abuse[J]. Mol Psychiatry, 2009,14(10): 954-958.

[32] Opacka-Juffry J, Mohiyeddini C. Experience of stress in childhood negatively correlates with plasma oxytocin concentration in adult men[J]. Stress, 2012, 15(1): 1-10.

[33] Mizuki R, Fujiwara T. Association of oxytocin level and less severe forms of childhood maltreatment history among healthy Japanese adults involved with child care[J]. Front Behav Neurosci, 2015, 9: 138.

[34] Mielke E L, Neukel C, Bertsch K, et al. Alterations of brain volumes in women with early life maltreatment and their associations with oxytocin[J]. Hormones and behavior, 2018, 97: 128-136.

[35] Fries A B W, Ziegler T E, Kurian J R, et al. Early experience in humans is associated with changes in neuropeptides critical for regulating social behavior[J]. Proceedings of the National Academy of Sciences, 2005, 102(47): 17237-17240.

[36] Julian M M, Rosenblum K L, Doom J R, et al. Oxytocin and parenting behavior among impoverished mothers with low vs. high early life stress [J]. Archives of women's mental health, 2018, 21 (3): 375-382.

[37] Apter-Levy Y, Feldman M,Vakart A, et al. Impact of maternal depression across the first 6 years of life on the child's mental health, social engagement, and empathy: the moderating role of oxytocin[J]. American Journal of Psychiatry, 2013, 170(10): 1161-1168.

[38] Pierrehumbert B, Torrisi R, Laufer D, et al. Oxytocin response to an experimental psychosocial challenge in adults exposed to traumatic experiences during childhood or adolescence[J]. Neuroscience, 2010, 166 (1): 168-177.

[39] Seltzer L J, Ziegler T, Connolly M J, et al. Stress-induced elevation of oxytocin in maltreated children: Evolution, neurodevelopment, and social behavior[J]. Child development, 2014, 85(2): 501-512.

[40] Striepens N, Kendrick K M, Hanking V, et al. Elevated cerebrospinal fluid and blood concentrations of oxytocin following its intranasal administration in humans[J]. Scientific reports, 2013, 3(1): 1-5.

[41] Churchland P S, Winkielman P. Modulating social behavior with oxytocin: how does it work? What does it mean? [J]. Hormones and behavior, 2012, 61(3): 392-399.

[42] Bakermans-Kranenburg M J, van IJzendoorn M H, Riem M M E, et al. Oxytocin decreases handgrip force in reaction to infant crying in females without harsh parenting experiences[J]. Social cognitive and affective

neuroscience, 2012, 7(8): 951-957.

[43] Graustella A J, MacLeod C. A critical review of the influence of oxytocin nasal spray on social cognition in humans: evidence and future directions[J]. Hormones and behavior, 2012, 61(3): 410-418.

[44] Riem M M E, van IJzendoorn M H, Tops M, et al. Oxytocin effects on complex brain networks are moderated by experiences of maternal love withdrawal[J]. European Neuropsychopharmacology, 2013, 23(10): 1288-1295.

[45] Meinlschmidt G, Heim C. Sensitivity to intranasal oxytocin in adult men with early parental separation[J]. Biological psychiatry, 2007, 61(9): 1109-1111.

[46] Grimm S, Pestke K, Feeser M, et al. Early life stress modulates oxytocin effects on limbic system during acute psychosocial stress[J]. Social cognitive and affective neuroscience, 2014, 9(11): 1828-1835.

[47] Fan Y, Herrera-Melendez A L, Pestke K, et al. Early life stress modulates amygdala-prefrontal functional connectivity: Implications for oxytocin effects[J]. Human brain mapping, 2014, 35(10): 5328-5339.

[48] Naber F, van IJzendoorn M H, Deschamps P, et al. Intranasal oxytocin increases fathers' observed responsiveness during play with their children: a double - blind within - subject experiment[J]. Psychoneuroendocrinology, 2010, 35(10): 1583-1586.

[49] Weisman O, Zagoory-Sharon O, Feldman R. Oxytocin administration to parent enhances infant physiological and behavioral readiness for social engagement[J]. Biological psychiatry, 2012, 72(12): 982-989.

[50] Mah B L, van IJzendoorn M H, Smith R, et al. Oxytocin in postnatally depressed mothers: its influence on mood and expressed emotion[J]. Progress in Neuro-Psychopharmacology and Biological Psychiatry, 2013, 40: 267-272.

[51] Reiner I, van IJzendoorn M H, Bakermans- Kranenburg M J, et al. Methylation of the oxytocin receptor gene in clinically depressed patients compared to controls: The role of OXTR rs53576 genotype[J]. Journal of psychiatric research, 2015, 65: 9-15.

[52] Sippel L M, Han S, Watkins L E, et al. Oxytocin receptor gene polymorphisms, attachment, and PTSD: Results from the National Health and Resilience in Veterans Study[J]. Journal of psychiatric research, 2017, 94: 139-147.

[53] Truzzi A, Poquérusse J, Setoh P, et al. Oxytocin receptor gene polymorphisms (rs53576) and early paternal care sensitize males to distressing female vocalizations[J]. Developmental psychobiology, 2018, 60(3): 333-339.

[54] Bradley B, Westen D, Mercer K B, et al. Association between childhood maltreatment and adult emotional dysregulation in a low- income, urban, African American sample: moderation by oxytocin receptor gene [J]. Development and psychopathology, 2011, 23(2): 439-452.

[55] McQuaid R J, McInnis O A, Stead J D, et al. A paradoxical association of an oxytocin receptor gene polymorphism: early- life adversity and vulnerability to depression[J]. Frontiers in neuroscience, 2013, 7: 128.

[56] Hostinar C E, Cicchetti D, Rogosch F A. Oxytocin receptor gene polymorphism, perceived social support, and psychological symptoms in maltreated adolescents[J]. Development and psychopathology, 2014, 26(2): 465-477.

[57] Dannlowski U, Kugel H, Grotegerd D, et al. Disadvantage of social sensitivity: interaction of oxytocin receptor genotype and child maltreatment on brain structure[J]. Biological psychiatry, 2016, 80 (5): 398-405.

[58] Tollenaar M S, Molendijk M L, Penninx B W J H, et al. The association of childhood maltreatment with depression and anxiety is not moderated by the oxytocin receptor gene[J]. European archives of psychiatry

and clinical neuroscience, 2017, 267(6): 517-526.

[59] Myers A J, Williams L, Gatt J M, et al. Variation in the oxytocin receptor gene is associated with increased risk for anxiety, stress and depression in individuals with a history of exposure to early life stress[J]. Journal of psychiatric research, 2014, 59: 93-100.

[60] Smearman E L, Almli L M, Conneely K N, et al. Oxytocin receptor genetic and epigenetic variations: association with child abuse and adult psychiatric symptoms[J]. Child development, 2016, 87(1): 122-134.

[61] Berczi I. Neurohormonal host defense in endotoxin shock[J]. Annals of the New York Academy of Sciences, 1998, 840(1): 787-802.

[62] Brodsky I E, Medzhitov R. Targeting of immune signalling networks by bacterial pathogens[J]. Nature cell biology, 2009, 11(5): 521-526.

[63] Ortega A, Jadeja V, Zhou H. Postnatal development of lipopolysaccharide-induced inflammatory response in the brain[J]. Inflammation research, 2011, 60(2): 175-185.

[64] Dantzer R, BLUTHÉ R M, Gheusi G, et al. Molecular Basis of Sickness Behavior[J]. Annals of the New York Academy of Sciences, 1998, 856(1): 132-138.

[65] McKimmie C S, Graham G J. Astrocytes modulate the chemokine network in a pathogen-specific manner [J]. Biochemical and biophysical research communications, 2010, 394(4): 1006-1011.

[66] Rivest S. Regulation of innate immune responses in the brain[J]. Nature Reviews Immunology, 2009, 9 (6): 429-439.

[67] Miller G E, Cole S W. Clustering of depression and inflammation in adolescents previously exposed to childhood adversity[J]. Biological psychiatry, 2012, 72(1): 34-40.

[68] Dennison U, McKernan D, Cryan J, et al. Schizophrenia patients with a history of childhood trauma have a pro-inflammatory phenotype[J]. Psychological medicine, 2012, 42(9): 1865-1871.

[69] Karavanaki K, Tsoka E, Liacopoulou M, et al. Psychological stress as a factor potentially contributing to the pathogenesis of Type 1 diabetes mellitus[J]. Journal of endocrinological investigation, 2008, 31(5): 406-415.

[70] Midei A J, Matthews K A, Bromberger J T. Childhood abuse is associated with adiposity in mid-life women: possible pathways through trait anger and reproductive hormones[J]. Psychosomatic medicine, 2010, 72 (2): 215-223.

[71] Thomas C, Hypponen E, Power C. Obesity and type 2 diabetes risk in mid adult life: the role of childhood adversity[J]. Pediatrics, 2008, 121(5): e1240-e1249.

[72] Danese A, Pariante C M, Caspi A, et al. Childhood maltreatment predicts adult inflammation in a life-course study[J]. Proceedings of the National Academy of Sciences, 2007, 104(4): 1319-1324.

[73] Baumeister D, Akhtar R, Ciufolini S, et al. Childhood trauma and adulthood inflammation: a meta-analysis of peripheral C-reactive protein, interleukin-6 and tumour necrosis factor-α[J]. Molecular psychiatry, 2016, 21(5): 642-649.

[74] Cicchetti D, Handley E D, Rogosch F A. Child maltreatment, inflammation, and internalizing symptoms: Investigating the roles of C-reactive protein, gene variation, and neuroendocrine regulation[J]. Development and psychopathology, 2015, 27(2): 553-566.

[75] Gabbay V, Klein R G, Alonso C M, et al. Immune system dysregulation in adolescent major depressive Disorder[J]. Journal of affective disorders, 2009, 115(1-2): 177-182.

[76] Pace T W W, Mletzko T C, Alagbe O, et al. Increased stress-induced inflammatory responses in male patients with major depression and increased early life stress[J]. American Journal of Psychiatry, 2006,

163 (9): 1630-1633.

[77] Gill J M, Saligan L, Woods S, et al. PTSD is associated with an excess of inflammatory immune activities [J]. Perspectives in psychiatric care, 2009, 45(4): 262-277.

[78] Gill J, Vythilingam M, Page G G. Low cortisol, high DHEA, and high levels of stimulated TNF-α, and IL-6 in women with PTSD[J]. Journal of Traumatic Stress: Official Publication of The International Society for Traumatic Stress Studies, 2008, 21(6): 530-539.

[79] Pervanidou P, Kolaitis G, Charitaki S, et al. Elevated morning serum interleukin (IL) - 6 or evening salivary cortisol concentrations predict posttraumatic stress disorder in children and adolescents six months after a motor vehicle accident[J]. Psychoneuroendocrinology, 2007, 32(8- 10): 991-999.

[80] Guo M, Liu T, Guo J C, et al. Study on serum cytokine levels in posttraumatic stress disorder patients[J]. Asian Pacific journal of tropical medicine, 2012, 5(4): 323-325.

[81] Brietzke E, Scheinberg M, Lafer B. Therapeutic potential of interleukin-6 antagonism in bipolar disorder [J]. Medical hypotheses, 2011, 76(1): 21-23.

[82] Pankow J S, Folsom A R, Cushman M, et al. Familial and genetic determinants ofsystemicmarkers of inflammation: the NHLBI family heart study[J]. Atherosclerosis, 2001, 154(3): 681-689.

[83] Danese A, Baldwin J R. Hidden wounds? Inflammatory links between childhood trauma and psychopathology[J]. Annu Rev Psychol, 2017, 68(1): 517-544.

[84] Lau J Y F, Waters A M. Annual Research Review: An expanded account of information-processing mechanisms in risk for child and adolescent anxiety and depression[J]. Journal of Child Psychology and Psychiatry, 2017, 58(4): 387-407.

[85] Pollak S D, Sinha P. Effects of early experience on children's recognition of facial displays of emotion[J]. Dev Psychol, 2002, 38(5): 784-791.

[86] Pollak S D, Messner M, Kistler D J, et al. Development of perceptual expertise in emotion recognition[J]. Cognition, 2009, 110(2): 242-247.

[87] Gibb B E, Schofield C A, Coles M E. Reported history of childhood abuse and young adults' information-processing biases for facial displays of emotion[J]. Child maltreatment, 2009, 14(2): 148-156.

[88] Pollak S D, Tolley-Schell S A. Selective attention to facial emotion in physically abused children[J]. Journal of abnormal psychology, 2003, 112(3): 323-338.

[89] Pollak S D, Cicchetti D, Hornung K, et al. Recognizing emotion in faces: developmental effects of child abuse and neglect[J]. Dev Psychol, 2000, 36(5): 679-688.

[90] Price J M, Glad K. Hostile attributional tendencies in maltreated children[J]. Journal of Abnormal Child Psychology, 2003, 31(3): 329-343.

[91] McLaughlin K A, Weissman D, Bitrán D. Childhood adversity and neural development: A systematic Review[J]. Annual review of developmental psychology, 2019, 1: 277-312.

[92] Machlin L, Miller A B, Snyder J, et al. Differential associations of deprivation and threat with cognitive control and fear conditioning in early childhood[J]. Frontiers in Behavioral Neuroscience, 2019, 13: 80.

[93] McLaughlin K A, Sheridan M A, Gold A L, et al. Maltreatment exposure, brain structure, and fear conditioning in children and adolescents[J]. Neuropsychopharmacology, 2016, 41(8): 1956-1964.

[94] Lazarus R S, Folkman S. Stress, appraisal, and coping[M]. Springer publishing company, 1984.

[95] Thompson R A. Emotion regulation: A theme in search of definition[J]. Monographs of the society for research in child development, 1994: 25-52.

[96] Leitenberg H, Greenwald E, Cado S. A retrospective study of long-term methods of coping with having been sexually abused during childhood[J]. Child abuse & neglect, 1992, 16(3): 399-407.

[97] Shields A, Cicchetti D. Reactive aggression among maltreated children: The contributions of attention and emotion dysregulation[J]. Journal of clinical child psychology, 1998, 27(4): 381-395.

[98] Weissman D G, Lambert H K, Rodman A M, et al. Reduced hippocampal and amygdala volume as a mechanism underlying stress sensitization to depression following childhood trauma[J]. Depression and anxiety, 2020, 37(9): 916-925.

[99] Weissman D G, Bitran D, Miller A B, et al. Difficulties with emotion regulation as a transdiagnostic mechanism linking child maltreatment with the emergence of psychopathology [J]. Development and psychopathology, 2019, 31(3): 899-915.

[100] McLaughlin K A, Peverill M, Gold A L, et al. child maltreatment and neural systems underlying emotion regulation[J]. J Am Acad Child Adolesc Psychiatry, 2015, 54(9): 753-762.

[101] Jenness J L, Peverill M, Miller A B, et al. Alterations in neural circuits underlying emotion regulation following child maltreatment: a mechanism underlying trauma-related psychopathology[J]. Psychol Med, 2021, 51(11): 1880-1889.

[102] Milojevich H M, Norwalk K E, Sheridan M A. Deprivation and threat, emotion dysregulation, and psychopathology: Concurrent and longitudinal associations [J]. Dev Psychopathol, 2019, 31 (3): 847-857.

[103] Belsky J, Steinberg L, Draper P. Childhood experience, interpersonal development, and reproductive strategy: and evolutionary theory of socialization[J]. Child Dev, 1991, 62(4): 647-670.

[104] Ellis B J, Garber J. Psychosocial antecedents of variation in girls' pubertal timing: maternal depression, stepfather presence, and marital and family stress[J]. Child Dev, 2000, 71(2): 485-501.

[105] Colich N L, Rosen M L, Williams E S, et al. Biological aging in childhood and adolescence following experiences of threat and deprivation: A systematic review and meta- analysis[J]. Psychol Bull, 2020, 146(9): 721-764.

[106] McLaughlin K A, Sheridan M A. Beyond Cumulative Risk: A dimensional approach to childhood adversity [J]. Curr Dir Psychol Sci, 2016, 25(4): 239-245.

[107] Hamilton J L, Hamlat E J, Stange J P, et al. Pubertal timing and vulnerabilities to depression in early adolescence: differential pathways to depressive symptoms by sex[J]. J Adolesc, 2014, 37 (2): 165-174.

[108] Mendle J, Leve L D, Van Ryzin M, et al. Linking childhood maltreatment with girls' internalizing symptoms: early puberty as a tipping point[J]. J Res Adolesc, 2014, 24(4): 689-702.

[109] Ullsperger J M, Nikolas M A. A meta- analytic review of the association between pubertal timing and psychopathology in adolescence: Are there sex differences in risk? [J]. Psychol Bull, 2017, 143(9): 903-938.

[110] Sumner J A, Colich N L, Uddin M, et al. Early experiences of threat, but not deprivation, are associated with accelerated biological aging in children and adolescents[J]. Biol Psychiatry, 2019, 85(3): 268-278.

[111] Malouff J M, Schutte N S. A meta-analysis of the relationship between anxiety and telomere length[J]. Anxiety Stress Coping, 2017, 30(3): 264-272.

[112] Li X, Wang J, Zhou J, Huang P, Li J. The association between post-traumatic stress disorder and shorter telomere length: A systematic review and meta-analysis[J]. J Affect Disord., 2017, 218: 322-326.

[113] Polho G B, De-Paula V J, Cardillo G, et al. Leukocyte telomere length in patients with schizophrenia: A meta-analysis[J]. Schizophr Res, 2015, 165(2-3): 195-200.

[114] Cohen S, Wills T A. Stress, social support, and the buffering hypothesis[J]. Psychological bulletin,

1985, 98(2): 310-357.

[115] Trickey D, Siddaway A P, Meiser-Stedman R, et al. A meta-analysis of risk factors for post-traumatic stress disorder in children and adolescents[J]. Clinical psychology review, 2012, 32(2): 122-138.

[116] Coppersmith DD L, Kleiman E M, Glenn C R, et al. The dynamics of social support among suicide attempters: A smartphone - based daily diary study [J]. Behaviour research and therapy, 2019, 120: 103348.

[117] vanRooij S J H, Cross D, Stevens J S, et al. Maternal buffering of fear-potentiated startle in children and adolescents with trauma exposure[J]. Social neuroscience, 2017, 12(1): 22-31.

第四章 儿童期创伤对个体心理健康的影响

生命历程研究已证实个体健康是整个生命过程累积的结果，儿童期的经历可能影响个体生命后期的健康状况。长期生存在创伤性环境中的儿童，环境的不安全、敌意和威胁，导致其情感剥夺、需要不能满足，因而难以发展出适应良好的人格及社会功能，严重影响成人后的心理健康状况。早期成长逆境健康效应研究起源于自然实验性质的回顾性调查，即二战期间成长于孤儿院、亲子分离或国际收养的儿童，他们成年后精神健康、心血管代谢和免疫系统疾病风险较高。早期成长逆境对个体产生负面影响，持续影响个体的未来发展，并且对精神健康有着长远的影响。研究表明，儿童期逆境是最重要且可预防的精神病理学因素，44.6%的在儿童期起病的精神障碍、32%的在青少年期起病的精神障碍及28.6%的在成年期起病的精神障碍与儿童期逆境有关。儿童期逆境可以解释所有精神障碍发病原因的32.4%，破坏性行为障碍发病原因的41.2%，焦虑障碍的32.4%，心境障碍的26.2%，物质使用障碍的21%。

第一节 儿童期创伤与精神分裂症

有大量的研究证据表明，童年的各种创伤经历与日后生活中的精神障碍有关。在英国，一项对2869名18~24岁年轻人进行的全国性调查显示，16%的样本曾经历过严重的童年虐待。这与较差的情绪幸福感、自残、自杀企图和不良行为有关。据称，儿童期创伤能预测32%的精神障碍的发生，包括抑郁、焦虑障碍、PTSD、饮食障碍、药物滥用、性功能障碍、人格和分离性障碍等各个生命阶段的障碍。玛利亚·蒙台梭利认为，儿童是成人之父，强调了早期经验对成年后的影响。Shengold使用了令人回味的表达——“灵魂谋杀”(soul murder)来描述儿童期虐待和剥夺的创伤经历。“灵魂谋杀”是一种以人对人的不人道行为为特征的犯罪：一个人用他的权力来压制另一个人的个性、尊严和深刻感受快乐、爱、恨的能力，并影响受害者的理性思考和检验现实的能力。此外，创伤越早，对发育中的心理器官和认同感的影响就越严重，往往会干扰全面、自由的情感和智力发展。

因此，暴露于创伤的儿童在生命早期就表现出精神病理症状，并有更多的相关共病以及对药物和心理治疗的反应较差。纵向双胞胎研究及创伤和精神健康问题之间的因果关系研究在方法上更可靠，因为它们允许前瞻性测量创伤的影响，并考虑到所有可能的环境或遗传因素。事实上，前瞻性队列研究表明，从童年到成年的创伤和精神疾病之间存在因果关系，而儿童期创伤的影响似乎是非特异性的，并预测到 18 岁时会出现广泛的内化和外化精神病理学。

此外，创伤越“复杂”，对心理健康造成负面后果的风险越高。复杂创伤的现代定义包括在儿童期或青少年期发生的严重的人际攻击或威胁的多重经历，如身体或性虐待。平均而言，四分之一经历过创伤的儿童在 18 岁前患上 PTSD，在普通人群中终生患病率为 4.7%~7.8%。暴露于复杂创伤的儿童认知功能较差，并且由于攻击性和冒险行为而伤害自己和他人的风险更高，与未暴露于复杂创伤的同龄人相比，他们自杀企图的发生概率要高 10 倍。

人们越来越关注早期创伤与青春期出现精神病症状，以及成年期出现全面精神病障碍的风险之间的关系。大量关于精神科住院患者和大多数患有精神病的门诊患者的研究表明，这些人群中儿童期创伤的发生率很高。此外，与忽视相比，关注创伤类型的可能影响的研究报告称，虐待与精神病之间的关联性更强。然而，现在有新出现的证据表明，童年逆境与精神病特定症状相关，尤其是幻觉和偏执妄想。这些结论在对现有实证文献的定量回顾和荟萃分析中得到了印证，这些文献报告了童年逆境和精神病风险增加之间的强烈显著关联(优势比=2.78)，且暴露的具体类型和研究设计均得到了类似的结论。

一、精神分裂症概述

精神分裂症是一种常见的，病因尚未完全阐明的精神障碍，多起病于青壮年，常有知觉、思维、情感和行为等方面的障碍。其症状主要包括阳性症状、阴性症状和情绪认知障碍，并伴有持久的社会功能受损。精神分裂症患者阳性症状、阴性症状和认知功能障碍的严重程度与儿童期创伤经历存在高度相关，即儿童期遭受虐待的患者罹患精神分裂症的可能性更高。儿童期创伤与罹患精神病风险增加显著相关，且这种风险会随着儿童期创伤类型的累积而增加，有关精神病患者的报告显示，曾遭受过儿童期创伤的人患精神分裂症的可能性几乎高出正常人 3 倍。大量研究报道了儿童期创伤与精神病整个过程、临床高危精神病及亚临床高危精神病均显著相关。有创伤经历的精神分裂症患者更容易出现阳性症状，如幻觉、偏执观念、思维插入、幻视等，虐待经历与阳性精神症状更相关，忽视经历与阴性精神症状相关。学者调查了 2232 对双胞胎儿童，分别在他们 5、7、10 岁时进行调查，发现遭遇躯体虐待的儿童在 12 岁时更容易出现精神症状。

生物-心理-社会模型认为，生物脆弱性和环境暴露都影响精神分裂症和谱系障碍的发病和结局。近年来，一些模型关注压力生活事件的核心作用，这些事件可能是影响大脑发育的关键窗口，可能引发精神病，以及在精神病过程中使长期结果恶化。此外，研究表明心理社会压力，特别是儿童期创伤事件，可能与遗传脆弱性存在相互作用，或通过表观遗传机制影响基因表达，从而促进精神疾病的发展。儿童逆境史在精神病患者中非常普遍，影响精神病的精神病理，并与精神病理生理学的潜在生物学改变相关。有学者简单概述了儿童期创伤和精神病之间关系的综合统一理论，见图 4-1。

二、临床表现及预后

研究表明，特定的童年逆境与精神病症状之间的关联存在差异，最为一致的是儿童期创伤史会增加精神病阳性症状的严重程度，包括言语幻觉和妄想。儿童期创伤可能会以剂

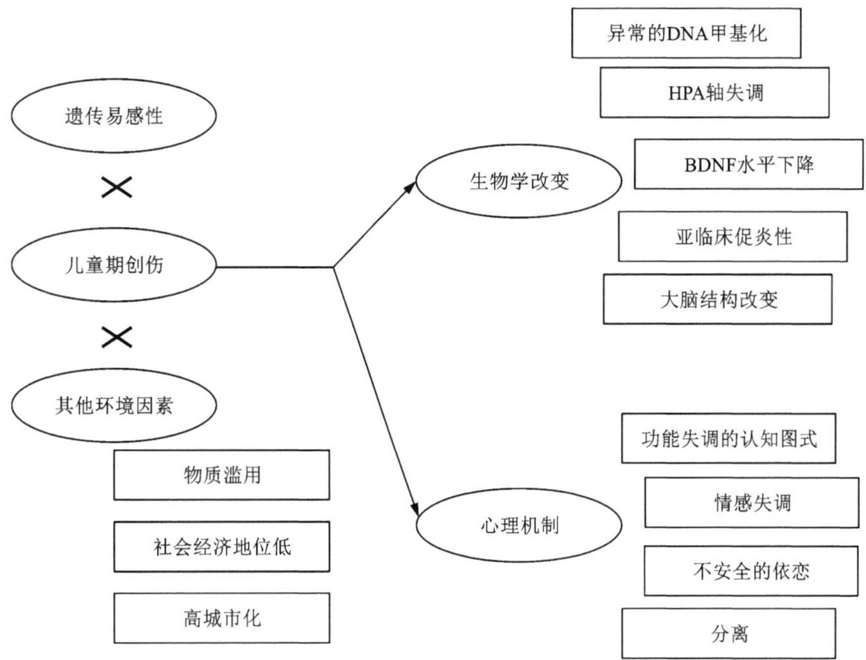

注：儿童期创伤可能与精神疾病的遗传易感性和其他环境因素相互作用，包括物质滥用、低社会经济地位或高城市化。儿童期创伤可能通过明显的生物学改变导致精神病，包括异常的 DNA 甲基化、HPA 轴失调、脑源性神经营养因子(BDNF)水平下降或亚临床促炎性，这些都是与大脑结构改变并行观察的，尤其是在海马体和杏仁核中。儿童期创伤也可能通过几种心理机制增加精神病的风险，如功能失调的认知图式、情感失调、不安全的依恋和分离。

图 4-1　从儿童期创伤到精神病的轨迹的简单概述

量—反应关系影响妄想和幻觉的严重程度。一些研究探讨了各种类型的儿童期创伤对精神病理症状的具体影响。具体而言，性虐待与首发精神分裂症女性患者的幻听有关。在成人精神病发病率调查中，儿童期被强奸与出现幻觉的概率有更高的相关性。躯体虐待和性虐待史可以显著预测幻觉。抑郁、强迫症、焦虑和性虐待似乎是预测精神病高危人群偏执症状持续存在的主要临床因素。关于儿童期创伤类型与症状表现之间关系的研究表明，只有性虐待，而不是其他类型的童年逆境，可以预测精神病患者的暴力风险。许多研究探讨了童年逆境是否与精神病性症状的内容有关，包括幻觉、妄想和思维障碍在内的更广泛的精神病性症状的内容与儿童期虐待有关。在对精神病超高危人群的研究中，与性内容相关的精神病性体验与儿童期性虐待有关。儿童期创伤可能与首发精神分裂症女性患者的虐待、指责等相关。与这些研究相反，有研究揭示了儿童期创伤可能与幻听有关，但声音的效价可能是积极的或消极的。考虑到这些结果，有人提出幻觉可能构成创伤性时间分离性记忆。有学者提出了另一种解释，幻听和体验幻听的主体之间权利和等级的衡量标准与社会环境中自我感知的权利和等级衡量标准相一致，带有负面内容的幻觉可能反映了较低的社会自我评价，这是童年逆境导致的结果。

而且，亚临床精神病性体验也与儿童期创伤有关。儿童期创伤程度越高，阳性症状越严重，症状减轻程度越低，持续时间越长。无论是精神病患者还是非精神病患者，儿童期的性和情感创伤是更容易经历幻听的一个因素。亚临床高危人群如分裂型人格特质个体与正常对照人群相比遭受更多的儿童期创伤，反之，伴儿童期创伤经历的个体出现阳性分裂型人格特质的概率是没有这些经历的个体的 4.82 倍。其中，虐待(包括情感、躯体或性虐待)与分裂型特质关联更强，虐待的优势比为 5.53，而忽视的优势比为 3.67。分裂型人格特质症状与所有儿童期创伤类型(躯体虐待、情感虐待、性虐待和忽视)相关，情感虐待和性虐待是阴性分裂型人格特质和阳性分裂型人格特质强有力的预测因素，躯体虐待和忽视只是阳性分裂型人格特质的预测因素。一项文献研究表明，所有创伤类型与分裂型人格特质都相关，尤其与阳性分裂型人格特质最相关。

PTSD 被认为是儿童期创伤与后期精神病理联系的途径。精神分裂症和创伤后应激障碍有重叠的症状，包括分离或精神病。这种重叠使得人们很难识别与不良经历相关的障碍中的创伤，如 PTSD 和其他精神障碍。流行病学研究表明，大约四分之一的经历过创伤的儿童会患上 PTSD。PTSD 是儿童期创伤和精神病症状之间的部分中介，将慢性创伤后应激经历与精神病表现增加的可能性联系起来。

三、认知表现

儿童期创伤对健康个体及精神病患者及其高危后代的认知功能有负面影响，特别是在一般认知能力、记忆力和执行功能方面。有研究表明，与无创伤的患者相比，有儿童期创伤的精神分裂症谱系障碍患者的学习和视觉环境加工能力下降。儿童期创伤与语言记忆和工作记忆能力下降相关，即使在控制慢性精神分裂症患者病前的智商下降和抑郁症状后也是如此。在精神分裂症和其他精神疾病的病理学和种族研究中，儿童期创伤与首发精神分裂症(first episode schizophrenia，FES)患者(尤其是男性)在注意力、语言、思维速度任务方面的表现，以及言语智商降低均有关。在精神分裂症谱系障碍和双相情感障碍患者中也发现了类似的工作记忆和执行功能方面的认知功能下降现象。有言语幻听经历的非临床群体的儿童期创伤的发生率与精神病患者相似，表现为在执行功能、言语功能方面的下降和工作记忆的衰退。儿童期创伤充分解释了精神病经历与执行功能和工作记忆衰退之间的关联。此外，儿童期创伤的程度与执行功能领域的语言抑制降低有关。早期创伤预测精神分裂症谱系障碍女性患者的认知功能更好，这种关联很可能是通过提高应激唤醒而提高警觉和注意力来调节的。

已有研究表明，遗传标志物和儿童期创伤与精神病患者的认知功能障碍之间存在交互作用。例如，有研究观察到经历了高水平儿童期创伤的 *5-HTTLPR* 短等位基因携带者表现出更多的认知功能障碍，这很可能是由于与长等位基因携带者相比，短等位基因携带者应激激素水平的增加幅度更大。同样，具有高水平儿童期虐待的 *BDNF* Val66Met 基因多态性的 *Met* 等位基因携带者比其他组表现出更严重的认知障碍，并且海马体更小、脑室更大。然而，研究未能证明 *BDNF* 基因多态性与儿童期创伤事件及日后生活认知能力的相互作用，这与之前的研究结果一致，儿茶酚-O-甲基转移酶(catechol-Omethyl transferase，COMT) Val/Val 纯合子在没有童年逆境的情况下认知测试表现更差。然而，相对于那些没有虐待史的相同基因型，*COMT* 基因型和身体虐待之间的显著交互作用与 *COMT* Val/Val 纯合子中更好的执行功能有关。这些结果表明，基因多态性表达的表观遗传调节与儿童期创伤影响精神分裂症患者的认知有关。

四、临床结局

研究充分表明，儿童期创伤与精神病的临床表现有关，但对童年逆境可能影响治疗反应的方式知之甚少。研究主要关注首发精神分裂症患者对抗精神病治疗早期反应的免疫炎症预测因子，那些对治疗无反应的患者更频繁地报告了童年逆境。儿童期创伤，尤其是情感虐待，可能与首发精神分裂症患者早期对抗精神病治疗无反应有关。也有研究报告显示，与对抗精神病药物治疗有反应的精神分裂症患者相比，难治性精神分裂症患者可能更频繁地遭受情感虐待和忽视，以及性虐待。患有严重精神疾病和童年逆境较多的患者接受了更高剂量的抗精神病药物和情绪稳定剂治疗。以上这些发现表明，在精神病患者中观察到的更严重的生物失调和自我报告的有压力的童年经历的患者可能存在不太有利的治疗结果的基础，然而，针对这一问题的研究很少，因此无法得出明确的结论。

更多研究证实了儿童期创伤事件对精神病患者功能结局的影响。一项荟萃分析揭示了童年逆境对精神病性体验和临床相关精神病性症状持续存在的影响。报告显示有性虐待和身体虐待史的精神病早期患者，特别是那些在 12 岁之前经历童年逆境的患者，有更严重的功能障碍。在对首发精神分裂症患者进行的 1 年随访研究中发现，儿童期父母的分离与更长时间的精神科住院和不遵守药物治疗有关。也有研究报告了首发精神分裂症患者和亚临床精神病症状患者发病前的社会功能较差，且这些患者经历过儿童期创伤。也有研究发现童年逆境与精神病发病后的整体功能恶化有关，但与发病前的功能无关。还有研究分析了特定类型的童年逆境对精神分裂症患者功能的影响是否存在差异，结果显示精神分裂症患者的残疾与身体忽视、情感虐待和忽视有关，但与其他类型的儿童期创伤事件无关。

五、儿童期创伤与精神病症状之间的心理解释机制

纵向研究和剂量依赖关系表明，儿童期创伤与精神病理发展之间存在因果关系。近年来，学者对创伤事件与精神病症状之间的关系进行了研究，并提出了一些心理解释机制，如功能失调的认知图式、情感失调、不安全的依恋风格和分离机制。

认知模型指出，导致被害妄想的威胁感和妄想症的出现基于预先存在的对自我的负面信念及对他人的威胁性评价。在非临床和临床样本中都显示了对自我和他人的消极信念与偏执狂之间的关联。对非临床样本的研究表明，对自我和他人的消极信念可能是创伤和精神病关系的关键中介。在包括精神分裂症患者在内的临床样本中也得到了类似的研究结果。

动物研究的社交挫败理论（social defeat theory）指出，不是童年不良经历本身，而是持久地暴露于一个共同属性的各种环境因素，包括创伤性事件，会增加患精神病的风险，对这一理论的初步支持是从对精神病临床高危人群的研究中得到的，丧失等级或斗争失败的感觉与精神病症状减轻有关。同样，在一般人群中，由创伤性事件唤起的早期羞耻感记忆与偏执狂有关。此外，在精神分裂症患者的样本中发现，挫败感和被困感与幻听和怀疑等阳性症状有关。社交挫败感是童年不良经历和后来的精神病表现之间联系的重要中介，有趣的是，随着社交挫败压力选择性地改变中皮层边缘多巴胺的释放，长期暴露在令人厌恶的环境中会导致多巴胺系统的敏感化。

一些学者指出了创伤与精神病之间情感通路的相关性。情感失调与现实扭曲密切相关，它直接加剧精神病患者症状，并增加精神病障碍的风险。与没有妄想的精神分裂症患者相比，有妄想的精神分裂症患者更有可能对中性刺激赋予负面意义，这种影响与妄想症的严重程度有关。这种负性评价机制导致了对现实的高度不适应评价，从而增加了弱势个体的精神病性体验风险。此外，早期的不良经历与精神病患者对应激的敏感性增强有关，而精神病遗传高危人群的反应是对日常压力的负性情绪反应增强。一项为期 10 年的前瞻性队列研究发现，儿童期创伤性事件与近期的生活事件共同诱发精神病症状。儿童期创伤已被证明会增加焦虑和促使精神病混合症状发生，这些症状可能已经出现在精神病理的早期阶段。此外，有研究表明，心理社会应激任务会导致多巴胺的大量释放，特别是对那些经历过低母性护理的个体而言，表明存在致敏效应。

一些学者探讨了依恋风格与童年不良经历和成年期精神病性症状之间的关系。依恋风格反映了对自我和他人的习惯性认知——情感表征及调节痛苦的策略。大多数研究涉及四种基本的依恋风格，包括一种安全的和三种不安全的依恋风格。已有研究在临床和非临床样本中证明了不安全依恋与精神病现象的关联，且不安全依恋风格是童年逆境与精神病症状关系的中介。在对西班牙人口的非临床研究中发现，不安全的恐惧依恋风格介导了身体/情感创伤与分裂型人格特质、怀疑和精神病性体验之间的联系，进一步暗示了从儿童期创伤到精神病的路径中依恋中断。美国一项国家共病的调查研究显示，不安全依恋部分解释了强奸和幻觉之间的关系，而不安全回避依恋类型完全中介了忽视和偏执之间的关系。在一个精神病患者及其兄弟姐妹的临床样本中，依恋风格部分中介了儿童期创伤和阳性症状之间的关联。

儿童期创伤和精神病之间的关系也可能通过分离来调节，分离被定义为意识、记忆、身份或环境感知等通常的综合功能被破坏。通往成人精神病理的途径可能始于对儿童期创伤的分离反应。通过分离来应对创伤的个体更有可能在现实测试中受损并随后经历精神病。与无创伤史的患者相比，童年经历创伤的精神病患者在分离倾向的测量上得分更高。有研究表明，非临床样本和临床样本的分离倾向正向调节了儿童期创伤和幻觉倾向之间的关系。此外，身体忽视对患精神病的可能性的影响可以通过精神病患者分离增加的影响来解释。

六、与儿童期创伤相关的生物学因素

研究证据表明，精神分裂症患者存在 HPA 轴失调。在精神分裂症的发生发展过程中，HPA 轴的激活和多巴胺能回路的激活之间存在协同关系，糖皮质激素的分泌增加了多巴胺的活性，特别是在中脑边缘系统中。精神病患者或高危人群的特征是早晨皮质醇水平升高、昼夜皮质醇水平升高(higher diurnal cortisol levels)、皮质醇唤醒反应迟钝和应激皮质醇反应减弱。与健康对照组相比，有精神病风险的受试者和首发精神分裂症患者的垂体体积在趋势水平上更高。在精神分裂症患者中，抗精神病治疗与垂体体积之间存在显著正相关。值得注意的是，其中一些异常似乎是精神病患者特有的，例如，PTSD 患者表现为皮质醇唤醒反应减弱和昼夜皮质醇水平降低，而抑郁症患者表现为皮质醇唤醒反应升高和昼夜皮质醇水平升高。抑郁症患者可能表现出一种皮质醇对应激的反应模式，这与健康对照组中观察到的皮质醇对应激的反应模式相似。一些 HPA 轴异常已经被发现发生在精神病发作之前，事实上，在有精神病风险的受试者中观察到了迟钝的皮质醇唤醒反应。较高的皮质醇唤醒反应可预测精神分裂症谱系障碍中的首发精神分裂症患者阳性症状的严重程度。

HPA 轴失调可能介导了儿童期创伤与精神病之间的关系。创伤性神经发育模型表明，长期暴露在应激源下可能导致糖皮质激素释放增多，从而刺激纹状体多巴胺能的活动，使个体更容易患精神病。有趣的是，包括儿童期创伤在内的研究表明，早期生活压力对精神病患者的 HPA 轴紊乱表现出不同的影响，比如，体罚对存在精神分裂症风险的儿童的脑垂体体积有负面影响，同样，儿童期性虐待史与首发精神分裂症患者的皮质醇唤醒反应呈正相关。此外，首发精神分裂症患者的儿童期创伤与昼夜皮质醇水平之间无显著负相关，而健康对照组中无显著正相关。在创伤后应激障碍患者中也可以观察到类似的相关性，这表明极度紧张的事件可能会降低 HPA 轴的活性。

七、脑源性神经营养因子

BDNF 促进神经元的生长和分化，并影响突触可塑性和连通性。BDNF 调节认知过程，其缺乏可能与精神分裂症风险增加有关。有研究发现，精神病与大脑、血清和血浆中 BDNF 水平降低有关。此外，BDNF 可能与暴露于早期创伤的个体的精神病发病有关，并作为与儿童期创伤对大脑可塑性有害影响相关的潜在的临床生物标志物。在 *BDNF* 基因中发现了许多基因多态性，而 Val66Met 多态性变异已在各种精神障碍中得到广泛的研究，包括精神分裂症谱系障碍等。几项研究报告了精神分裂症谱系障碍患者 BDNF 水平的降低，包括未接受药物治疗的首发精神分裂症患者。儿童期创伤与白细胞 BDNF mRNA 水平和精神病患者血浆 BDNF 水平降低相关。此外，高水平的儿童期创伤和 *Met* 等位基因变异与 BDNF mRNA 表达的降低具有叠加相关性。更具体来说，在调查首发精神分裂症的研究中，发现与没有经历创伤事件的患者相比，经历创伤事件的患者较低的 BDNF 血浆水平与分离、身体虐待和性虐待有关。

此外，*BDNF* Val66Met 基因型还可以调节儿童期虐待对大学生精神病性体验阳性维度的影响。创伤事件、免疫系统和压力荷尔蒙之间的相互作用表现在由创伤经历导致的精神病发展过程中。在对首发精神分裂症的研究中发现，儿童期创伤和近期高水平的应激源通过炎症介导途径预测较低的 BDNF 表达，反过来，较低的 BDNF 表达与 IL-6 表达和皮质醇水平升高有关。与其他亚组患者相比，高暴露于童年逆境的 *BDNF* Val66Met 等位基因携带者海马体亚区（CA2/3 和 CA4 齿状回区域）体积减小。高度暴露于儿童期创伤的 *BDNF* Val66Met 等位基因携带者认知表现更差。

八、免疫炎症机制

儿童期创伤事件会影响免疫系统，导致成年期出现促炎状态，进而导致成年期易患精神病。荟萃分析显示，儿童期创伤和成年期炎症标志物之间存在显著关联，其中 TNF-α 的效应值最高，其次是 IL-6 和 CRP，这项研究揭示了不同类型的创伤事件可能对炎症标志物有不同的影响。身体虐待和性虐待与 TNF-α 和 IL-6 水平升高均有关，而 CRP 水平主要与生命早期父母的缺席有关。在精神分裂症患者中，仅在有儿童期创伤的患者中发现促炎标志物（包括 IL-6 和 TNF-α）水平升高，而 IL-1 和 IL-8 没有差异。在首发精神分裂症患者中，与正常对照组和无性虐待史的患者相比，儿童期性虐待与较高的身体质量指数

(BMI)和 CRP 有关。反过来，与没有儿童期创伤的患者相比，有儿童期创伤的首发精神分裂症患者血清 TNF-α 和单核细胞趋化蛋白-1 水平显著升高，而与其他细胞因子[血清(例如 IL-1α、IL-1β、IL-2、IL-4、IL-8、IL-10 或干扰素-γ)或 mRNA 水平]没有显著相关性。

九、代谢失调

与普通人群相比，精神分裂症及相关疾病患者的代谢综合征的患病率更高。这组患者中代谢综合征的高患病率主要与药物治疗效果、不健康的生活方式和阴性症状的严重程度及认知障碍有关。然而，越来越明显的是，首发精神分裂症患者的特征在于不能归因于药物作用的阈下代谢失调。这些发现表明精神分裂症患者存在代谢综合征和精神病的共同遗传基础或环境因素的影响。

对普通人群的研究表明，社会心理压力会导致肥胖和相关疾病的发展。尽管有饱腹感，但长时间的压力还是可能促进人们对高度美味食物的消费并诱发暴食行为。此外，压力可能会增加 HPA 轴的活性，并改变具有食欲和厌食活性的下丘脑神经肽的分泌。这些机制解释了对非精神病人的研究结果，并表明暴露于童年逆境中的成年人有更高的肥胖症、糖尿病和高血压风险。然而，只有少量研究探讨了儿童期创伤对精神分裂症患者心脏代谢风险的影响，儿童期性虐待史与首发精神分裂症患者 BMI 显著升高有关，童年期逆境史，特别是性虐待和情感虐待，可能与首发精神分裂症患者较高的收缩压和舒张压及低密度脂蛋白(LDL)水平有关。鉴于儿童期创伤在精神分裂症患者中非常普遍，应该强调的是，早期生活压力可能是导致精神障碍患者代谢失调综合征高患病率的一个重要因素。

十、基因与环境的交互作用及表观遗传

尽管儿童期创伤与精神病之间存在因果关系，但童年逆境既不是触发精神病发病的必要条件，也不是充分条件。这一观察结果，与精神分裂症谱系障碍的大量遗传证据一起推动了将基因与环境相互作用视为儿童期心理社会压力与精神病发展之间假定缺少联系的研究。

有几项研究都集中在 *FKBP5* 基因中 SNPs 的影响。该基因编码一种顺反式脯氨酰异构酶，它作为一种辅助伴侣，调节糖皮质激素受体(GR)的敏感性。已经表明，*FKBP5* 基因两个 SNP 位点上的 *A* 等位基因 (rs4713916 和 rs9296158)是暴露于儿童期创伤事件的受试者出现精神病的危险因素。这些等位基因也与较低的皮质醇水平相关，这表明 GR 超敏性可能是儿童期创伤受试者精神病的危险因素。有研究分析了 *FKBP5* rs1360780 多态性在西班牙普通人群样本中对精神病经历风险的作用，研究发现与 CC 纯合子相比，有儿童期创伤样本的 TT 纯合子表现出更高水平的阳性精神病性体验。有趣的是，研究发现有儿童期创伤的精神分裂症患者和健康对照组及 *FKBP5* rs1360780 多态性的 CC 基因型在注意力测量方面表现更差。此外，无论是否暴露于儿童期创伤，TT 基因型的精神分裂症患者的整体神经心理表现较差。值得注意的是，*FKBP5* 基因与儿童期创伤之间的相互作用并不是精神病特有的，这种现象在抑郁症患者或有抑郁症症状的受试者中也得到证实。同样，*FKBP5* 基因多态性也被证明与创伤性事件在 PTSD 风险上存在相互作用。

有两项研究探讨了有关 *COMT* 基因多态性与儿童期创伤之间的相互作用对普通人群

精神病性体验风险的影响。Val/Val 纯合子在暴露于儿童期创伤和使用大麻后具有更高水平的精神病性体验。暴露于童年逆境的 Val/Val 纯合子更有可能出现临界显著性精神病性体验。一项研究探讨了遗传因素对儿童期创伤与精神病临床表现之间的调节作用。经历过身体虐待的 *COMT* 基因 *Met* 等位基因携带者的阳性症状严重程度更高，而在情感忽视的情况下，*COMT* 基因 *Met* 等位基因携带者的阴性症状严重程度更高。基因型和情感忽视在增加 *COMT* 基因 Met/Met 纯合子阴性症状的严重程度方面也有显著的相互作用。

现在越来越多的人认识到，精神分裂症谱系障碍患者的特征是表观遗传失调，虽然这一结论主要基于外周组织 DNA 甲基化的研究，但已经报道了大脑和外周血白细胞之间某些基因异常 DNA 甲基化的一致性模式。一些关于精神分裂症表观遗传改变的研究揭示了包括 GR、BDNF 和参与免疫炎症过程的基因在内的应激反应通路中的蛋白质编码基因的 DNA 甲基化差异。到目前为止，只有一项研究探索了首发精神分裂症患者儿童期创伤的表观遗传结果，研究发现自述儿童期创伤的 FES 患者 LINE-1 序列 DNA 甲基化水平较低，然而，FES 患者和健康对照组在 LINE-1 甲基化水平方面没有显著差异。这一领域是值得研究的，因为有几项研究报告了应激反应基因的 DNA 甲基化改变是童年逆境暴露的结果。

十一、认知神经机制

将压力和精神病脆弱性联系起来的综合模型表明，主要生活压力源可能对引发精神病的大脑发育轨迹触发产生持续和有害的影响。在这一方面，大多数研究精神病中儿童期创伤的神经基质的研究都集中在海马体和杏仁核脑区。这两个结构都与 HPA 轴的调节有关，它们在一定程度上调节了童年逆境和精神病之间的关联。此外，杏仁核复合体已被认为是情绪反应和学习的神经基质。这些基础知识为研究这些结构作为假定的儿童期创伤事件的假定神经基质提供了基础。

研究发现，儿童期创伤可能预示首发精神分裂症患者杏仁核和(或)海马体体积减小，以及慢性患者全脑体积减小。有趣的是，晚上的皮质醇水平伴随着更大的脑容量减少。在精神病患者中报告了更复杂的关系，例如，携带 *BDNF* Val66Met 等位基因和性虐待史的精神病患者右海马体体积较小，左右心室较大。研究发现，首发性精神分裂症患者 BDNF 水平较低，IL-6 水平较高。这些改变与较高的皮质醇水平一起预测了体积较小的左海马体，而儿童期创伤导致升高的 IL-6 水平与较低的 BDNF 水平相关。性虐待与灰质总量减少有关，但与其他类型的童年逆境无关。以上这些结果证实了之前的发现，即较高水平的皮质醇可能与受虐者个体较低的脑容量有关。

十二、性别差异

关于儿童期创伤和精神病之间的性别影响的研究提供了不同的研究结果，例如，儿童期创伤会增加女性终身精神病理的可能性，但对男性没有影响。在两项研究中，身体虐待和性虐待的经历仅在女性中与精神病有关。类似地，在女性中报道了儿童期创伤与更高水平的异常自我体验有关联，但在男性中没有。对首发性精神分裂症患者的研究还发现，性虐待和言语幻听之间的关联可能是女性特有的。

然而，研究结果表明，男性可能更容易受到童年逆境的影响。在一项研究中，有精神病和儿童期创伤的男性似乎被报告更多的身心问题，包括心血管并发症、偏头痛和快感缺乏，而相应的女性群体更有可能报告终身情绪高涨。研究还表明，具有亚临床精神病性体验的健康男性（而非女性）的特征是海马体体积减小，早期创伤和认知能力之间存在性别差异，受过创伤的女性认知能力较好，而男性则没有这一现象。

在关于儿童期创伤和精神病之间关系的研究中，性别的影响可能可以通过心理机制来解释。事实上，已经证明女性倾向于将与创伤经历相关的情感负担内化，而男性则倾向于通过参与不适应行为的方式将创伤事件外化。性别差异也可能可以通过男性和女性患者采用不同的情绪处理和应对策略来解释。有研究表明，男性对创伤的反应往往是过度兴奋，而女性通常是以分离作为反应。此外，女性在面临压力时更依赖于适应性的应对方式，而不是男性更常使用的战斗—逃跑反应。从生物学角度来看，在女性中可以观察到更快速的 HPA 轴反应和更多的类固醇激素的输出。应当指出，在分析性别对儿童期创伤的影响时，应当考虑方法学问题。首先，达到精神病和性虐待标准的男性通常少于女性，因此现有的研究可能不足以发现男性中精神病和性虐待的显著关联。此外，研究表明，儿童期创伤与自杀和攻击行为有关，因此，男性受试者可能由于死亡或被监禁而在研究人群中代表性不足。

第二节　儿童期创伤与抑郁症

一、儿童期创伤会增加抑郁症发作的风险

儿童期创伤是导致多种严重精神障碍的重要危险因素，包括重度抑郁症（major depressive disorder，MDD）。MDD 是世界范围内致残的主要原因，也是造成全球总体精神疾病负担的主要因素。据估计全世界每年高达 50%的自杀行为发生在抑郁症发作期间，MDD 患者自杀行为的可能性几乎是普通人群的 20 倍。MDD 的复发风险很高，第一次发作后复发率为 50%，第二次发作后复发率为 70%，第三次发作后复发率为 90%。研究表明，遗传因素仅占 MDD 变异风险的 40%左右，而大规模的流行病学研究表明，暴露于早期成长逆境（即童年虐待、虐待或其他早期压力源）占目前抑郁症发作风险的 54%。儿童期创伤与 MDD 的发生风险（OR 增加至 13. 7）有关。在一份有儿童期创伤的成年人样本中，62%的人符合《精神障碍诊断与统计手册（第五版）》的终生重度抑郁症标准，这表明儿童期创伤和 MDD 之间存在很强的联系。因此，MDD 是儿童期创伤后最常见的精神疾病。

二、儿童期创伤与重度抑郁症的临床表现

随着时间的推移，有经历儿童期创伤的 MDD 患者的病情会更严重，包括自杀企图的风险增加、发病年龄更早、抑郁发作更频繁，以及对抗抑郁治疗的不良反应。有相当多的证据表明，儿童期创伤与更严重的抑郁症症状相关，包括慢性抑郁症的特征（嗜睡或睡眠异常、人际排斥敏感性、食欲增加），并且与精神药理学和（或）心理疗法治疗的结果较差相关。有学者在 3 年时间里收集了 1000 多例样本，研究了儿童期创伤和慢性 MDD 之间的关系，样本是从社区、初级保健机构和专门的精神保健机构招募的 DSM-Ⅳ-TR 诊断的患有重度抑郁症的患者。慢性抑郁症定义为患者在过去 4 年中有 24 个月或更长时间表现为

抑郁。在这项研究中，慢性抑郁与较高的儿童期创伤发生率显著相关，而与任何特定类型的儿童期创伤事件无关，儿童期创伤频率的累积指数中得分最高的样本发现了最强的相关性（OR＝3.26）。即使在控制了共病焦虑障碍、抑郁症状的严重程度及抑郁的发病年龄后，儿童期创伤指数仍与抑郁的慢性化相关（OR＝2.06）。这些结果表明，多重儿童期创伤可能是慢性抑郁症的独立决定因素。一项荟萃分析也支持伴有儿童期创伤的 MDD 的长期性，该研究显示，童年时期受虐待的抑郁症患者对结构化心理治疗和抗抑郁药物的药物治疗组合反应较差。一项包含 23544 名参与者的荟萃分析确定儿童期创伤是 MDD 复发的风险因素，复发是根据抑郁症发作的次数来定义的，而持续性是根据当前抑郁症发作的持续时间来定义的，治疗结果以反应（抑郁严重程度评分从基线降低 50%的值）或缓解（抑郁严重程度降低到预定义的临床显著水平以下）来定义。这项荟萃分析研究了 16 项流行病学调查结果，得出的结论是，儿童期创伤与复发性和持续性抑郁症发作的风险增加相关［OR＝2.27，95%可信区间（CI）＝1.80～2.87］。一项针对 10 项临床试验（3098 名参与者）的荟萃分析显示，儿童期虐待与 MDD 治疗期间缺乏反应或缓解相关（OR＝1.43，95%CI＝1.11～1.83）。有研究评估了 238 名当前 MDD 患者后证实，儿童期创伤（尤其是情感虐待和忽视）与 MDD 的较差预后有关。该研究中有 50%的患者参与了为期两年的后续研究，其中 45.4%的患者在随访期间未恢复或缓解，缓解或恢复的中位时间为 28.9 个月，首次复发的中位时间为 25.7 个月。其中儿童期身体忽视史预示着较慢的缓解或恢复时间。

早发型 MDD 患者比晚发型 MDD 患者更有可能报告儿童期创伤经历。美国一项针对约 9000 人的大型全国性调查显示，在所有儿童期发病的疾病中，45%的人观察到创伤经历，而在晚发性疾病中，这一比例为 26%～32%。有趣的是，研究表明儿童期创伤史不仅是早发抑郁症的一个风险因素，也是晚年 MDD 发病（60 岁以后）的一个预测因素。该样本包含年龄在 60 岁到 93 岁之间的 378 名抑郁症患者和 132 名非抑郁症参与者。所有参与者都是荷兰老年人抑郁症研究（NESDO）的一部分。儿童期虐待的衡量标准包括心理、身体虐待、性虐待及情感忽视。53%的患有抑郁症的老年人报告了童年虐待，相比之下，只有 16%的非抑郁症老年人报告了童年虐待。使用 logistic 回归对年龄、性别和教育水平进行校正，发现抑郁症与身体虐待和性虐待密切相关。综上所述，无论发病年龄如何，儿童期创伤都可能对 MDD 的发生产生有害影响，这种影响在早发病例中表现得更为明显。

三、儿童期创伤与 MDD 亚型

报告有儿童期创伤的 MDD 患者更有可能出现非典型的抑郁症状，包括嗜睡、人际排斥敏感性、食欲增加和肢体瘫痪。有研究分析了近 300 名患者儿童期创伤史和 DSM-Ⅳ非典型抑郁特征之间的联系。非典型抑郁特征在报告儿童期创伤的患者中更为常见。具有非典型抑郁特征的抑郁症患者被诊断为 MDD 之前和之后遭受终生创伤的概率明显高于没有抑郁症症状的患者。具有非典型抑郁特征的患者在抑郁症发作前也报告了明显更多的创伤经历（最近的压力源）。将性别、发病年龄或抑郁持续时间作为协变量时，非典型抑郁特征是抑郁症发病前报告的创伤的显著预测因子，这可能表明，与没有儿童期创伤事件的 MDD 患者相比，有儿童期创伤史的 MDD 患者具有不同的 MDD 临床特征。另一项研究表明，心境恶劣和儿童期创伤经历之间存在优先的联系，而不是与发作期缓解的单一抑郁症发作有关。该研究包括三组：97 名心境恶劣患者，45 名间歇性 MDD 患者以及健康对照组。研究结果显示，与健康对照组相比，间歇性 MDD 患者和心境恶劣患者报告了更多的身体虐待和性虐待，且与父母双方的关系更差。此外，与间歇性 MDD 患者相比，心境恶劣患者报告的父母养育方式更差，这些结果无法通过情绪状态影响、边缘型人格障碍共病和反社会型人格障碍来解释。因此，这项研究支持不良的家庭关系是随着时间的推移持续抑郁症状的一个因素，而不是该疾病更具偶发性的一个因素。有学者在 20 年的时间里跟踪调查了 600 名儿童，发现受虐待和被忽视的女性比健康的人报告了更多的心境恶劣、反社会型人格障碍和酗酒的症状，不安全依恋与心境恶劣的联系也比与 MDD 的联系更紧密。

四、儿童期创伤、MDD 与疾病共病

有儿童期创伤史的 MDD 患者更容易合并其他精神障碍。一项前瞻性队列研究将 500 多名有记录的受虐待或忽视儿童与未受虐待或忽视儿童的匹配样本进行了比较，结果显示报告儿童期创伤的儿童表现出较高的共病发生率，包括 PTSD 和物质/酒精滥用，发现多个儿童期创伤事件会导致复杂的成年精神疾病，表现为更高的共病率和更多的症状。

尽管观察到经历过儿童期创伤的个体药物滥用风险增加，但文献并不支持儿童期创伤、药物滥用和精神病理学发展之间的明确中介效应。对儿童期创伤程度高的个体同时发生 MDD 和物质使用(例如吸食大麻)的一种假定解释是，这两种疾病可能对 HPA 轴产生相反的影响，因此可能与某种旨在使 HPA 轴正常化的“自我药疗”有关。

报告有儿童期创伤史的 MDD 患者企图自杀的风险也会增加，并且更有可能患有焦虑症和其他诊断性共病，例如，在近 400 名 MDD 患者中发现，儿童期创伤与双重诊断有关。具体来说，患有双重社交焦虑障碍与儿童期目睹家庭暴力、儿童期身体虐待和非亲属的性虐待相关。双重 PTSD 诊断与身体虐待、亲属性虐待和非亲属性虐待造成的身体伤害相关。双重反社会型人格障碍与照顾者的创伤性分离、身体虐待和非亲属的性虐待相关。双重恐惧症与亲属的性虐待相关，双重广泛性焦虑障碍与非亲属的性虐待相关。

五、性别差异

与男性相比，女性在 MDD 的临床样本中比例过高(其患病率高达男性患病率的 2 倍)。青春期是女性罹患 MDD 的脆弱时期，女性的较高发病率在青春期表现出来。罹患抑郁症的类型也因性别而异，女性 MDD 患者更常有焦虑、睡眠和食欲变化，以及精力丧失。在男性 MDD 患者中，更常见的是快感缺乏及情绪和精力的变化。患有 MDD 的女性功能较差是由抑郁症状介导的，而 MDD 中男性功能较差是由睡眠较差和焦虑症状介导的。

虐待增加了男性和女性患抑郁症的风险，但是，对于男性和女性的影响却不一致。部分研究表明，受虐待的女性患抑郁症的风险高于男性，也有研究发现不一样的结果。一项研究报告了 7000 多名 15~64 岁个体的儿童期创伤经历，MDD 与儿童期的身体虐待和性虐待史之间的关联女性人群高于男性人群。另一项研究报告并没有发现女性和男性之间报告的虐待和忽视存在差异。

六、多重儿童期创伤事件与 MDD 更严重症状的相关性

文献支持更多的儿童期创伤类型和创伤严重程度与抑郁症临床特征的剂量效应。例

如，使用儿童期创伤问卷评估了349名慢性抑郁症患者的早期创伤经历，报告显示有多种儿童期创伤的患者有最严重的抑郁症状。多元回归分析显示，儿童期的情感虐待和性虐待与成人慢性抑郁症的症状严重程度显著相关。然而，对多重暴露的回归模型进行扩展后发现，多重创伤是慢性抑郁症患者症状严重程度的唯一预测因素。因此，与个体可能经历过的任何特定类型的创伤相比，暴露于多种类型的儿童期创伤可能与成年期抑郁症状相关联。在一项包含9000多人的大型儿童期不良经历(ACE)研究中，长期暴露于多种儿童不良经历的累积效应是导致疾病负担(包括抑郁症)的最强风险因素。

七、创伤发生时间的重要性

童年虐待/忽视发生的时间很重要。发育中的大脑在儿童期、青春期和青少年期之间经历了一个突触和信号机制生产过剩和修剪的时期。脆弱的窗口期可能发生在非常快速的发育时期，而青春期的突触修剪可能会揭示潜在的抑郁易感性。有人认为，青春期的抑郁症可能是前额叶皮质、杏仁核和下丘脑生产过剩或修剪过度的结果。糖皮质激素等与压力相关的激素会以两种主要方式对大脑产生负面影响。首先，这些激素的分泌异常会改变发育轨迹，从而导致精神病理的出现。大量临床前证据表明，糖皮质激素分泌增加会减少神经发生和突触发生，尤其是海马体；其次，糖皮质激素可以直接影响大脑功能，导致抑郁症状的产生。有学者研究了前脑中过表达糖皮质激素受体(GR)的小鼠，与野生型小鼠相比，过度表达GR的小鼠表现出了明显的抑郁样行为，且对抗抑郁药也非常敏感，在积极和消极情绪测试中，前脑过度表达GR的小鼠反应范围始终比正常范围更广。在特定的大脑区域，这种表型与情绪性相关基因的表达增加相关。因此，前脑中的过度表达可能导致继发一种独特的分子调控模式的更高水平的抑郁。

情绪受大脑皮层和边缘区域的调节。随着这些通路在青春期成熟，它们会受到性腺和肾上腺激素的影响。抑郁症的发作通常与糖皮质激素分泌增加有关，这可能会潜在地抑制海马体的神经发生。选择性5-羟色胺再摄取抑制剂(selective serotonin reuptake inhibitors, SSRIs)在抑郁症动物模型中增加海马体的神经发生，同时改善症状。这些药物也可能阻止与抑郁持续时间相关的海马体体积减小。

与MDD相关的影像学发现，在受虐待的个体中观察到可能代表遭受虐待的标志，如海马体体积减小和杏仁核高反应性。与虐待相关的抑郁风险增加已被认为与特定时间点的虐待有关。研究对比26名儿童期反复遭受性虐待的成年女性和17名儿童期没有遭受性虐待的成年女性的大脑脑区的体积，结果显示性虐待对海马体和杏仁核体积、前额叶皮质和胼胝体灰质体积的影响。在3~5岁时和11~13岁时遭受性虐待的个体中发现海马体体积减小，9~10岁时遭受性虐待的个体的胼胝体灰质体积减小。抑郁症状与3~6岁时的性虐待经历显著相关。Andersen等认为，在这个时间窗口中的童年虐待会引发一系列后果，导致海马形态和体积异常和更容易罹患抑郁症。海马体体积减小是抑郁症的大脑表现之一。动物研究支持早期生活压力会导致海马体突触密度减少34%~36%。临床前研究强调了海马体对调节HPA轴的重要性，HPA轴可能在抑郁症状的发展和消退中发挥关键作用。

另一个对虐待和抑郁症状敏感的时期是青少年期。研究表明，14~16岁暴露于压力事件与包括突触损失在内的前额叶皮质(PFC)的发育变化有关。在青少年社会压力模型中也观察到突触损失，并立即表现出抑郁症状。青少年的抑郁发作通常发生在经历了一个或多个重大生活压力事件的一年内，可能是压力导致前额叶发育改变的结果，PFC 的一项重要任务就是调节杏仁核。通过削弱 PFC 和杏仁核之间的联系，PFC 可能无法充分调节来自杏仁核的冲动，这可能会使个体容易患抑郁症。

八、抗抑郁药物和社会心理干预的反应

心理治疗和精神药理学均可有效地治疗 MDD。然而，大约 30%的患者对心理治疗的反应性较差，即使在几次治疗试验后也是如此。值得引起重视的是，报告有儿童期创伤的 MDD 患者缓解率较低，而且可能有更多的发作次数。因此，有儿童期创伤的患者可以被视为一个对治疗反应较差的亚组。将儿童期创伤与对治疗反应减弱联系起来的生物学或心理学机制仍然知之甚少。

探索 MDD 治疗抵抗的研究也可以将儿童期创伤作为无反应的潜在预测因素。的确，儿童期创伤与抵抗性抑郁症的较差反应有关。干预效果的随机对照试验应在基线水平评估儿童期创伤，以便研究该因素与患者对治疗的反应的相关性。例如，在一项大样本研究（$N>1000$）中，报告在儿童期经历过虐待或忽视的 MDD 患者在 8 周的治疗中，使用三种随机分配的抗抑郁药中的一种，比没有创伤的个体从典型的一线抗抑郁药物中获益的可能性低。特别是关于身体、性或情感虐待的儿童早期创伤（发生在 7 岁或更早）的报告与药物的较差反应有关。到治疗期结束时，在 7 岁或更早有虐待史的抑郁症参与者中，只有 18%的参与者抑郁症状至少减轻了 50%，只有 16%的参与者达到了缓解；而与无儿童期创伤的 MDD 相比，其中有 82%的参与者在治疗期间症状减轻了 50%，84%的参与者得到缓解。

对于中度或重度 MDD 患者，最有效的治疗方法是将抗抑郁药物和心理干预相结合，例如认知行为疗法（CBT）。CBT 是基于一种假设，即早期适应不良图式有助于 MDD 的发生和维持。根据贝克的认识模型，这些适应不良图式表征的变化会导致情绪调节和功能失调行为的变化。一种以创伤为中心的认知行为疗法（TF-CBT）被开发出来，以减少压力或创伤性事件对儿童和青少年及其父母/主要照顾者的多重负面影响。简而言之，TF-CBT 提供心理教育并帮助患者在面对任何与虐待有关的记忆和感觉时建立应对机制。因此，TF-CBT 可能可以减轻 PTSD 和抑郁症背后的焦虑症状。

九、儿童期创伤与 MDD 之间的心理社会因素

（一）依恋

依恋理论为阐明儿童期创伤可能影响抑郁症严重程度的途径提供了一个有价值的框架。依恋是指一个人对自我和他人的内在工作模式，主要基于儿童期与照顾者的人际互动，并在整个生命周期中塑造关系。安全依恋建立在与反应迅速、容易接近和值得信赖的看护者的人际交往经验之上，相反，由依恋焦虑和依恋回避组成的不安全依恋可能由早期不良经历、不可获得或不一致的照顾者导致。一方面，依恋焦虑的特征是对亲近的强烈渴望和害怕被拒绝或抛弃；另一方面，依恋回避的特征是对自力更生的强烈需求和对亲密关系感到不适。不安全依恋引起的内部工作模式会致使个体对自己及他人产生失望、无助等消极情绪，甚至可能会导致抑郁症的发生。儿童期创伤是在儿童期和成年期发展依恋不安全感的一个风险因素。例如，一项对近 800 名婴儿的早期荟萃分析表明，遭受创伤的婴儿

中有 80%表现出依恋不安全感，而未遭受创伤的对照组婴儿只有 36%表现出依恋不安全感。同样，一项大型前瞻性研究($N=605$)的数据，强调了儿童期创伤和成年后依恋不安全感(尤其是依恋焦虑)之间的显著关联。这些观察结果与整个生命周期的依恋连续性概念相一致，这意味着儿童期的依恋不安全感会导致成年期的依恋不安全感。例如，一项纵向研究指出，青春期良好的亲子关系与依恋安全呈正相关，与以后生活中的依恋焦虑和依恋回避均呈负相关。儿童期创伤、成年依恋不安全感和当前精神症状(包括抑郁症状)之间的关系已在非临床和临床样本中得到强调。例如，在对 MDD 患者($N=580$)的大样本研究中发现，依恋焦虑和依恋回避都一定程度上在儿童期创伤和抑郁症状严重程度之间起到了关联作用。

(二)认知

认知功能缺陷是抑郁症发病的重要易感因素之一，研究显示成人抑郁症患者普遍存在注意、记忆、认知加工速度、执行功能等认知功能方面的缺陷。贝克认知理论是认知影响抑郁症的重要理论之一，即在儿童期遭遇不良生活事件可使个体形成所谓的“功能失调态度”(即对自我、世界和未来的消极观念)，进而形成较为稳定的负性思维方式；当重大事件或创伤出现时，深层次“功能失调态度”被激活，大量负性自动思维、消极应对方式产生，导致情绪低落、动机缺乏、快感缺失等症状，进而加重负性自动思维，形成恶性循环。研究证实，儿童期创伤可促进“功能失调态度”的形成，虐待和忽视，如过多指责、言语羞辱、缺乏温暖等，可形成牢固的负性思维方式，从而导致抑郁症的发生。同时，研究还发现负性自动思维与抑郁症呈显著正相关。虽然负性认知并非抑郁症的核心症状，却与抑郁症症状相互作用，对抑郁症的发生和发展具有重要作用。研究显示抑郁症患者负性自动思维更加明显，倾向形成对自我的消极认识、对未来持以悲观的态度，影响抑郁症的抑郁情绪、兴趣丧失、自杀及严重程度。

根据贝克的认知理论，负性事件本身并不总是损害个体的心理健康，不良经历所导致的消极认知模式才是个体产生各种心理与行为问题的直接原因。Young 关注了个体早期的非适应性认知，并进行了较为系统的研究。Young 在其图式治疗理论中提出了“早期适应不良图式(early maladaptive schemas，EMSs)”的核心概念，指的是一种由记忆、情感、认知和身体感觉组成的广泛而普遍的关于自我与他人关系的主题或模式，这种主题或模式主要于儿童期或青少年期发展而成，并贯穿人的一生，同时在很大程度上是功能不良的。EMSs 的形成主要源于核心家庭有害的童年经历及儿童期未被满足的核心情感需要，这些不利的早期经历和不良感受会伴随个体的成长而逐渐被整合到个人的认同感中，主要表现为一种自我挫败的情感体验和认知图式，且一旦形成即在个体一生中持久存在，指导个体对情境信息的处理，阻碍个体成年后情感需要的满足，增加个体在以后的生活中出现心理病理症状的风险。2003 年，Young 进一步提出特定儿童期创伤与特定 EMSs 相关的理论，他认为儿童期的性虐待和身体虐待常常会导致发展出与危险主题有关的 EMSs(如伤害和疾病的易感性：“我没办法摆脱有坏的事情即将发生的感觉”；不信任：“我很怀疑其他人的动机”)，而父母的忽视常常导致与丧失和无价值感主题有关的 EMSs(如情感剥夺：“我不会得到爱和喜爱”。社交孤立：“我没办法融入群体”)。目前研究初步支持 Young 的儿童期创伤与 EMSs 关系的理论及其与精神病理学关系的理论，例如，研究发现不良教养方式与抑郁症严重程度有关，其中介变量有依赖/无能力、情感抑制、失败、苛刻标准和疾病易感等不良图式。一个大学生样本的研究表明，认知缺陷、自控不足、依赖/无能力和对伤害或疾病的易感性等不良图式是不良教养方式和抑郁严重性的中介变量。Young 的大部分 EMSs 是过去虐待和忽视的教养方式与当前抑郁严重程度的中介变量。一项前瞻性研究发现，儿童期虐待与青少年早期的消极认知图式有关，尤其是羞耻图式，这种羞耻图式可预测青少年晚期存在较高的抑郁发生风险。

（三）自尊

自尊被广泛认为是一种相对稳定的特质，包括积极的自我评价或对自我积极的态度。它一直被视为心理健康的重要组成部分，与个人感受、思维方式及行为方式有关。自尊与多个心理领域的功能之间有着密切的联系，例如，与消极情绪和抑郁水平、应对和适应人生挑战、自我信仰的内容和结构、思考自己行为的模式及他人的行为方式有关。作为潜在的保护因素，高自尊与满足心理需求和一般心理健康相关。它促进了对个人生活的控制感和确定感的产生，并且与较少的精神病理学相关，包括抑郁、焦虑和自杀行为。高自尊可能会降低抑郁症的发生率，部分调节抑郁症相关的无望感和无能感，给个体心理健康及人际关系带来益处。童年虐待可能会通过向儿童提供负面反馈、严厉的批评和侮辱，或持续暴露于照顾者的身体伤害，从而对儿童的自我评价产生负面影响。严重和累积的逆境暴露会引发不良自我概念的发展，从而导致抑郁，而儿童期的安全依恋对培养积极的自我价值至关重要。有不良经历的儿童和青少年不太可能得到父母的照顾和支持，这增加了形成扭曲的自我概念和感觉不那么有价值/重要的风险，即低自尊或消极的自我评价和退出社会化。先前的研究支持了儿童期创伤与自尊对心理健康影响的理论联系。有虐待或忽视史的儿童和青少年比他们的同龄人表现出更高水平的消极自我评价。那些同时经历过身体虐待和家庭暴力的人的自尊心明显低于那些没有经历过这些的人。遭受虐待的儿童由于自尊心弱，更有可能出现抑郁症状和心理健康问题。

儿童期创伤严重影响自尊水平，使个体自信心下降、自我评价降低，形成内向、退缩、胆小等个性特征。有儿童期创伤经历的人在儿童期开始对自己消极评价，逐渐形成低自尊并延续至成年。研究发现低自尊是经历虐待后抑郁症发生的易感因素之一。不稳定的低自尊个体与应激事件后抑郁强度密切相关。高自尊比低自尊的个体更加快乐，而且他们具有更好的解决问题的能力，在面对应激时，低自尊个体更可能会经历失败的自我调节，体验更多与自我相关的消极情绪，变得沮丧或愤怒、敌对，甚至出现伤害自己健康的行为，因此自尊可能参与了调节应激和抑郁之间的关系。

（四）人格

根据人格五因素模型，有儿童期创伤经历的儿童易形成不良人格，从而产生心理障碍，而高神经质的个体成年后更容易出现抑郁症状。国内学者徐华春等基于我国特殊国情提出了抑郁易感人格，即与外界压力的相互作用使得个体具有易患抑郁症或抑郁情绪的人格特质，如敏感好胜、封闭防御、自我专注、追求完美等人格特质。有研究发现，儿童期创伤中的躯体虐待、情感虐待、性虐待、躯体忽视、情感忽视均与抑郁症易感人格中的自我专注呈显著正相关，除性虐待外的四个维度（躯体虐待、情感虐待、躯体忽视和情感忽视）

与封闭防御呈显著正相关，情感虐待与敏感好胜呈显著正相关，情感忽视与完美主义呈显著正相关，而躯体虐待则与完美主义显著负相关。何剑骅也指出童年虐待使得个体具有较高的敏感好胜、封闭防御、自我专注和退让顺从的人格特征，其中自我专注的人格特质在童年虐待与抑郁症之间起到部分中介作用。与未受虐待的同龄人相比，6 岁时受虐待的儿童表现出较低的随和性、责任心、开放性和较高的神经质，此外，人格特征的改变持续了 3 年以上。也有研究表明，外向性和责任心是 MDD 严重程度的保护性因素。在童年受虐待的人群中，外向性和情绪稳定性(也指神经质)与抑郁症状呈负相关，而随和性与抑郁症状呈正相关。然而，目前有关儿童期虐待和抑郁的具体人格特征的研究结果似乎并不一致。

十、儿童期创伤与 MDD 之间的生物中介

一些生物系统(神经可塑性、炎症、昼夜节律系统或 HPA 轴)作为将儿童期创伤与 MDD 易感性联系起来的一线机制，独立于精神病学诊断，儿童期创伤会诱导炎症过程的长期改变。MDD 患者 CRP 和各种细胞因子水平异常，如白细胞介素(IL)-2 受体、肿瘤坏死因子-α、可溶性肿瘤坏死因子受体 1 型、IL-6、IL-4 水平异常。绝大多数研究表明，MDD 患者血清和血浆中 BDNF 降低和 HPA 轴异常，其潜在机制目前仍是未知的。

(一) HPA 轴

抑郁症患者通常会出现 HPA 轴功能的改变。HPA 轴的过度活跃是抑郁症中最常见的生物学异常之一。有人提出，儿童期创伤事件会导致持续的神经生物学异常，使个体易患抑郁症。其中一种神经生物学异常表现为 HPA 轴的改变。大量研究表明，儿童期创伤事件与 HPA 轴的改变有关，表现为皮质醇分泌增加或减少。这些不一致的发现可能是由于昼夜节律差异(遵循昼夜周期的活动或行为模式)，皮质醇测量的是对行为压力源的反应而不是基线皮质醇水平，以及研究样本差异的结果，例如，有儿童期创伤的健康个体与有儿童期创伤的严重精神疾病患者之间的差异。吸烟和饮酒也与报告儿童期创伤的个体应激反应迟钝有关，而吸烟和饮酒的暴露在不同的研究中可能有所不同。

(二) BDNF

BDNF 对人类大脑至关重要。BDNF 促进大脑发育过程中神经元的生长和分化，增加成年期神经元的突触可塑性。BDNF 可以穿过血脑屏障。大量研究发现，在神经退行性和神经精神障碍中 BDNF 水平较低。在 MDD 中也观察到较低水平的 BDNF。然而，目前 MDD 中 BDNF 水平降低的机制尚不清楚。临床研究表明，临床病程、更多的发作和(或)当前的情绪发作特征，均可能影响 BDNF 水平。BDNF 水平也被认为是疾病阶段的标志。研究表明，难治性抑郁症患者在 2 年内更有可能出现 BDNF 水平较低，而 BDNF 水平较高的患者在随访时更有可能缓解。高暴露于儿童期创伤的经历与降低 BDNF 水平之间有相互作用，BDNF 可以保护大脑免受糖皮质激素(应激激素)的毒性作用。儿童期创伤经历会降低 BDNF 水平，但有可能的是，儿童期创伤前 BDNF 水平的降低会增加儿童期创伤经历对大脑发育的不利影响，并伴随创伤后更严重的神经发育变化。有研究支持了这一观点，该研究显示，情绪重新评估与精神病理学有关，在儿童期创伤事件后的抑郁症患者中，仅携带 *BDNF* Val66Met(一种与血浆中 BDNF 减少相关的特殊基因变体)的患者海马体积更小。

值得一提的是，一项研究发现MDD中创伤事件后外周BDNF升高，这可能表明BDNF水平的升高可能是为了抵消儿童期创伤对大脑的负面影响。

(三)影像学研究

忽视及虐待与脑灰质和白质体积减小有关。杏仁核和前额叶皮层之间有很强的功能连接与压力生活事件后的恢复能力有关。然而，剥夺对皮层下结构的影响是复杂的。例如，对在育儿所长大的儿童的神经影像学研究发现，与对照组相比，剥夺对他们的杏仁核和海马体大小的影响不一致。杏仁核已经成为抑郁症理论中一个越来越重要的组成部分，这主要基于情绪调节的成像研究。杏仁核在抑郁症中对恐惧刺激反应过度，而没有受到前额叶皮层的适当调节。MDD患者没有表现出认知调整的证据(试验中双侧背外侧前额叶皮层活动增加)，这可能导致过度和持续的负面情绪，并被认为是抑郁症的一个脆弱因素。

(四)儿童期创伤与奖赏系统

最近研究表明，儿童期创伤史会影响奖赏系统，而奖赏系统也可能会影响MDD的发生发展。奖赏系统受损已成为MDD的一个关键特征，可能是MDD缓解个体的脆弱性标志。研究表明，伴有急性抑郁症状和更严重的痛苦症状的MDD患者的奖赏反应性降低。在抑郁症高危人群和缓解期的MDD中也观察到奖赏敏感性减弱。儿童期创伤史可能导致动机降低和消极情绪增加的神经生物学改变，研究表明，在校正当前的症状水平后，儿童期遭受性虐待的妇女的奖赏系统反应迟钝。同样，另一项研究表明，累积的儿童期创伤与迟钝的奖赏系统反应之间存在联系。

在概率奖励任务中使用事件相关电位并结合功能磁共振成像的研究表明，奖赏正波(RewP)振幅的变化与大脑奖励通路中的激活有关，尤其是腹侧纹状体、前扣带皮层(ACC)和前额叶中皮层。一种可能降低阶段性纹状体多巴胺反应的药理学操作也影响了RewP和潜在的ACC激活，这表明RewP可能提供起源于纹状体并向ACC传递的阶段性奖励信号的指标。在奖赏处理任务中，MDD使患者的ACC活动减少，支持了MDD在正常期奖赏反应性的降低。奖赏系统的失调，包括缓解型抑郁症中ACC激活减弱，可能是一种长期的神经生物学异常，使有儿童期创伤的个体更易罹患抑郁症。

(五)儿童期创伤与睡眠异常

MDD患者也表现出严重的睡眠障碍(如失眠、嗜睡、睡眠期延迟等)。事实上，在一般人群中，童年逆境是成人睡眠障碍的一个风险因素。昼夜节律系统调节对应激环境因素的生物反应这一假说需要更多的研究来验证。有一项研究在焦虑和抑郁障碍患者中探索了这一假设，并发现儿童期的高压力负荷与通过活动检测仪评估的几个睡眠参数的改变有关。研究人员让48名精神科门诊患者填写了一份自我报告问卷，评估当前的抑郁、当前的焦虑症状和压力负荷，以及调查儿童期(13岁之前)、青春期(13~18岁)和成年期(19岁至当前年龄)的这些概念，并使用活动记录仪进行为期一周的生物测量来评估睡眠质量。即使在考虑到后来发生的压力和精神病理学(如抑郁和焦虑得分)的影响之后，儿童期的高压力负荷与总睡眠时间缩短、入睡潜伏期延长、睡眠效率降低和睡眠中身体运动次数增加有关。这些发现表明，儿童期的压力可能会对睡眠模式产生长期影响，儿童期逆境与较高水平的夜间活动有关。儿童期的高压力负荷可能是影响成年期睡眠连续性问题的一个脆弱因素。然而也有研究分析了儿童期创伤后抑郁症患者的睡眠问题与抑郁症患者的认知功能(如记忆力和注意力下降)之间的关系。例如,对2000多人进行长达4年随访的大型研究表明,那些在基线时出现睡眠潜伏期长(>30分钟)、睡眠时间长(7.95小时)和中晚睡眠时间(凌晨3:00之后)的人认知能力下降的风险增加。大量研究表明,睡眠不足与认知功能之间存在联系,急性和慢性睡眠问题与注意力和工作记忆缺陷有关。有趣的是,主观睡眠问题也与灰质减少有关。一项研究分析了144名战士的主观睡眠问题,发现有抑郁症的老兵在匹兹堡睡眠质量指数(PSQI)评估的主观睡眠问题上得分更高。此外,与未报告创伤事件的人相比,报告创伤事件的人更有可能报告睡眠问题,报告睡眠问题的人更有可能出现大脑皮层和额叶灰质体积减小。因此,在MDD中观察到的一些认知缺陷和大脑改变可能不仅与HPA轴的异常有关,还与创伤经历后的睡眠模式异常有关,当然这一假设还需要进一步澄清。

(六)MDD中基因与环境的交互作用

MDD的全基因组关联研究(genome-wide association studies, GWAS)通常无法识别相关的特定遗传变异。基因-环境相互作用被认为在MDD中起重要作用,即一个人的遗传对环境因素的敏感性。鉴于许多研究表明MDD中HPA轴活动的改变及儿童期创伤在MDD风险中的突出作用,许多研究小组试图确定HPA轴和其他调节应激反应的生物系统中的候选基因多态性是否通过与儿童期虐待和忽视的相互作用,影响MDD的风险也就不足为奇了。MDD的素质——应激理论预测个体对应激事件的敏感性取决于他们的基因组成。这种机制被称为基因环境相互作用,其中对环境的表型反应是由个体的基因型决定的。虽然几个潜在的候选基因,如血清素转运体(SLC6A4),CRH受体1(CRHR1)和编码肽-脯氨酰顺式异构酶的基因(*FKBP5*)已被确定与儿童期创伤的相互作用,但也有不一致结果。有学者认为不利环境的时间和类型差异妨碍了对单一候选基因的复制研究。

(七)MDD与儿童期创伤的多基因风险评分

一项开创性研究表明,携带至少一种血清素转运基因短变体(5-HTTLPR)的个体在经历负性生活事件后,比携带血清素转运基因纯合子长基因的参与者更容易罹患抑郁。目前大多数研究正在调查MDD的多基因风险评分(目前的观点是MDD是一种多基因疾病)和压力生活事件的组合。MDD可能是高度多基因的,产生于许多风险变异的综合效应,每个风险变异的效应都很小。多基因风险评分可用于同时测试多个遗传变异的影响。多基因风险评分通过使用来自全基因组关联研究(GWAS)的单核苷酸多态性(SNPs)子集来计算,这些子集根据它们的P值进行选择,并按其效应大小加权,以计算独立验证样本中每个个体的多基因风险评分(polygenic risk score, PRS)。然后测试PRS在验证数据集中区分案例和控制的能力。这些发现导致了一种假说,即高度多基因性状(如MDD)中的基因-环境相互作用可能涉及多个遗传变异,而不是一个特定的位点,与环境危险因素相互作用。一项包括1500多名MDD和340名健康个体(对照组)的样本研究表明,超过900名患者患有慢性MDD。研究者发现,多基因风险评分和儿童期创伤独立影响MDD的发生,且多基因风险评分对抑郁症的影响在有儿童期创伤的情况下增加。因此,该研究表明,具有高多基因风险评分和暴露于儿童期创伤的个体有罹患 MDD 的风险。

有学者采用 MDD 的多基因风险评分和儿童期创伤信息来调查其潜在的相互作用。PRS 显著预测抑郁，解释了 1.1%的表型变异。发现 MDD 的 PRS 与儿童期创伤之间存在显著交互作用，但与 MDD 状态呈负相关。与其他病例或对照组相比，经历过更严重儿童期创伤的病例 PRS 往往较低。因此，这种观察结果表明，儿童期创伤是 MDD 的一个危险因素，尤其在多基因风险评分较低的人群中。因此，具有多个儿童期创伤经历的个体可能有患上 MDD 的风险，即使他们的基因构成较低。值得注意的是，关于 MDD 和儿童期创伤多基因风险评分的最新研究，没有发现任何相互作用的证据。该研究表明，MDD 的遗传异质性不能归因于儿童期创伤对基因效应的全基因组调节。它测试了来自 9 个队列的近 6000 名个体的 MDD 多基因风险与儿童期创伤之间的相互作用，正如研究人员所预期的，与健康个体相比，MDD 患者更有可能报告儿童期创伤史。多基因风险评分解释 MDD 风险变异的 1.18%~1.71%，没有观察到 PRS 和儿童期创伤之间相互作用的证据。

(八)表观遗传分子机制

儿童期创伤对个体的有害影响的生物学基础也可能涉及表观遗传修饰。一种调节应激反应的适应性机制被认为是通过基因表达的细微修饰起作用的，主要是通过表观遗传机制，例如甲基化和组蛋白中氨基酸的修饰。在啮齿类动物模型和人类中，产前和围产期应激都对 HPA 轴有长期影响。儿童期受过创伤的成年人 HPA 轴的改变可能与应激调节基因的表观遗传变化有关，如糖皮质激素受体(glucocorticoid receptor, GR)基因，也称为 *NR3C1* 基因或 *FKBP5* 基因。有人认为，对早期环境条件做出反应的表观遗传修饰是解释童年逆境对成年后精神病理风险增加的影响的关键机制。这仍有待在 MDD 中深入探讨。

一个可能解释儿童期创伤经历的 MDD 患者身体健康状况下降的有趣因素是，在儿童期创伤经历后观察到的端粒长度较短。端粒是一种位于染色体尾部的 DNA-蛋白质结构，在大多数人体组织中随着年龄的增长端粒会缩短。人类端粒由 TTAGGG 序列的串联重复序列组成，长度为 6~12 千碱基。当端粒变得非常短时，细胞凋亡的风险增加，增殖停止，最终损害组织更新能力和功能。因此，端粒长度(TL)可能是一个“分子钟”，它会加速细胞衰老。越来越多的证据表明，慢性压力和儿童期创伤事件与 TL 加速缩短有关，这表明受虐待患者与加速衰老之间存在联系。在 MDD 中，TL 减少可能在儿童期创伤与较差身体状态中起着中介作用，但这需要进一步探讨。

第三节 儿童期创伤与双相情感障碍

一、儿童期创伤是发展为双相情感障碍的风险因素

最近的一项研究表明，儿童期虐待是双相情感障碍(bipolar disorder, BD)的一个因果因素，独立于 BD 多基因风险评分所衡量的遗传风险。多项研究表明，与正常对照组相比，BD 患者童年遭受多次创伤的频率更高(63%BD 组 vs 33%对照组)，这表明可能存在累积效应。一项对相关文献的系统回顾和对 19 项研究的荟萃分析表明，与非临床对照组相比，

BD 患者报告童年逆境的可能性比非临床对照组高 2.63 倍，在不同的 BD 亚型（Ⅰ型和Ⅱ型）中，这一比例相似。在儿童期虐待亚型中，情绪虐待的影响最强（OR=4.04，95% CI=3.12~5.22）。然而，除了丧失父母外，与非临床组相比，BD 患者报告的所有其他儿童期虐待亚型（情感忽视、身体忽视、身体虐待和性虐待）也更频繁。

值得注意的是，大多数现有研究采用回顾性设计，因此无法推断出任何明确的因果关系。然而，也有一些纵向研究表明，童年逆境会增加 BD 的风险。例如，在关于酒精和相关疾病的全国流行病学调查中，对该研究 3 年随访期间首次躁狂发作风险的分析表明，儿童期的身体虐待和性虐待与首发躁狂的风险显著增加存在相关。

二、儿童期创伤与 BD 临床表现的严重程度

与在重度抑郁障碍（MDD）患者中观察到的情况类似，伴有儿童期创伤的 BD 患者随着时间的推移会出现更严重的病情，包括发病年龄更早、自杀企图风险增加、情绪发作更频繁及对治疗的反应不佳。此外，在 BD 患者中，儿童期创伤史也与快速循环过程的风险增加有关。在一组大样本（N=587）的 BD 患者中，通过结构化的临床访谈进行诊断和经过验证的标准化儿童期创伤评估，证实了儿童期创伤（更具体地说是情感虐待和性虐待）与 BD 临床表现的复杂性/严重性的几个指标之间的联系，包括发病年龄较早、至少有一次自杀企图的风险增加、快速循环的风险增加及情绪发作次数增加。一项对 30 项研究进行的荟萃分析证实，与没有儿童期创伤的 BD 患者相比，有童年虐待史的患者有更严重的躁狂症、抑郁症和精神病，与其他几种精神疾病（PTSD、焦虑障碍、物质使用障碍、酒精滥用障碍）共病的风险更高，BD 发病年龄更早，快速循环和自杀企图的风险更高，BD 的表现形式更不稳定，更有可能发生躁狂和抑郁。

三、儿童期创伤与 BD 的共病状况

与没有遭受虐待的患者相比，患有 BD 或 MDD 等情绪障碍并有儿童期创伤史的患者更有可能被双重诊断，例如，与没有儿童期创伤史的 BD 相比，有儿童期创伤史的 BD 患者更容易报告物质使用障碍。这些发现与 Putnam 及其同事的发现一致，他们发现多个儿童期创伤事件会导致更复杂的成人精神病理表现，如更高的共病率和更多的症状。与没有儿童期创伤经历的患者相比，伴有儿童期创伤史的 BD 患者更有可能滥用大麻和酒精。

BD 患者的预期寿命比一般人短 10 年。这不仅与自杀导致的死亡有关，也与 BD 沉重的医疗负担有关。最近有数据证实了儿童期虐待与 BD 的医学共病之间的关系，这表明儿童期虐待不仅与 BD 的精神临床表现的复杂性有关，而且与较差的身体结局有关。在一项对 900 名 BD 门诊患者的横向研究中，医疗状况的数量与童年逆境显著相关。另一项横断研究比较了 248 名复发性 MDD 患者和 72 名 BD 患者，结果显示，任何类型的儿童期虐待和儿童忽视都与 BD 患者的医疗负担增加显著相关，但与 MDD 患者和对照组患者的医疗负担无关。在情绪障碍患者的样本中，发现童年逆境与较高的收缩压和舒张压，性虐待与肥胖均存在关联。儿童期性虐待与 BD 患者较高的 BMI 存在关联，但其仅在 BD 发病较晚的一个亚组中存在。

四、儿童期创伤亚型、暴露时间和性别的关系

既往文献偏向于研究儿童期身体虐待和性虐待与BD的关系。然而，在过去的十年中，更多的研究表明，情感虐待可能在BD中具有核心的影响，与对照组相比，情感虐待的发生率更高，并且与疾病的严重临床表现密切相关。事实上，挑战在于区分儿童期创伤的每一种亚型的具体影响，因为这些不同亚型往往具有共同变化。一项关于主要精神疾病的文献综述表明，身体虐待、性虐待和未指明的忽视与心境障碍和焦虑症有关，情绪虐待与人格障碍和精神分裂症有关，躯体忽视与人格障碍有关。

有一个重要的影响因素是暴露的时间。有学者认为，创伤性事件产生的时间不同可能会产生不同的结果，这取决于它们是发生在儿童早期、儿童后期还是青春期。事实上，这会导致预期的影响有所不同，例如，它们不会发生在相同的神经发育时期，因此不会影响相同的大脑回路。在某些敏感时期，儿童期创伤可能更有害。虽然没有专门关于BD的数据，但一些研究已经在情绪障碍和精神障碍中探讨了这个问题，例如，儿童早期(5岁之前)性虐待和儿童晚期(13岁之后)身体虐待是成年抑郁症的预测因素。与在儿童后期发育阶段首次遭受虐待的人相比，在儿童中期首次遭受虐待的人有更多的抑郁症状和更严重的情绪失调。与青春期暴露相比，学龄前遭受身体虐待与抑郁风险增加相关，儿童早期遭受性虐待与自杀意念风险增加相关。在早期精神病患者中，16岁前暴露于一种或多种儿童期创伤亚型与较高水平的阳性、抑郁、躁狂和阴性症状相关。儿童早期(11岁之前)遭受性虐待或身体虐待并伴有精神病症状的个体，与儿童后期(12~15岁)遭受性虐待或身体虐待的个体相比，前者功能预后较差。

最后，儿童期虐待的影响可能因性别而异，这意味着无论个体是女性还是男性，对(特定的)儿童期虐待形式的敏感性都会有所不同。与男性相比，女性更容易患情绪障碍(包括复发性MDD或双相情感障碍，尤其是Ⅱ型)，女性也比男性更有可能报告曾遭受过儿童期虐待，这在普通人群和BD中均可以观察到。儿童期虐待的特定亚型对双BD临床表达的影响因性别而异。事实上，性虐待与双相情感障碍发病年龄、自杀企图，情绪虐待与快速循环、抑郁发作次数在女性中均显著相关，但在BD男性中此特征不显著或仅在趋势水平上可观察到。对生活在大都市地区的5037名普通人的代表性样本进行的关于儿童期创伤事件数据的网络分析表明，忽视和父母死亡对女性比对男性的影响更大。相比之下，父母的精神障碍对男性的影响更大。然而，关于性别差异的数据仍然不一致，因为一项关于儿童期虐待对成人抑郁和焦虑的性别差异的荟萃分析结果显示，尽管与女性的关联大于男性，但并无显著的统计学意义。

五、儿童期创伤与BD的认知缺陷

少数独立研究将儿童期创伤与BD患者成年期认知功能损害联系起来。儿童期创伤与一般认知能力下降、认知表现差等有关，也与智商、听觉注意力、语言记忆和工作记忆表现较差相关。一项研究表明，与没有遭受儿童期创伤的患者相比，经历过儿童期创伤的患者表现出一般认知能力缺陷。另一项研究聚焦于主要精神疾病中与早期生活压力相关的社会认知，它的结论支持较差的社会认知与儿童早期社会经验之间的联系，包括不安全的依恋和与忽视或虐待有关的逆境，以及较差的社会认知表现。

六、BD 中儿童期创伤与后期压力源之间的相互作用

在精神病和 BD 中，提出了严重精神障碍发展的双重脆弱性模型。该模型包括暴露于与遗传因素相互作用的产前或产后压力源。青春期或青少年期的进一步压力源(如药物滥用或后来的压力事件)，可能会将这种脆弱性转化为一种障碍。在 BD 中，儿童期创伤和易感基因之间的相互作用，可能会使个体容易发生与该疾病相关的生物和生理病理过程的微妙变化。在这种情况下，青春期的大麻滥用和生活压力事件可能共同作用于这种易感性和(或)增加疾病的严重程度。

研究表明，儿童期创伤和滥用大麻会增加快速循环、更早发病和增加自杀企图的发生率，超过单独考虑每种风险因素的发生率，因此支持 BD 的双重脆弱性模型。儿童期创伤和大麻滥用共同发生的假定机制可能与它们对 HPA 轴的相反影响有关，药物滥用者的 HPA 轴功能降低，而童年虐待史与 HPA 轴活动增加有关。因此，除了由儿童期创伤事件引起的情绪混乱(例如表现为较高的情绪不稳定)外，有儿童期创伤史的个体使用大麻或药物可以被视为调节 HPA 轴的自我药物治疗。

许多研究也调查了应激性成年生活事件是否先于 BD 情绪发作，例如，有研究表明，成年期高水平的压力生活事件可以预测 12 个月后的抑郁复发。有压力性生活事件预示着有超过 12 个月的更严重的抑郁临床特征。有研究表明，与没有儿童期创伤经历患者相比，有儿童期创伤经历的 BD 患者和(或)精神病患者其头发中的皮质醇水平更高，这表明有儿童期创伤经历的患者成年后的压力水平更高。有趣的是，儿童期创伤史和较高的头发皮质醇水平都与更严重的当前症状和较差的功能有关。儿童期创伤使 HPA 轴变得敏感，因为后来的生活经历被认为更有压力。因此假设这是由 BD 患者在经历儿童期创伤后，情感调节的长期变化和较差的应对机制所导致。儿童期创伤确实与情感调节、冲动控制及认知能力的长期变化有关，这些变化可能会反过来降低应对后来的压力源的能力。

七、BD 中儿童期创伤的生物学相关性

(一)神经影像学研究

儿童期创伤发生在神经发育时期，这一时期对大脑成熟及未来情绪调节和认知功能的能力至关重要。一项针对已发表的基于全脑体素的儿童期创伤形态学研究的荟萃分析表明，自我报告曾遭受儿童期创伤的个体在某些大脑区域(右侧眶额/颞上回、杏仁核、脑岛、海马体旁、颞中回、左侧额下回和中央后回)的灰质体积明显较小，但其他脑区(右侧额上回和左侧枕中回)的灰质体积也更大。一项对有儿童期创伤史的成人进行的 fMRI 研究的荟萃分析显示，有儿童期创伤史的个体双侧海马体和杏仁核体积较小，前额叶-边缘大脑区域的灰质体积异常。最后，对成人进行 fMRI 得到，儿童期创伤与某些大脑结构的激活增加(左额上回，左颞中回)和激活减少(左顶叶上小叶，左海马体)显著相关。

到目前为止，只有少数研究是专门针对 BD 的。一项基于体素的形态计量学的研究比较了 BD Ⅰ型患者和健康对照组的脑灰质体积与儿童期创伤问卷结果的相关性，灰质体积与儿童期虐待的几种亚型(身体虐待、身体忽视、情感忽视)呈负相关，主要分布在右背外侧前额叶皮层和右丘脑。使用儿童期创伤问卷和高分辨率磁共振成像对 105 名 BD 门诊患

者和 113 名健康对照组进行了评估，结果表明，儿童期虐待与 BD 患者杏仁核、海马体双侧体积增加有关。

对 BD 患者和健康对照组进行多模态 MRI(T1、弥散加权和静息状态 fMRI)研究显示，儿童期创伤问卷总分与杏仁核体积、前额叶-边缘功能连通性、钩端部分各向异性呈负相关，只有身体和情感忽略会影响神经参数。另一项研究使用弥散张量成像(DTI)[量化为分数各向异性(FA)]，在 251 名 BD Ⅰ型患者和 163 名健康对照者中检查了儿童期虐待和忽视与白质完整性之间的联系。与没有儿童期虐待史的患者相比，有儿童期虐待史的 BD 患者表现出广泛大脑区域的 FA 较低。此外，平均 FA 的差异显著中介了儿童期虐待和 BD 之间的关联。因此，这些研究可能提示 BD 患者在儿童期遭受虐待时，其脑白质微结构的完整性较低。在一组完成了儿童期创伤问卷调查的精神分裂症或 BD 患者的混合样本中，研究人员使用 fMRI 来测量在呈现消极或积极情绪表情的面孔时大脑的激活情况；扫描结束后，病人对相同的面孔进行了情绪评级，与正面面孔相比，较高水平的儿童期创伤与大脑对负面面孔反应的更强分化有关(右角回、边缘上回、颞中回、外侧枕叶皮层)，这表明遭受儿童期创伤时，对面孔的情绪效价评估存在负性偏见。

有趣的是，一些研究将大脑成像(MRI)与遗传标记和儿童期创伤的测量联系起来。在一份患有精神分裂症谱系障碍或 BD 的混合样本中，*BDNF* 基因 *Met* 等位基因携带者在遭受性虐待时右侧海马体体积减小，左右侧脑室体积增大。在同一样本中，报告了高水平的儿童期虐待(特别是性虐待或身体虐待)的 *BDNF* 基因 *Met* 等位基因携带者的海马体亚区 CA2/3 和 CA4 齿状回的体积显著减小。总之，这些研究强调了这样一个事实：儿童期的虐待可能会深刻改变大脑的结构和回路，导致边缘系统过度激活，并且由于边缘和前额叶大脑区域之间的连接较低，前额叶皮层调节情绪的能力下降。

(二)外周血生物标志物

一些研究试图确定 BD 患者遭受儿童期创伤的外围特征，主要涉及对 BDNF 血浆水平、几种细胞因子或白细胞介素水平及端粒长度的研究。

BDNF 在大脑发育过程中促进神经元的生长和分化，并在成年期增加突触可塑性和神经元的维持。它穿过血脑屏障，与外周血液中的水平和脑脊液中的水平高度相关。例如，早期虐待与 BDNF 血清水平呈负相关，5-HTT LPR 显著影响儿童早期虐待与成人 BDNF 水平之间的关系，因为在 5-HTT LPR 短等位基因携带者中虐待与 BDNF 之间存在显著关系，但在长/长纯合子中不存在。与未受虐待的患者相比，童年遭受性虐待的精神分裂症谱系障碍或 BD 患者血浆 BDNF 水平降低。此外，儿童期创伤史与血液中 BDNF mRNA 水平显著降低相关。

在精神分裂症/分裂情感性障碍组、精神病性 BD 组和健康对照组的混合样本中，对 IL-6、TNF-α 和 CRP 的血清水平进行量化，并将其与儿童期创伤问卷获得的得分相关联。精神分裂症组中患者暴露于性虐待的概率与 CRP 水平呈正相关，但在精神病性 BD 组或健康对照组中，任何形式的虐待暴露与细胞因子水平之间没有显著关联。这与在精神分裂症或 BD 患者和健康对照组的类似样本中获得的结果形成了鲜明的对比，这些患者血浆中炎症标志物[如超敏 C 反应蛋白(hs-CRP)、可溶性肿瘤坏死因子受体 1 型(sTNFR-R1)、糖蛋白 130(gp130)]的水平与儿童期创伤问卷调查结果相关联。儿童期虐待的严重程度(多达三种类型的虐待：性虐待、身体虐待和情感虐待）与 hs-CRP 有关。在 92 例 BD Ⅰ型和 BDⅡ型患者及 142 例健康对照者的样本中，评估了儿童期创伤问卷和 hs-CRP 水平。其中大约 55%的 hs-CRP 变异可以通过年龄、BMI 和儿童期虐待（尤其是性虐待）的累积和独立影响来解释。值得注意的是，在几项独立于精神病学诊断的荟萃分析中，儿童期创伤已被证明可诱导炎症过程的长期改变。

人类端粒由 TTAGGG 序列的串联重复序列组成，平均长度为 6~12 千碱基（kilo base，kb）。当端粒变得非常短时，细胞增殖停止，细胞凋亡的风险增加，最终损害机体组织更新的能力。因此，端粒长度（TL）可能是“分子钟”的一个生物标志物，有助于细胞衰老并改变身体健康。一项研究使用定量聚合酶链反应在 1024 名个体（373 例精神分裂症患者，249 例 BD 患者和 402 例健康对照者）样本中测定了 TL，与没有这种早期生活压力的患者和健康对照组相比，报告有儿童期性、身体或情感虐待史的患者 TL 较短。这些结果表明儿童期虐待或早期生活压力与成年期端粒加速侵蚀之间存在显著关联。

这些结果都可能被解释为外周血中较严重的炎症与较低的神经可塑性之间的不平衡，以及在遭受儿童期虐待的情况下加速衰老。然而，考虑到这方面的研究仍然很少，因此需要更多关于 BD 的研究来更好地支持早期生活压力在外周血水平上的分子表征，这些结果可能并不是 BD 特有的，因为在其他精神疾病和普通人群中也有报道，进一步的研究应该探索这些现象是否仅仅与普通人群相似，还是在 BD 中被放大。

（三）表观遗传变化

表观遗传机制是指在不改变 DNA 序列的情况下调节基因表达的多种分子机制。它们代表了参与响应压力源的适应性机制，导致了基因表达的细微修饰。修饰主要通过 DNA 甲基化和组蛋白修饰。尽管来自 BD 患者样本的数据很少，但大量证据表明，儿童期的创伤会极大地改变表观遗传过程，可能导致基因表达的改变。一项综述文献表明，在情绪障碍中，糖皮质激素受体 *NR3C1* 基因的甲基化水平以及其与儿童期虐待水平的相关性是稳定的。其他基因甲基化水平的改变也被认为与儿童期虐待有关。尽管 *SLC6A4*、*BDNF* 和 *FKBP5* 基因的研究结果不太可靠；但几项研究使用了大量临床或非临床样本和全基因组 DNA 甲基化的方法，以表征存在儿童期创伤的情况下差异最大的基因组区域。有研究表明，根据儿童早期压力的几种衡量标准（以生活不良事件或父母死亡为例），基因组的几个区域（从外周血或口腔细胞获得）发生了差异甲基化；然而，队列间的复制水平非常低。一项类似的研究量化了来自市中心青少年高危样本的口腔上皮细胞样本中整个基因组的 DNA 甲基化，并确定了基因组中一些 DNA 甲基化有高度差异的区域与儿童期虐待有关（例如，身体虐待和 *PSEN2* 基因或者性虐待和 *GRIN2D* 基因）；结果还表明，编码神经元系统中蛋白质的差异甲基化基因显著富集。

表观遗传特征也可以用来计算表观遗传年龄，其是加速衰老的标志。加速衰老确实可以通过 DNA 甲基化估计的细胞年龄超过实际年龄来定义。一些数据表明，创伤性应激与高龄表观遗传有关。到目前为止，这些表观遗传机制在 BD 患者中仍然不够明确。事实上，尽管一些综述强调，与健康对照组相比，BD 患者的 DNA 甲基化水平（全基因组或候选基因内）可能异常，但他们没有报告这些异常与早期生活压力之间的关联。还有一些有趣的结果表明，儿童期逆境与健康个体的 *KITLG* 基因甲基化增加有关，但与 BD 患者无关；

然而，儿童期虐待被认为通过对表观遗传过程的深度修饰，可对 BD 患者的生理病理几个重要的生物学通路产生长期影响。

BD 患者比一般人群更容易报告儿童期创伤。随着时间的推移，BD 患者会出现更严重的疾病，包括更早的发病、更多的情绪发作、更频繁的自杀企图、快速循环和更高的与另一种精神疾病共病诊断的风险，以及更高的医疗负担。儿童期创伤与 BD 不良结果之间的联系被认为是通过精神病理学的维度来调节的，如情感不稳定或冲动/敌意。儿童期创伤与其他环境压力源(大麻使用，后来生活中的压力源)及个体的遗传背景相互作用，从而绘制出从早期生活压力到后来严重的 BD 脆弱性轨迹。儿童期创伤可能通过改变大脑结构和回路、表观遗传机制和外周生物标志物等方式导致精神病理。然而，这些儿童期创伤的长期生物相关性可能不是 BD 特有的，因为在许多其他精神疾病中也可普遍观察到。

第四节 儿童期创伤与强迫症

影响认知和运动行为的强迫症症状包括：强迫观念，一遍又一遍地重复想法，不想要但坚持不懈；强迫行为，一遍又一遍地重复某些行为片段，以一种仪式化的，刻板的顺序，就像习惯一样。强迫性行为是由刺激自动触发的，是无效的，经常是无意义的，因为行为对目标价值不敏感。强迫症患者能意识到他们的强迫行为是不合理的；他们想要停止，但无法控制冲动的行为，因此，目标导向和习惯性行为之间的平衡被打破，导致了强迫行为的产生。强迫症的主要神经解剖学模型集中，但不限于涉及目标导向行为和习惯性行为之间平衡区域内的异常，即包括额纹状体回路的大脑区域；同时，临床前工作和人类研究都表明，早期生活压力源对整个皮质纹状体-边缘回路的皮层和皮层下结构有显著影响；更具体地说，终生创伤暴露会导致强迫症关键皮层区域[即前扣带皮层(ACC)和眶额皮层(OFC)]的灰质受损。因此，应激/创伤诱导的皮质纹状体-边缘回路的结构和功能改变会导致习惯性行为和目标导向行为之间的平衡发生改变。

儿童期创伤与强迫症的神经生物学相关性以及创伤认知模型与强迫症症状之间的高度重合，为研究应激/创伤事件在强迫症病理生理中的作用提供了理论框架。前瞻性研究或纵向研究在调查儿童压力/创伤事件与强迫症之间的潜在因果关系方面最有价值。事实上，在临床人群中，特别是当使用回顾性数据时，回忆压力或创伤性生活事件的倾向可能会因强迫症的严重程度不同而有所偏差，从而歪曲了儿童期创伤在该疾病发病机制中的作用；然而，强迫症和 PTSD 的症状之间有着巨大的重叠，其特征都是反复出现和具有侵入性的想法，表现为焦虑/恐惧诱发，并且它们意外频繁地同时出现，这些是研究创伤暴露和强迫症状之间潜在独特关系的基础。

一、基于人群和临床前研究

已有研究分析了不良的早期经历与一般人群中个体出现强迫症状的程度之间的关系，具体的认知、人格和经验因素的中介作用也被考虑在内。在探索创伤经历与强迫症状发展和维持之间的潜在因果关系时，大多数研究参考了当代强迫症的认知模型，假设症状源于特定类型的功能失调的信念，其中信念的强度影响强迫症症状的发展和严重程度。三种相互关联的信念类型在理论上和经验上与强迫症症状相关：①完美主义和对不确定性的不容忍；②过分重视思想，需要加以控制；③夸大责任/高估威胁。上述这些理论提出，不良的早期经历会形成对个人责任的不良假设和普遍信念，然后导致对经常发生的侵入性想法的适应不良解释，从而决定了向临床强迫症的过渡。事实上，在心理、认知和生理上整合和管理创伤性经历的斗争中，习得的假设和信念最初形成了应对早期经历问题方面的适应性方式。随着时间的推移，随着反复暴露在创伤中，应对资源可能会被耗尽，特别是当被关键事件激活时，假设和信念可能会从保护型转变为适应不良，从而引发强迫症。实际上，在一个相当大的（$N=313$）来自普通社区的年轻（平均年龄为 28 岁）澳大利亚参与者样本中，不良童年经历和强迫症状之间通过与强迫症功能失调性信念（责任和威胁估计、完美主义和对不确定性的不容忍、思维的重要性和控制）以及焦虑和抑郁的关系间接产生联系。

事实上，在普通人群（269 名 18~51 岁的澳大利亚学生）中，有近期压力生活体验的人感知能力较低，加上强烈抑制思想的影响，会导致强迫症状增加；因此，有压力生活体验的人，被认为是难以控制的，可能会尝试使用更多的精神控制（即增加思想抑制），以补偿较不可控的外部环境。这种回避策略可能会在不经意间导致强迫症类型的循环，因为受试者无法适应相关的恐惧刺激。此外，强迫症症状易感性特征的特定人格特征，尤其是责任心，在儿童期创伤与临床显著的、适应不良的强迫症状发展之间发挥着间接作用，即使在非临床样本（超过 900 名美国本科生）中也是如此。强迫症状的增加还与各种与情感虐待和忽视有关的适应不良或功能失调的育儿方式有关，这些育儿方式导致了不安全的依恋风格和依恋焦虑。这种联系可能是由父母照顾不足和扭曲依恋风格的发展以及对世界和自我的假设和信念的影响所驱动的。研究人员提出了几种可能导致强迫信念的途径，包括专制和忽视式的养育方式，这可能会导致适应性不良、人际完美主义以及增加威胁评估和高估的风险，因为这种养育方式会使其认为重要的其他人不愿意或无法在其需要的时候提供支持。事实上，从 338 名美国学生的样本中可知依恋焦虑在一定程度上中介了亲子关系和强迫信念的关联，这表明被感知到的父母照顾不足与自我和他人的扭曲认知有关，进而成为强迫症的认知弱点。

另一种可能有助于理解创伤暴露在从正常侵入性思维转变为临床强迫症过程中所起的作用的机制是体验回避。这可以被描述为不愿意或无法与内在体验（如思想、记忆、情感和/或身体感觉）保持联系，或者试图改变或逃避体验。这种回避应对策略被认为是导致青少年和年轻人精神病理表现的重要原因。在高风险（53 名具有学业失败、药物滥用、辍学风险或心理社会困难特征的美国学生）和非临床（400 名健康大学生）样本中，创伤回避应对策略被认为是创伤暴露和强迫症状之间强有力的中介因素。回避与创伤相关的记忆、思想和情绪可能是暴露于创伤的个体最常用的应对策略之一；然而，当它成为一个无序的过程，例如将大量的时间和精力用于管理、控制或与不想要的私人事件斗争时，从长远来看，它可能会导致某些刺激的显著增加。因此，慢性回避可能是产生反弹效应的原因（即在表现出强烈抑制倾向的受试者中，被抑制想法的频率增加），负责维持创伤患者的强迫症状。

亚临床强迫症的危险因素和向强迫症或健康受试者群体转变的概率已在一项两阶段的流行病学研究中得到验证，该研究最初旨在调查 1987 年至 1989 年美国抑郁症患者。虽然目前尚不清楚亚临床强迫症（即疾病的弱表现，不足以满足临床强迫症的标准）是否代

表一个发展阶段，是否是临床障碍的前兆，但并不一定表明它会进展为强迫症。研究发现，强迫症表现的强弱并不能预测 1 年后的强迫症诊断，而亚临床强迫症的预测因子与强迫症相似，包括更多的基线不良生活事件、更少的基线理想生活事件及中高等社会经济地位。理想生活事件和不良生活事件与疾病发作之间的关联密切，以及理想生活事件在强迫症和亚临床强迫症中起到的保护性作用表明：不良生活事件通过加剧潜在易感个体的症状而起反作用。

二、纵向研究

尽管纵向研究提供了比横断面调查更强有力的证据，但很少有研究评估了强迫症和强迫症状的前瞻性社会心理风险因素。在新西兰研究中，对成年期强迫症症状或诊断以及特定的成人强迫症状维度进行了检查。该研究对 1972 年至 1973 年在新西兰达尼丁一年内出生的完整队列儿童的健康和行为进行了纵向调查。从 3 岁开始评估儿童神经发育因素、儿童气质和行为，并在 18 岁时评估人格因素，回顾性报告显示，有童年身体虐待或性虐待史的队列成员在成年期更有可能被诊断为焦虑症。据报道，那些遭受过身体虐待的人患强迫症的概率是健康组的 7 倍。当检查成人强迫症状而不是临床诊断的危险因素时，大多数人儿童期的危险因素都是重要的预测因素，这也证明了在检查强迫症状易感性时将其纳入亚临床病例的重要性。事实上，每个神经发育风险因素，一些气质和行为特征，所有的人格维度及大多数儿童期压力源都能显著预测 26 岁或 32 岁时的强迫症状。此外，在应激/创伤事件暴露和特定的强迫症症状维度之间出现了一些重要的关联：性虐待与每个症状维度的风险增加均相关(污染/洗涤除外)，身体虐待与羞耻思想维度的风险增加相关，失去父母与伤害/检查维度和羞耻思想维度的风险增加相关，居所变化次数与每个强迫症症状维度的风险增加相关。这些发现支持了一个命题，即创伤事件的特定特征可在确定强迫症症状方面发挥作用。相反，在 2013 年雅安地震中幸存的儿童和青少年中，暴露于自然灾害(与包括 PTSD 在内的一系列精神病理相关)与强迫症无关(1 例，0.25%左右)。在 12 个月后通过面对面的结构化访谈对这些儿童和青少年进行了评估，并在 30 个月后进行了电话随访。创伤后应激反应在第 12 个月时非常常见(43.9%)，在震后第 12 个月至第 30 个月显著下降(15.7%)；而抑郁症是在第 12 个月和第 30 个月时的第二大常见障碍(概率分别为 20.9%和 21.6%)。考虑到目前样本中强迫症的发病率非常低，在地震中失去亲人和目睹他人死亡是 PTSD 和抑郁症的危险因素，而不是 OCD 的危险因素。

在有症状人群中，研究人员调查了美国 34 名遭受人际创伤的儿童和青少年的 PTSD 症状与焦虑症(包括强迫症)之间的潜在联系，并在第一次评估后进行了 12~18 个月的随访。在随访时被诊断为焦虑障碍的患者中，没有出现 OCD 或 OC 症状，这提示有 PTSD 症状并不代表 OCD 具有高风险。事实上，在第一次访问时符合全部 PTSD 标准的青年在随访时患非 PTSD 焦虑障碍(社交和特定恐惧、分离焦虑障碍和广泛性焦虑障碍)的可能性增加了 25 倍。此外，两个特定的创伤后应激障碍(即回避/麻木和过度觉醒)前瞻性地预测了焦虑障碍的诊断，而不是 OCD 的诊断，而且这种关联只出现在纵向上。这一观察结果表明，与创伤暴露相关的慢性回避与生理和心理唤醒水平下降失败有关，且易使儿童发展为焦虑症(强迫症除外)。

因此，不良的和潜在的创伤性早期经历，在一般人群的具有临床意义的强迫症状的发展中具有重要作用。这种关系既是直接的(因为暴露在创伤中会形成不适应的应对方式以及会导致强迫症状出现功能失调性反应)，也是间接的(因为这种关联似乎是由特定的人格特征所介导的)，这些人格特征已经被认为是强迫症状的脆弱性特征。反复暴露于多种类型的人际创伤导致儿童和青少年发展出诸如思想抑制和经验回避等策略，这可能会无意中导致强迫症类型的循环，因为在避免与创伤有关的记忆或情况时，麻木和/或压抑情绪时消耗了相当多的能量。在受虐待儿童中，创伤性侵入性思维的频繁出现和持续存在也可以产生对思维重要性的过高估计及对强迫症特征的内容产生误解。在康复的过程中，与创伤相关的侵入性想法的持续存在可能会让受虐儿童相信这些想法很重要，这些想法反映了他们真正的邪恶本性，形成了过度膨胀的责任感，而这种责任感正是向临床强迫症转变的原因。反复暴露在无法控制的创伤事件中也会对儿童的习得假设(如威胁估计、对不确定性和不可预测性的不容忍或对控制的过度需求)产生重要影响，这些最初形成的是保护性应对方式，随着应对资源的耗尽，可能会从保护性应对方式转变为不适应性应对方式，从而引发强迫症。

三、创伤/压力源致病作用的特异性易感性

在一项对6000多名(18~74岁)韩国成年人的调查中，研究了儿童期暴露于多种类型心理创伤与单一类型心理创伤的不同，以及对精神障碍和躯体不适患病率的影响的区别。这项以社区为基础的流行病学研究表明，儿童期的创伤暴露与患精神障碍的风险增加密切相关，包括酒精和尼古丁成瘾、情绪焦虑、饮食和精神障碍。暴露于多种心理创伤的受试者，显示出精神障碍的风险增加。强迫症、广泛性焦虑症和躯体形式障碍与暴露于多种心理创伤相关，而不是与暴露于单一类型心理创伤相关。具体来说，强迫症是反复遭受创伤后最可能出现的表现。由于强迫症、广泛性焦虑症和躯体形式障碍都与高水平的特质焦虑相关，这样的观察结果强化了广泛报道的儿童期虐待或创伤与焦虑症之间的关系。暴露于多种类型的心理创伤后特别易患强迫症的证据强化了以下假设：不良的童年经历与适应不良的信念相关，并导致强迫症症状。

有几项研究主要探讨了压力/创伤事件在强迫症症状中的作用，如拔毛癖(TTM)、图雷特综合征(TS)和PTSD。尽管有研究指出了创伤事件后强迫症和PTSD的高发生率，但很少有研究解释一些PTSD患者为什么也会发展成强迫症的可能因素(无论是人口统计学因素还是创伤相关因素)。有证据表明，暴露于战斗或恐怖相关的创伤后，大约60%的以色列受试者(N=44)出现了强迫症状，其中大多数(>70%)症状严重到符合强迫症(OCD)的诊断标准。

在PTSD和PTSD-OCD组之间没有观察到与人口统计学或创伤相关的差异，因此表明创伤后的强迫症状与这些变量无关。同样，当在初步诊断为强迫症(N=28)或其他焦虑症患者(N=28；广泛性焦虑症、社交和特定恐惧症和惊恐发作)中调查生活事件、人格因素和焦虑相关病理之间的关联时，与健康对照组相比，两组患者的总生活事件和负面生活事件(包括终生和疾病发病前1年)显著增加；但是，OCD组与焦虑障碍组两组间的差异无统计学意义。与正常对照组相比，这三组中唯一显著不同的事件是经历过重大疾病或亲人受伤，这在强迫症和焦虑障碍组中更为常见。此外，可利用气质因素(伤害回避，即倾向于对厌恶刺激做出回避和抑制的反应)将强迫症患者、焦虑障碍患者与健康受试者区分开来。

这一因素与消极的生活事件及经历特定事件后自我评定的实际压力量呈正相关。因此，遗传或环境因素有可能诱发儿童的避免伤害倾向。当应激/创伤事件发生时，这些儿童倾向于更消极地感知它，从而激活病理性焦虑机制，导致焦虑障碍(尤其是OCD)的出现。这一发现在患者样本中重复了报告的间接影响(由个性和气质介导)，即儿童期创伤事件对普通人群中强迫症状适应不良水平的发展产生影响。

同样，与26例非精神类风湿病患者相比，30例OCD患者和17例惊恐障碍患者中涉及身体接触的儿童期性虐待的频率明显更高。这表明童年时期的性虐待可能是焦虑症，尤其是强迫症和惊恐障碍病因的一个促成因素，因为它影响了正常的发育。家庭、环境或人格结构可能会产生儿童期性虐待及焦虑症的风险。然而，当比较强迫症患者和符合DSM-Ⅳ SAD诊断标准的受试者之间的创伤史时，与焦虑障碍和PTSD不同的是，强迫症患者暴露于创伤事件的概率显著降低。这可能表明了强迫系统是一种心理过程，主要是为了对危险做出反应，产生避免伤害的行为。这种障碍可能类似于一种精神自身免疫疾病，即一种超越了自我保护的保护性反应，并成为自毁行为。

儿童期创伤在拔毛癖和强迫症中的作用也被研究了，这两种疾病在DSM-Ⅴ中属于相同的精神病理谱系，并以重叠现象学为特征。与正常对照组相比，强迫症组($N=74$)和拔毛癖组($N=36$)患者的儿童期创伤严重程度都明显更高，尤其是在情感忽视(两组患者之间没有差异)和身体虐待(拔毛癖患者组得分更高)方面。

先前关于TS和早发性强迫症的研究表明，这些病因相关的疾病对社会心理压力非常敏感。两项研究在儿童和青少年(7~18岁)中探讨了非共同环境因素在TS和OCD发病机制中的作用。在第一项研究中与OCD相比，发生TS的风险受压力/创伤事件的影响较小，因为后者($N=28$)在整个生命周期和发病前一年表现出更多的应激性生活事件。对家庭成员的伤害是一生中最常见的事件，在症状出现前一年，更换住所和多出一个兄弟姐妹是最常见的压力生活事件(SLE)。此外，强迫症患者组对SLE影响的评价明显高于对照组。在另一项研究中，对患有TS($N=28$)、OCD($N=23$)或两者兼而有之($N=18$)的儿童和青少年使用客观威胁评分(独立于受试者自己的评分并参考大多数人在类似情境下会承受的压力程度)来衡量重大生活事件的整体影响。两组都报告了更多的日常压力事件和主要生活压力源，特别是慢性的、消极的性质，但没有观察到整体压力与TS和OCD症状的严重程度之间的横断面关系。对日常生活压力源的测量一致显示出与TS和OCD症状严重程度评级的显著关联，这一事实表明，这些与日常事件的压力严重程度的关联更密切，而不是与重大生活事件相关。

报告的研究虽然非常有限，但表明特定的(即消极的、潜在的、创伤性的)生活事件在激活焦虑症和OCD的病理机制方面具有不同的作用。事实上，虽然以前将两者归为同一精神病理学谱系，但AD和具有强迫特征的疾病之间的独特差异证明了应将OCD和相关疾病单独分类。这些差异还包括创伤的潜在致病作用，在OCD中，触发作用可能由性格和气质介导，例如倾向于赋予生活事件更多影响并倾向于避免伤害。这一观察结果将支持关系-认知-导向方法，该方法强调个人生活事件的意义，可用于调查研究压力/创伤事件与强迫症发作的关系。

四、儿童期创伤的加重效应

第三种模式是压力-素质交互作用，即假设一种疾病可能独立存在，但它可能因反复出现的压力/创伤事件而加剧(永久性或偶发性)。压力源的类型和严重程度可能是重要的。特定类型的压力源可能会通过不同的机制影响脆弱性和症状的表现。

(一)强迫症中创伤发生率的病因学意义

有研究探讨了生活事件的频率，假设一些社会心理因素可能影响OCD的易感性，创伤事件可能作为应激源导致易感性增加。OCD组报告的终身事件明显增加，且这一增加发生在发病前6个月，在发病前1个月达到高峰。研究证实了SLE的数量与强迫症症状严重程度之间的剂量反应关系，以及对OCD严重程度的累积影响。然而，发病前的人格特征(如强迫性、焦虑和最显著的自我意识)与SLE(包括严重疾病、争吵、分娩和创伤性脑损伤)之间存在负相关。这表明，具有异常特征的受试者在没有经历过多的压力生活事件的情况下就会出现OCD症状，而具有病态人格的受试者在出现此类症状之前需要经历大量的事件。人格似乎介导了OCD发作和创伤暴露之间的关系。

为了进一步阐明创伤事件与OCD之间的联系，有研究分析了创伤性应激暴露是否会独立于其与PTSD的关系而影响强迫症。在391名美国女性(18岁及以上)的社区样本中研究了受害者状态、犯罪因素、PTSD和其他几种心理障碍之间的关系，结果显示：在单变量水平上，受害者比非受害者更有可能患有几种轴Ⅰ障碍，包括强迫症(占整个样本量的4.1%)。在OCD子样本中，PTSD的共病率相当高(有27%)，人口学变量、受害状态和犯罪因素(如生命威胁、伤害)在很大程度上与非PTSD的发展相关。然而，强奸仍然是OCD(发生这种疾病的风险增加了近4倍)和社交恐惧症的重要预测因素。这表明在OCD的受害-精神病理关系中，共病PTSD并不是唯一的中介因素。

同样，在一个大型的强迫症儿童样本中，PTSD发病率和心理创伤证据高于非强迫症队列，同时受并发疾病影响的儿童有更严重的OCD症状。PTSD诊断(完全或亚阈值)导致发生强迫症的风险增加了14倍，而创伤暴露导致强迫症的发病风险增加了9倍，从而突出了儿童强迫症中潜在环境诱因的整体显著性。

迄今为止，强迫症和PTSD之间的独特关系被认为会导致强迫症的负面治疗结果，并且一些案例研究已经记录了各种类型的创伤后强迫症难治性的可能发展。在对104名被诊断为难治性OCD患者进行自然回顾性图表回顾时，发现82%的患者报告有创伤史，而整个样本中大约40%的患者符合PTSD的诊断标准。PTSD对OCD治疗结果的负面预测是由边缘型人格障碍或重度抑郁症等共病障碍的发生所介导的。事实上，OCD患者($N=215$)的创伤或PTSD病史不会对治疗反应(认知行为治疗或药物治疗)产生负面影响；相反，强迫症+PTSD共病组中观察到OCD和焦虑评分的下降幅度更大，这代表了60%的OCD患者曾暴露于创伤经历。

然而，PTSD-OCD共病的情况仍然很模糊，因为对于共病的发展目前有三种可能的解释：OCD的诊断可能先于PTSD；随着PTSD发展；与PTSD同时开始。最后一种假设在210例OCD患者和133例性别和年龄相匹配的成年普通人群中进行了验证，结果表明：OCD患者和健康对照组相比，创伤、PTSD和急性应激障碍的终生患病率没有显著差异。

基于在 OCD 发病前(2.9%)或 OCD 发病同一年内(1.5%)发生与创伤相关障碍的概率较低，除严重创伤事件之外的其他因素决定了大多数病例的发病。两项研究比较了有和没有 SLE 的 OCD 的临床特征，并分别研究了 412 名和 329 名 OCD 患者 SLE 类型与 OCD 症状维度之间的关系。那些 OCD 起病接近 SLE 的患者表现出明显的临床模式，即起病较晚，家族病史较少并且存在 OCD 的污染/清洁症状。超过 60%的患者在 OCD 发作之前至少发生过一次事件，这与突然发作和躯体强迫症状等显著相关。此外，三种特定的创伤事件，即家庭成员住院、重大个人身体疾病和个人贵重物品丢失，与显著的对称/有序症状显著相关，这表明至少污染/清洁和对称/有序症状与环境因素关系更密切。

对 106 例 PTSD 后发展为 OCD 的患者(创伤后强迫症)、41 例在 PTSD 前发展为 OCD 的患者(创伤前强迫症)和 810 例无 PTSD 病史的 OCD 患者(非创伤性 OCD)的创伤与 OCD 发病的时间之间的关系进行了探讨。同样证实 PTSD 的患病率相当高(19%)，并且在 PTSD 发作之后或临近发作时 OCD 与独特的临床特征相关，特别是当患者没有创伤前 OCD 症状病史时。这些结果表明，可能存在一种特定的创伤前 OCD 表型，会增加共病 PTSD 的风险；相反，在较早的年龄经历创伤事件的创伤后强迫症患者的临床症状更严重，发病年龄更晚，这表明迟发性 OCD 更可能是由童年/青少年时期的创伤引起的，而不是由遗传因素引起的。

考虑到 OCD 中创伤经历的高流行率以及随之而来的高 OCD-PTSD 共病，出现了关于与儿童期创伤相互作用以增加疾病风险所假设的易感性性质的问题。在最近的一些研究中，基因与环境的相互作用分析调查了环境因素(如儿童期创伤经历)在 OCD 的发展中发挥的作用以及基因构成是如何改变这种联系的，结果表明：关键 BDNF 在神经发育和突触可塑性中发挥着关键作用，并调节 SLE 的影响和随后的精神病理学风险的多态性和编码血清素能和多巴胺能系统的基因多态性(*COMT* 基因与 OCD 易感性的增加有关，而 MAOA-B 与压力相关的致病性有关)与儿童期创伤(特别是情感虐待和性虐待)相互作用，增加了强迫症的风险。这表明创伤后强迫症的特征是一种特定的基因型，它调节了创伤事件的影响，增加了该疾病的风险。总而言之，创伤性事件通过与特定的人格特征相互作用而导致对 OCD 的易感性增加，以及基因调节 SLE 的影响和随后的精神病理风险(创伤后强迫症表型)。

(二)创伤性生活事件类型与强迫症严重程度、病程和表型的关系

在概念化创伤在 OCD 症状发生中的作用时，需要考虑的另一个变量是创伤的类型。与非人际创伤相比，人际创伤(如性侵犯或身体暴力)对个人的影响更为严重，特别是在心理症状的发展方面。使用荟萃分析方法，探索了创伤暴露与 OCD 谱系障碍的症状之间的关联强度，以便更好理解 PTSD 症状之外的相关创伤后遗症。性别和人际关系状态被用作调节因素，因为女性的创伤和 OCD 谱系障碍症状之间的关联可能比男性更大；此外，社会支持通过提供所需的人际资源、减少对事件的负面评价等方式，对创伤个体起到了缓冲作用。除了检查过去创伤对 OCD 谱系障碍症状的整体影响外，还分别计算了四种类型的人际创伤暴露(即暴力、情感虐待、性虐待和忽视)的效应值大小。对于整个样本(包括 24 项研究，4500 多名患者)，过去的创伤暴露与强迫症谱系障碍症状严重程度之间的总体关系很小，但具有统计学意义。这种关联在女性中更大。对特定类型的人际创伤的效应量的进

一步研究表明，这四种类型的人际创伤暴露都与更严重的强迫症谱系障碍症状相关，且效应在量级上相似，这意味着创伤的重要组成部分是创伤的严重程度，而不是创伤的类型。过去的创伤与OCD谱系障碍症状之间的关联存在于强迫行为，但不存在于强迫思维：因为强迫行为可能代表了对创伤更多的行为反应，而强迫思维的强度可能在起源上更具有先天性。

这些研究结果强化了环境危险因素在OCD中的作用，但这些影响是否对其临床过程(即慢性发作的概率)有明确的预测价值仍存在争议。在400多名强迫症患者中考察了精神疾病的家族史、强迫症发病前对SLE的环境暴露和性别之间的相互作用与出现该疾病慢性病程的可能性差异有关的假设，结果表明：仅有精神疾病的家族史并不能可靠地预测OCD的病程；相反，家族性负荷对病程的预测价值似乎会因发病前暴露于SLE和性别而显著改变，因为前者与低水平家族性负荷下慢性病程的概率增加有关，同样，男性与在家庭性负荷较低的情况下出现慢性病程的可能性增加有关。因此，缺乏明确的遗传模式及终生经历对强迫症的强烈影响表明，强迫症的病程可能受到多种因素的影响。这种叠加调节模型具有重要的临床意义，它提示：为了可靠地预测强迫症的病程，有关家族背景的信息必须与患者的其他特征(如SLE和性别)相互补充。通过这种叠加调节模型，我们可以更好地了解强迫症的治疗效果。

第五节 儿童期创伤与物质依赖

暴露于儿童期创伤(如忽视和虐待)与包括社区和临床样本在内的不同人群的物质使用障碍有关。纵向和横向研究已经证实，无论研究人群、虐待类型和采取的措施如何，儿童期虐待都是导致物质依赖的重要风险因素。一篇对31项基于人群的研究综述表明，几乎所有纳入的研究都证实了儿童期虐待与青少年物质滥用之间存在显著的正相关。此外，据报道，所有类型的儿童期虐待都会增加成年期物质使用的风险。与物质使用风险相关的不同类型的儿童期虐待的发生率也很高。因此，暴露于多种类型的虐待的人与物质使用的累积风险相关，例如，与没有儿童期虐待史的人相比，同时遭受身体虐待和性虐待与饮酒风险增加5倍，非法药物使用风险增加10倍有关。

对8613名在美国加州初级保健诊所就诊的成年人进行的不良童年经历(ACE)研究结果表明，暴露于早期逆境(如忽视、虐待和家庭功能障碍)占非法药物使用和成瘾人口归因风险的64%，每种ACE都会使早期开始使用药物的可能性增加2~4倍；此外，ACE得分与药物使用的开始有很强的分级关系，包括三个年龄阶段开始非法药物使用[即青春期早期(14岁)、青春期中期(15~18岁)和成年(19岁)]、药物成瘾问题。与没有早期逆境史的人相比，有5次或5次以上早期逆境史的人出现非法药物使用和非法药物成瘾问题的风险要高出7~10倍。早期逆境评分与终生药物使用之间存在很强的分级关系。

在一般人群中，无论人口学状况和其他变量(如开始饮酒的年龄、酗酒史和参与者的父母和祖父母的酗酒史)如何，经历过两种或两种以上儿童期创伤的人比没有儿童期创伤史的人酒精滥用的风险更高。儿童期创伤是青春期较早开始使用酒精和非法药物，以及成年期较高的非法药物使用率的重要风险因素。与没有儿童期创伤史的个体相比，有儿童期创伤史的饮酒者更早开始饮酒，并且更有可能报告其使用酒精来应对问题。在药物滥用和依赖患者中，儿童期创伤与药物滥用发生的年龄更小、使用药物的频率更高及当前的心理困扰症状有关；此外，儿童期创伤对正在接受治疗的患者的物质使用病程有负面影响。这些有童年虐待史的患者的治疗结果显示更差，而且有更多的终身治疗史，更高的成年药物滥用发病率和更早的退出治疗。物质依赖患者的儿童期创伤史与较高的共病精神障碍发生率和严重程度相关，如 PTSD、MDD、焦虑障碍、恐怖症、人格障碍和自杀企图等。

尽管大量的研究证明了儿童期创伤和物质依赖之间的关系，但这种关系的性质和特征仍然不清楚。特别是缺乏从儿童期创伤到随后的物质依赖的发展路径的纵向研究。以前的研究已经认识到一些因素是影响这种关系的中介。这些因素包括，应激性生活事件和 PTSD 症状，神经和应激反应系统的损伤，社交恐惧症状和饮酒动机。根据既往的研究可以将其整合为三大类解释机制和模型，以解释儿童期创伤是如何增加个体对物质依赖的易感性的。

一、儿童期创伤与物质使用障碍的联系机制

许多模型和机制被用来解释儿童期创伤和物质依赖之间的关系，这些模型和机制主要分为三个类别：①脑和神经认知机制；②负强化和自我药疗；③社会心理发展。大脑和神经认知机制侧重于研究儿童期创伤对儿童期和青少年期等关键时期大脑结构、功能和连通性发展的影响，并检查神经认知机制及其在从儿童期创伤到物质依赖的路径中的作用。负强化和自我药疗模型主要关注物质的应对作用，以及利用酒精和药物来减少负面影响和增强积极影响。这些模型解释了童年虐待的创伤诱导效应是如何对整个生命周期的压力反应系统产生负面影响的，并因此增加对 PTSD 和内化障碍(如抑郁和焦虑)的易感性。根据这些模型，物质可以被视为一种自我治疗、应对创伤后痛苦和调节情绪的方式。社会心理发展模型主要关注儿童期创伤和在不利环境中成长对儿童社会心理发展的影响(例如维持关系困难、自尊心下降、人格风险特征的发展)以及随之而来的物质依赖易感性。每个部分都阐述了将儿童期创伤经历与物质依赖风险联系起来的主要模型和解释中介。

(一)脑和神经认知模型和机制

来自动物和人类研究的证据表明，儿童期创伤极大地影响了大脑的正常发育。儿童期的大脑具有最高水平的可塑性，如果遭受虐待，可能会导致参与处理环境刺激的多个大脑回路发生永久性变化，从而影响自主神经、行为和内分泌对压力反应的正常调节。在一系列的研究中，Teicher 等提出了用一个级联模型来解释儿童期创伤对后期精神病理学的影响，并为发育的敏感时期提供了证据，在这些敏感时期，大脑的特定区域极易受到虐待和早期压力的不利影响。根据这个模型，暴露于早期压力和虐待会激活与应激反应有关的系统，包括糖皮质激素、加压素-催产素和去甲肾上腺素能系统，从而增强应激反应。应激激素的增加会对神经形态、神经发生、突触发生和髓鞘形成产生不利影响，从而导致不同脑区结构、功能和连接的改变。大脑区域对早期压力的敏感性和随之而来的改变受到各种因素的影响，包括遗传、糖皮质激素受体的密度、时间、发育速度和性别。永久性的后果包括海马体、杏仁核和左半球发育减少，胼胝体体积减小，左右半球合并减少，小脑蚓部活动减少，边缘系统回路电活动增强。这些脑改变与神经认知功能障碍有关，并增加了对包

括物质依赖在内的精神疾病的易感性。

这个模型的第一部分(即儿童期创伤和大脑改变之间的联系)在文献中得到了强有力的支持；然而，将大脑改变与精神疾病联系起来的第二部分并没有在所有研究中得到支持。儿童期创伤导致的大脑改变与随后的精神病理学之间的联系备受质疑。也有研究表明，在受虐待的易感个体(即那些发展为精神病理学的个体)中观察到的大脑改变在未发生药物使用和精神疾病的受虐待个体(即临床复原力强的个体)中也可检测到，并且可能与较高的精神病理风险没有直接关系。另外一些研究表明，受虐待但具有复原力个体的大脑中可能存在其他差异，使他们能够适应地调节自己对压力的反应，并保持心理健康和幸福感，尽管他们大脑中对压力敏感的区域发生了改变。总之，儿童期虐待、大脑改变和精神病理之间的关系仍然复杂、不明确，需要进一步的研究。

(二)神经认知标记

儿童期创伤与各种神经认知功能的损害有关，包括执行功能、记忆、注意力和智力表现。在对之前发生过物质依赖的患者进行的纵向研究中，与儿童期创伤相关的类似认知障碍已经被报告为物质滥用和物质依赖的认知易损性标志物。Edalati 等回顾了认知功能障碍在一定程度上介导了儿童期创伤与物质依赖易感性之间的关系的证据，并提出了一个模型，该模型解释了儿童期创伤是如何通过发展易感性的认知框架来增加物质依赖风险的。

最常见的报道是认知功能障碍与行为抑制和冲动有关。儿童期创伤与大脑执行功能区域(包括前额叶皮层)正常发育的改变有关，前额叶皮层的发育会持续到青春期晚期和成年期早期。遭受儿童期创伤会对执行功能和相关能力产生负面影响，例如问题解决和计划、抽象推理和抑制性控制。有报道称，与没有经历过儿童期创伤的人相比，有儿童期创伤史的人更容易冲动，对奖励线索的反应更弱。儿童期创伤史也与儿童期、青春期和成年期抑制控制受损有关。对父母使用药物的儿童进行的纵向研究显示了儿童行为去抑制对前瞻性物质依赖的影响。父母的物质使用和依赖被归类为一种不良的童年经历，与儿童期的认知障碍和以后生活中物质依赖发病率的升高有关。这些研究表明，父母使用药物的儿童在开始使用药物之前，普遍存在行为抑制困难和更高的冲动率，这种认知功能障碍强烈预测了随后的物质依赖和相关问题。一项关于儿童期创伤与成人物质使用之间联系的纵向研究($N=9421$)表明，儿童期创伤与年轻成人吸烟和使用大麻之间的关系是由青春期较高水平的冲动介导的。另一项以 10~15 岁儿童和青少年($N=865$)为样本的研究表明，受到父母虐待或同伴欺凌的儿童和青少年，会增加认知冲动，进而增加早期物质滥用的风险。无论包括家庭和社区特征在内的几个重要的保护和危险因素如何，这种影响都是显著的。

记忆是另一种认知功能，在调查儿童期创伤与物质依赖之间的关系的研究中受到广泛关注。由于不同的记忆系统的发育阶段和过程(包括记忆的形成、存储和检索)不同，儿童期创伤对不同的记忆系统有着不同的影响。海马体是大脑中最关键的区域之一，在记忆的形成、存储和检索中起着重要的作用。海马对儿童期创伤的破坏性影响非常敏感，其结构的改变可能导致记忆痕迹的强化和侵入性记忆的延续，这是 PTSD 的主要特征。通过内隐联想任务评估，发现儿童期创伤经历增加了自动(内隐)自我焦虑和自我抑郁的记忆联想。特别是，与性虐待和身体虐待相比，包括情绪忽视和情绪虐待在内的情绪虐待与增加的自动自我焦虑和自我抑郁记忆联想密切相关，并使用启动范式研究了经历过情绪虐待的酒精依赖患者和没有经历过情绪虐待的酒精依赖患者的联想记忆网络。该研究发现，虐待相关线索仅在有情感虐待史的酒精依赖患者中具有特定的启动效应，这表明虐待相关线索会自动激活具有情感虐待经历的酗酒者的特定联想记忆网络，从而将儿童期创伤经历与酒精滥用联系起来。利用纵向罗切斯特青年发展研究(RYDS)的数据，考察了自我报告的儿童期创伤记忆是否在官方前瞻性报告的儿童期创伤和成人物质使用问题之间起到中介作用。官方儿童保护服务机构的报告和成人关于儿童期创伤的回顾性回忆(自我报告)指出，创伤记忆是将前瞻性测量的童年虐待(官方记录)与酒精问题和非法药物使用联系起来的关键因素，而不考虑其他因素，如父母物质使用、青少年物质使用及青少年与父母的关系。

其他认知功能(包括智力表现和注意力)也被认为可以解释从儿童期创伤到物质依赖风险的路径；然而，只有有限的研究考察了这些认知功能在儿童期创伤与物质依赖之间的关联作用。此外，以往的研究大多集中在临床样本和长期物质使用后的认知功能障碍，以及物质使用对大脑神经元的间接后果方面；目前尚不清楚这些认知功能障碍是在物质滥用开始之前就存在的，还是长期接触药物的后果。

二、双重过程模型

一系列青少年行为的神经发育模型表明，成瘾是一种在青春期出现的神经发育障碍。在这个发育阶段，物质使用和危险行为的风险增加可能是由于某些大脑结构和功能发育速度的差异。涉及奖赏加工、动机和情绪反应的大脑区域，例如基底神经节/边缘结构和眶额皮层(OFC)，似乎在青春期早期发育。而负责自上而下控制认知、情绪和行为的大脑结构(即前额叶皮层的背外侧区域)则逐渐发育到青春期晚期和青年期。根据神经发育的不同时期，双重过程模型表明，在缺乏足够的行为控制的情况下，皮层下回路的早期成熟与额叶皮层回路的晚期成熟相比，可能会导致寻求奖赏的行为增加，从而使青少年倾向于冒险行为，包括物质滥用和误用。此外，这些神经变化增加了大脑对药物直接药理作用的易感性，并使在早年开始使用物质的青少年面临早期大量或不可控使用物质的特殊风险，增强对物质特性的敏感性，并增加了未来成瘾行为的风险。

一篇关于儿童期虐待与物质依赖之间认知通路的综述文章提出了用一个模型来扩展双重过程模型，且纳入了儿童期创伤和相关认知功能损害的作用，以进一步解释物质依赖的早期启动和发展的易感性。根据该模型，遭受儿童期虐待和成长在不利的环境中，在促进青少年的易感性转化为实际风险方面发挥着重要作用。遭受童年虐待可能会导致涉及执行功能、行为控制和奖励处理的大脑区域发生改变。行为控制困难已被报告为酗酒和滥用药物的易感性标志之一。童年虐待还与自我适应不良态度的增加，以及自发的自我焦虑和自我抑郁记忆联想有关。受虐待的人可能会使用物质来调节这些消极的自我联想，并缓解与创伤性经历相关的紧张情绪。这可能成为强迫性药物滥用的潜在催化剂。研究表明，与那些没有童年虐待史的人相比，有童年虐待史的人期望从饮酒和使用药物中获得更积极的效果，比如负面情绪的缓解。物质的强化作用可能形成记忆关联，即将负面影响与物质的镇静和应对特性联系起来，从而诱发在面对压力情况时的强迫性物质使用。横向和纵向研究表明，关于物质使用的应对效应的记忆关联是饮酒和药物使用问题的有力预测因子。在存在压力相关线索的情况下，将药物使用与镇静和应对作用联系起来的记忆关联可能会超越认知控制系统，而认知控制系统代表的是关于物质使用影响的逻辑和理性知识。有童年虐待史的个体报告的注意力和工作记忆功能的困难，也可能促进记忆关联的自动(内隐)检索。在13~14岁的青少年中，反应抑制和奖励敏感性调整了自动(内隐)记忆联想与物质使用之间的关系。认知控制系统的困难及记忆联想的功能障碍，使个体在应对情境压力时容易出现物质滥用。这一结论符合双系统理论，该理论解释了人类判断、推理和决策的双重过程。在青春期，皮层下回路的早期成熟与额叶皮层回路的晚期成熟之间的发育差距以及相关的有限认知资源(如缺乏足够的自上而下的控制、目标导向和时间视角)，为冲动决策和行为的增加(如药物滥用)奠定了基础，可作为应对基于功能障碍的记忆关联的一种策略。

三、负强化和自我药疗模型

物质使用的负强化和自我药疗模型，侧重于探讨自我调节和应对过程在儿童期创伤与物质依赖之间发挥的作用。同时，采用发育性创伤模型研究了儿童期创伤对应激反应系统发展的创伤诱导效应。与这些模型相关的主要解释机制的中介效应研究如下：情绪调节困难和动机；以PTSD和内化障碍为重点的共病精神障碍。

(一)情绪调节困难与动机

暴露于儿童期虐待，与情绪调节困难和对压力的适应性反应有关，并增加了儿童对以后压力生活事件影响的易感性，还预测着持续暴露于不良事件和环境。儿童期虐待史，与整体情绪调节困难和情绪调节的重要性有关，包括情绪识别、情绪理解、情绪不接受和更高水平的回避策略。

根据物质使用的负强化和自我药疗模型，有虐待史的个体可能会使用酒精和药物来应对负面情绪、增强积极情绪和缓解压力。一项针对91名住院治疗机构中最近戒断可卡因依赖的成年人的研究表明，儿童期虐待的严重程度与更高的感知压力和更多地使用回避压力应对策略显著相关。此外，最近一项关于共病物质使用和精神障碍的成年患者的研究表明，暴露于儿童期虐待与患者感知到的压力水平较高有关。这种关联在所有类型的儿童期虐待中都很重要，包括情感和身体忽视以及情感、身体和性虐待。这些发现表明，儿童期虐待对应激反应的调节有长期的影响，而针对精神病患者的物质使用的治疗，对于有儿童期虐待史的患者而言可能不够或不充分。

对物质使用动机的研究表明，情绪和情感的调节是儿童期虐待与物质使用之间的重要中介因素。动机反映了个体使用物质的原因，是解释儿童期虐待与物质使用之间及相关伤害的重要机制。已有研究表明，情绪调节动机在物质依赖患者从虐待史到物质使用的过程中起中介作用。重要的是，在物质依赖患者中，儿童期虐待史与情绪调节的重要维度相关。饮酒的动机包括通过饮酒来应对问题和消极情绪，以及通过饮酒来增强积极情绪等。饮酒在所有类型的儿童期虐待和年轻人酒精使用结果之间起着中介作用。一项以成年急性精神病住院患者为样本的研究表明，情绪调节困难在儿童期虐待的严重程度和酒精使用的严重程度的问题之间起中介作用。在一组年轻人样本中，情绪调节困难在儿童期虐待与大麻问题之间的应对动机存在类似的中介作用。此外，情绪失调影响应对动机，并由此增加了受虐待个体的大麻使用问题。另一项以使用盐酸曲马多(一种合成鸦片剂)的青少年为样本的研究表明，情绪失调介导了儿童期情绪虐待与物质使用动机增强之间的联系。目前的研究结果强调，应对动机和情绪调节困难是将儿童期虐待经历与物质使用易感性联系起来的重要机制；强调了针对性干预的重要性，从而可以满足这些患者减轻压力、改善情绪调节和提高应对技能的需求。

（二）共病精神障碍

有证据表明，儿童期创伤和物质使用之间的关联至少部分是由精神障碍介导的，尤其是 PTSD、焦虑和抑郁障碍，例如，在终生被诊断为物质依赖的个体中，情绪和焦虑障碍平均在第一次物质依赖被诊断前 3 年出现，并且与对照组相比，部分介导了儿童期虐待对物质依赖风险的影响；然而，无论情绪和焦虑障碍如何，儿童期虐待也显示出对物质依赖的发展具有独立的强烈影响。其他研究表明，创伤后症状在女性青少年的儿童期虐待和大麻使用之间起到中介作用；创伤后症状的中介作用在儿童期虐待与酒精使用和酗酒之间的关系中很显著。

PTSD 在儿童期虐待与物质依赖之间的关系中起着特殊的中介作用。PTSD 是指在经历或目睹自然灾害、性侵犯、车祸等危及生命或可怕的事件后，个人的应对能力被耗尽的精神障碍。一些创伤后的症状可能包括闪回、严重焦虑、噩梦和情绪麻木等。发育创伤学模型表明，与急性或单次创伤相比，暴露于慢性儿童期创伤对发育中的儿童具有更大的破坏性生理和心理影响，因此产生了更复杂的症状和 PTSD。该模型强调儿童期虐待的创伤性质，以及随之而来的症状，即使创伤后反应和症状不符合 PTSD 的诊断标准。

该模型还表明，创伤后的痛苦和应对创伤的经历解释了从儿童期虐待到随后的物质依赖的路径。根据该模型，暴露于儿童期创伤会改变个体的应激反应系统，并增加创伤后应激症状。物质依赖是由虐待引起的创伤相关的长期功能失调的结果。这种创伤相关的痛苦失调可能会增加 PTSD 和/或情感性障碍（如抑郁和焦虑障碍）的易感性，从而增加物质滥用和依赖的风险。受虐待的个体可能会通过使用物质来减轻他们的负面情绪，并增强与创伤记忆相关的积极情绪。根据线索引发渴望的实验研究，暴露于创伤线索和 PTSD 症状可能会自动激活将负面情绪与酒精等药物联系起来的记忆关联和网络，从而刺激渴望。这一解释符合物质使用的负强化和自我药疗模型。

其他研究表明，在受虐待的个体中普遍存在的诸如羞耻感或内疚感等负面情绪，也可能刺激被诊断为物质依赖的患者的渴望，无论是否共患 PTSD。此外，创伤后的症状和诊断可能会增加物质滥用和依赖的风险，这与创伤经历无关。这些发现在青少年和年轻人中都得到了证实。外化障碍和症状（如行为问题、注意缺陷多动障碍）是解释从儿童期虐待到物质使用问题发生和发展的其他风险因素的关键。一项关于儿童期虐待和忽视的纵向研究，对 4 岁、8 岁、12 岁和 18 岁的参与者进行了评估，结果表明儿童期创伤史，尤其是性虐待和忽视，通过外化行为（评估年龄为 8 岁）预测了饮酒和大麻使用的开始年龄；然而，在这项研究中，内化行为并未介导儿童期虐待与药物使用之间的关联，仍需要用进一步的研究来阐明共病精神障碍在从儿童期创伤到物质依赖路径中的作用。

四、心理社会发展模型与机制

心理社会发展模型也试图解释儿童期创伤和物质依赖之间的关系。以下内容回顾了一些重要的模型和理论，这些模型和理论解释了儿童期虐待是如何通过降低自尊、人际关系困难、人格风险的发展而增加物质依赖易感性的。

(一)依恋与关系导向模型

依恋与关系导向模型表明，在不利和被忽视的环境中成长，会对儿童的社会和心理发展以及与父母、伴侣和同伴的互动产生负面影响。特别是，照顾者与儿童之间缺乏积极的关系维系和不安全依恋的发展，会对适应性情绪调节和一生的行为功能产生不利影响。

依恋理论指出，不安全的依恋类型(即回避型和恐惧型)和随后的顺从或攻击行为模式可将儿童期创伤经历与后来的物质依赖联系起来。研究表明，儿童期遭受虐待和父母忽视与学龄前儿童的母子关系质量差和不安全依恋有关，这反过来又增加了青少年时期物质滥用的风险。这些功能失调的依恋类型和相关的攻击或顺从行为与青春期与父母的关系(如沟通、监控、情感支持)不良和社会能力的缺乏(如与同龄人发生冲突或被孤立)有关，这反过来增加了加入不正常的同龄人群体及随后的物质滥用及相关问题的风险。此外，童年遭受虐待和父母忽视导致的情绪调节困难可能会出现适应不良的应对策略的发展，如物质滥用。不安全的依恋类型是导致长期使用适应不良的心理社会功能的机制，可将儿童期创伤与后来的物质滥用和物质依赖联系起来。

与父母的关系和依恋方式也会影响受虐待个体的社会化过程，例如，研究发现父母的依恋关系介导了儿童期创伤与青少年期和成年期使用大麻，这反过来又会对他们与批准使用大麻的同龄人交往的倾向产生负面影响。这些研究支持了来自社会发展理论和家庭互动理论(family interaction theory，FIT)的建议，这些理论关注家庭、社会环境和人际关系在儿童期创伤与后来的物质滥用之间的影响，例如，在FIT模型的框架内，亲密的情感纽带，父母与孩子之间无冲突的关系，以及青少年对父母个性、态度和行为的认同，都是预防物质滥用的关键性保护因素。基于FIT发展模型的研究表明，不良的亲子关系与易感性人格特征(如冲动、叛逆)的发展有关，而易感性人格特征与选择吸毒同伴和伴侣及更大的物质依赖风险有关。与未被忽视的同龄人相比，被父母忽视(如缺乏监管、监督、沟通和情感支持)的青少年更容易受到社会压力的影响而饮酒，并表现出更高的酒精使用障碍风险。大多数关于依恋和关系困难的中介作用的研究，都集中在父母忽视对物质滥用的影响上，因此需要更多的研究在其他类型的儿童期创伤的背景下精确验证这些发展模型。此外，还需要进一步研究不安全依恋对母子关系的影响，并将其视为将儿童期创伤与整个生命周期的物质依赖联系起来的重要机制。

社会化过程和依恋也影响了人格特征和自尊的发展，进而影响了物质依赖的易感性。

(二)自尊

表征自我价值的整体评价结构(如自尊、自我评价、自我联想、自我处理、自我看法)在个体的心理健康中起着重要的作用。消极和不稳定的自尊与内化和外化问题的更高易感性和物质滥用有关。个人发展和与他人互动的社会环境，对自尊的发展有重大影响。暴露于创伤和受害等不良经历与消极自尊的形成有关。自我功能障碍模型可将低自尊(即自我贬损)与较高的使用物质的风险联系起来，以减轻与童年虐待经历相关的情感痛苦。对被监禁青少年的研究表明，自我贬损介导了身体虐待和性虐待与青少年物质滥用之间的关联，与性别无关。一项针对一群无家可归的妇女的研究表明，儿童期虐待经历、低自卑、抑郁和物质滥用之间存在显著关联。

低自尊水平会增加青少年外化问题的风险，如犯罪、攻击和反社会行为。即使控制了一些重要因素的影响，如成绩、智商、支持性养育、亲子和同伴关系、自恋和社会经济地位等，这种关系也是显著的。在青春期，同伴的反馈和评价，成为个体自我评价和自尊的重要来源。低自尊的青少年可能会使用物质来应对与低自尊相关的负面影响，或者作为一种印象管理策略来获得同伴的接受和认可。青春期自尊水平较低与受害史有关，在这一重要的发育时期，物质滥用的风险较高。有虐待史的儿童和青少年中普遍存在的不良情绪和缺乏社会技能，可能会影响同龄人对其的接受度，导致与主流同龄人产生隔阂，或驱使他们走向不正常的同龄人群体。这一观点与越轨行为的自我贬损/自我提高理论一致，该理论认为参与越轨同伴群体及物质滥用等行为，可能是青少年提高自尊的一种方式。

（三）人格风险概括

儿童期创伤暴露与不适应人格特征的发展相关。一项对年龄范围在20~24岁、40~44岁和60~64岁的7485名个体的纵向研究表明，较高的儿童期创伤水平与发展适应性不良人格特征的风险相关，包括较低的行为抑制和反社会行为，以及较高的神经质和负面影响。横向研究和纵向研究的结果表明，一些人格特征介导了儿童期创伤和随后的物质依赖之间的关联，例如，在社区青少年样本中，冲动和寻求感觉的人格特征介导了儿童期创伤（如暴力、性虐待）和物质滥用之间的关联。在接受儿童福利服务的青少年中，冲动、寻求感觉和绝望的人格特征与饮酒和更多的酒精问题呈正相关，而焦虑敏感性（即对与焦虑相关的身体感觉的恐惧）则与戒酒困难相关。

人格特质也解释了有儿童期创伤史的个体的物质使用行为背后的动机，例如，在接受儿童福利服务的青少年中，焦虑敏感的人格特征与饮酒以顺应社会有关，而绝望和冲动与饮酒以应对负面情绪有关。这些发现表明，受虐待的个体可能会使用酒精和药物来应对与其适应不良的人格特质相关的负面情绪（即负强化）。由于儿童早期的人际关系以及社会和家庭环境在人格发展中起着至关重要的作用，在不利的环境（例如，暴露在虐待和忽视、功能失调和敌对的照料环境中）中长大的个体，可能无法发展出适应性的人格特质，帮助他们有效地应对痛苦的环境和情况。

（四）性别和种族差异在儿童期创伤和物质依赖关系中的调节作用

包括性别和种族差异在内的因素被认为可以缓和儿童期创伤对物质依赖的影响。在患有物质依赖的男性和女性中，儿童期遭受创伤的比例都很高；然而，在之前的研究中已经发现了一些性别差异。研究表明，在物质依赖的女性中，儿童期性虐待和身体虐待的发生率是男性的2~3倍，儿童期创伤和后来的物质依赖的关联对女性来说更强。与男性相比，女性使用更多的内化行为来应对与创伤经历相关的负面影响，因此更倾向于使用物质进行自我治疗；然而，其他研究发现了性别在儿童期创伤与物质依赖之间的关系中的影响有相反或不一致的结果。一项关于性别在儿童期创伤和物质使用结果之间的联系作用的纵向研究的系统综述表明，儿童期创伤经历的时间、用于评估物质使用结果的测量方法的差异及样本组成是确定儿童期创伤和物质依赖之间联系的性别影响的潜在重要因素。在这篇综述文章中指出存在性别差异的6篇论文中，有5篇关注的是发生在12岁之前的儿童期创伤，而没有发现性别影响的研究评估的是发生在18岁之前的创伤。这些研究中的许多发现都存在一些方法论上的问题，这使得研究者很难就性别差异的存在或不存在得出明确的结论，需要进一步研究性别在儿童期创伤和物质依赖之间的关系中的影响，特别是在年轻人和发育后期的样本中。最近的一项研究使用大量成年人样本（$N=60598$），研究了种族和性别是否会影响早期逆境（家庭挑战和儿童期虐待）与成人心理健康和酒精后果（即重度饮酒和酗酒）之间的联系。研究结果表明，性别并不能调节早期逆境与过度饮酒或抑郁之间的关系；种族调节了早期逆境和重度饮酒之间的联系，但对其他过度饮酒的结果没有影响；与同时报告两种早期逆境（家庭挑战和儿童期虐待）的非西班牙裔白人或黑人相比，报告显示有这两种早期逆境的西班牙裔更有可能酗酒；然而，与没有经历过早期逆境的人相比，早期逆境的经历与所有种族中较高的酗酒率相关。需要进一步的研究，来清楚地了解性别和种族是如何与儿童期创伤和物质依赖之间发生作用的。

第六节　儿童期创伤与进食障碍

进食障碍是一种严重的精神疾病，其特征是与饮食或体重控制相关的思想和行为不适应。最新版的《精神障碍诊断与统计手册》中包括以下几种主要的进食障碍：神经性厌食症（AN）、神经性贪食症（BN）和暴食症（BED），以及其他特定喂养或进食障碍（OSFED）的残留类别。在对美国、拉丁美洲、西欧、新西兰、韩国和其他几个国家或地区的15个一般人群样本进行的荟萃分析中，估计的AN、BN或BED的终生患病率为1.01%。

一、儿童期创伤人群中进食障碍的患病率

在美国36309名成年男性和女性的样本中，研究了在儿童期不同形式的虐待中进食障碍的患病率。调整性别后，报告任何类型的儿童期虐待与所有DSM-Ⅴ饮食障碍的终生风险增加相关，包括AN、BN和BED。那些经历过多种童年虐待的人患病概率更高。当所有类型的儿童期虐待同时被纳入预测AN、BN或BED诊断的模型时，儿童身体虐待与AN和BED有显著的独立关联性；性虐待与AN、BN和BED显著相关；情绪虐待与AN、BN和BED显著相关；情绪忽视与BN和BED显著相关；躯体忽视则与AN和BED显著相关。最后发现儿童期性虐待和身体忽视与男性进食障碍有最强的关联，儿童期性虐待和情感虐待与女性饮食障碍的相关性最强。

二、进食障碍人群中儿童期创伤的发生率

尽管儿童期创伤被认为是精神病理学的一个相对非特异性的风险因素，但荟萃分析数据表明，与物质使用或抑郁症患者相比，进食障碍的患者更有可能报告儿童期创伤。在一项荟萃分析中，包括13059名各年龄段的参与者（符合DSM-Ⅳ标准的AN、BN、BED和未明确规定的进食障碍）和15092名被诊断为其他精神疾病（例如，抑郁，物质依赖）的个体，与精神病科参考样本（5%~46%）和健康对照样本（$N=7736$，1%~35%）相比，进食障碍样本（21%~59%）中儿童期虐待（即性、身体和情感虐待）的发生率更高。总体而言，进食障

碍患者的儿童期虐待行为发生率高于其他精神疾病患者。

与健康对照组相比，儿童期创伤组与进食障碍之间的关联度更高，并且有更多证据表明不同类型的儿童期创伤和进食障碍的诊断类型之间存在差异。在AN组中，26%报告有儿童期性虐待史，17%报告有儿童期身体虐待史，34%报告了有儿童期情感虐待史。在BN组中，35%报告有儿童期性虐待史，33%报告有儿童期身体虐待史，81%报告有儿童期情感虐待史。在BED组中，24%报告有儿童期性虐待史，23%报告有儿童期身体虐待史，59%报告有儿童期情感虐待史。

儿童期创伤与进食障碍诊断之间的关联强度可能存在差异，特别是，暴饮暴食行为和创伤史之间的联系似乎相当紧密，例如，多项研究表明，与AN限制型患者相比，AN暴食/清除型的患者更有可能报告创伤史。这些发现表明暴食/清除症状与儿童期创伤之间存在潜在的联系机制。

基于人群的样本探索了进食障碍风险与特定类型的儿童期虐待之间的关系，其中最常见的是儿童期身体虐待和性虐待。来自基于大人群的样本和元分析的证据支持了儿童期性虐待和身体虐待与进食障碍风险密切相关的假设；但也表明，广义的儿童期虐待是进食障碍的风险因素。然而，正如一项对23项研究的荟萃分析所指出的，这些研究探讨了成人进食障碍与童年情感虐待、情感忽视和人际暴力暴露之间的关系，与更早关注儿童性虐待和身体虐待的文献相比，这些文献相对有限。此外，很少有研究探讨进食障碍与儿童期虐待以外的创伤类别之间的关系，包括食品不安全、暴露于社区暴力、战争、恐怖主义、自然灾害、医疗创伤和事故等。

三、临床相关

(一)进食障碍的严重程度

一项荟萃分析发现，进食障碍人群中的儿童期虐待可能与发病更早、出现暴食/清除症状和总体症状严重程度更高有关，例如，在瑞典的一个大型成人临床样本中($N=4524$)，有创伤史的进食障碍患者在自我报告症状上得分更高，对进食障碍检查自评问卷(eating disorder examination questionnaire，EDE-Q)分量表(饮食限制、进食顾虑、体形顾虑及体重顾虑)的影响虽小但显著；创伤暴露也与更大的继发性心理社会损害相关。同样，在73名14~36岁寻求治疗的韩国女孩和女性的小样本中，身体忽视预示着追求苗条，而性虐待预示着冲动调节和完美主义。有趣的是，在一项针对寻求治疗的青少年样本(12~22岁)中，BMI和预设体重显示受到童年时期创伤暴露的影响，例如，创伤暴露与较高的体重有关。在进一步研究之前，这一发现应谨慎解释，因为有创伤史的患者更有可能患有BN，根据定义，BN与体重的相关性比AN更高。

(二)治疗反应

几项研究探讨了创伤暴露人群中成年患者的进食障碍治疗反应。治疗反应通常用于衡量过早退出治疗的概率及进食障碍严重程度的变化。有研究发现，儿童期的创伤史，包括性虐待和身体虐待，其增加了患有暴饮暴食症患者退出治疗的可能性，与无儿童期创伤史的患者相比，创伤事件次数的增加可能会进一步增加退出治疗的可能性。其他研究表明，遭受创伤的患者更有可能出现较差的治疗结果(例如，没有取得预期的体重进展，暴食/排泄频率减少幅度较小，或饮食失调的自我报告测量值减少较小)。另外，Calugi 等研究发现，有儿童期性虐待史的 AN 患者并没有对住院强化认知行为疗法的治疗结果产生影响。值得注意的是，记录创伤史和治疗结果之间显著关系的研究包括 AN、BN、BED 或 EDNOS 患者的样本，而 Calugi 等的研究只涉及一种创伤和一种饮食障碍。这凸显了未来研究探索不同类型创伤、进食障碍诊断和治疗环境的影响的必要性。

(三)共病精神障碍

儿童期创伤史也被证明会增加进食障碍患者共病精神疾病的可能性。许多研究都集中在共病 PTSD。研究表明，与其他进食障碍患者相比，BN 患者和有创伤史的患者患 PTSD 或阈下 PTSD 的可能性显著增加；此外，在 AN 暴食/清除亚型、BED 或亚临床暴食的患者中也有类似的发现。少数研究发现，有创伤史的 AN 患者与 BN 患者共患 PTSD 的风险相似，但研究结果是混合的，原始文献中没有包括 AN 暴食/清除亚型的研究。值得注意的是，创伤暴露的进食障碍人群共病 PTSD 一直与进食障碍的严重程度增加有关，虽然这种影响在多大程度上可以用整体心理困扰升高与进食障碍和 PTSD 之间的共同症状(包括情绪失调和冲动性)来解释，但目前还不清楚。

虽然大多数研究都集中在 PTSD 上，但也有几项调查记录了创伤和进食障碍患者的其他共病，例如，与没有创伤史的患者相比，有进食障碍和儿童期创伤史的患者有更高比例的自杀意念和企图；共病自杀在 BN 谱比限制谱更普遍。共病抑郁与进食障碍患者的所有类型的儿童期创伤有关，有证据表明，抑郁症状可能介导儿童期创伤对进食障碍风险的影响。这一发现在暴食症谱系障碍和 AN 中都得到了记录。在 BN 中，创伤史与边缘型人格和物质使用障碍有关。在所有进食障碍的诊断中，创伤史与较高的焦虑、强迫症症状和较低的自尊心相关。

四、潜在机制

研究已经提出了用多种机制来调节创伤暴露与进食障碍的发展或维持之间的关系，但具体途径尚不清楚。心理学和生物学模型都被认为是将环境创伤，尤其是儿童期情感、性虐待和虐待，与进食相关障碍联系起来的潜在模型。

(一)心理中介与机制

在考虑心理机制时，与暴露于儿童不良事件相关的情绪失调、消极适应性不良认知、分离和冲动，与进食的病理有关。儿童期虐待会增加情绪失调的风险，这反过来可能会增加进食模式紊乱的风险。多项研究表明，在遭受童年虐待，尤其是情感虐待和性虐待的患者中，情绪失调是进食失调行为发展和维持以及自伤行为相关症状的一个促进因素。创伤暴露后的情绪失调被认为是一种稳定的特征，最终导致有儿童期虐待史的患者的精神病理和临床表现更加复杂。

除了情绪失调之外，负面情绪也被认为是童年不良经历或创伤与进食障碍之间的潜在中介。与抑郁、自杀、焦虑和易怒相关的负面情绪，被认为是暴食与清除和儿童期创伤之间关系的潜在促进因素。情绪抑制的不适应核心信念(即认为情绪表达是不可取的或不可接受的)和缺陷(即认为自己内在有缺陷或根本不讨人喜欢)与BN症状有关，而自我批评则与暴饮暴食行为有关。暴食情绪调节理论假设认为，暴食的功能在一定程度上有助于调节暴露于创伤的患者的情绪。儿童期情感和性虐待与进食障碍病理之间的其他中介因素包括：对不信任/虐待和遗弃的不适应核心信念等。

分离不仅与进食障碍的病理有关，还通常与其他中介因素有关。情绪失调和分离是儿童期创伤和进食精神病理之间的重要中介。研究133名AN和BN患者的样本发现，与未受虐待的患者相比，有虐待史的患者更大的冲动和更高水平的人格解体与身体不适有关。其他研究表明，对身体的不满和分离在有儿童期性虐待史的患者中为特别相关。与健康对照组($N=86$)相比，进食障碍患者($N=86$)表现出更高水平的儿童期创伤和分离。BN和AN暴食/清除亚型的个体表现出最高水平的分离，这些分离和儿童期创伤都可用于预测暴食症状的严重程度。

分离通常与创伤暴露有关，与PTSD有内在联系，最近在DSM-V中被描述为PTSD的一个亚型。研究表明PTSD症状和创伤相关行为在进食障碍和潜在创伤暴露之间起着中介作用。此外，一些研究认为，暴露于潜在的创伤事件会诱发进食障碍的发生，而其他研究表明，与事件本身相比，PTSD症状对进食障碍与潜在的创伤性暴露的关系会产生更大的影响。

与其他进食障碍行为相比，暴露于潜在的创伤事件与暴食和排泄之间的关系更大，即使在AN患者中也是如此。PTSD和进食障碍行为具有双向和功能上的关系，严重的食物限制、暴食和排泄等行为可能通过抑制过度兴奋和强化回避症状来减轻PTSD症状，尽管这种行为模式负责维持这两种障碍。几项研究证实了PTSD的维持与进食障碍之间的这种双向强化关系。与PTSD和进食障碍精神病理学发展相关的具体因素，包括身体不适、去抑制和冲动。与没有BN或BED的同龄人相比，暴食的女性寻求感觉行为和去抑制的比率更高。

(二)神经生物学中介因素与机制

调节应激反应的HPA轴已被确认为一种可能的机制，其通过提高对身心健康的长期有害后遗症的风险来转移早期创伤暴露的影响。HPA轴的高反应性和低反应性与创伤暴露有关。HPA轴调节可能介导儿童期创伤与成人进食障碍之间的关系。早期创伤暴露对进食障碍患者的HPA轴功能的影响，包括AN和BN患者的皮质醇觉醒反应受损，唾液皮质醇对TSST的反应降低，以及与没有儿童期虐待史的个体相比，AN和童年遭受虐待的患者TSST前后的焦虑水平增加。他们的研究表明，儿童期的创伤暴露对AN成年人的HPA轴对社会心理应激源的反应具有持久的不利影响。创伤暴露时的发育阶段及发育敏感年龄的暴露次数，可能会对HPA轴的调节产生不同的影响，在进食障碍患者中，较早的暴露可能会更显著地影响发育轨迹和应激反应的调节。

对进食障碍的表观遗传学机制的研究主要集中在DNA甲基化上，在这个过程中，环境的影响可能通过在特定的基因组区域添加甲基群来改变未来的基因表达和功能。目前确定的影响DNA甲基化的环境决定因素，包括早期不良童年经历、饮食因素和围产期损害。

几项研究检查了经历过儿童期虐待的BN和共病边缘型人格障碍(BPD)或自杀倾向患

者的 DNA 甲基化。有学者研究了 BN 与脑源性神经营养因子(BDNF)变异之间的关系，并观察到 BN 女性，尤其是合并 BPD 或有儿童期虐待史的女性，在特定的 BDNF 启动子区域位点上甲基化率会升高。他们指出 *BDNF* 基因的高甲基化可能与饮食失调状态、发育应激暴露和共病精神病理学有关。此外，共病 BPD 或有自杀史的女性 BN 患者显示了特定 GR 外显子 1C 启动子位点的高甲基化，尽管在该研究中，儿童期虐待没有显示出平行效应。与没有进食障碍的女性相比，有暴食症谱系障碍(BSD)和儿童期性虐待史的女性表现出 DRD2 甲基化水平的升高趋势，尽管 BSD 和 NED 组 DRD2 启动子甲基化的平均百分比没有差异。这一发现可能表明，表观遗传修饰反映的是儿童期创伤的影响，而不是进食障碍的影响。基因环境机制与 BN 患者血清素转运子启动子多态性 *5-HTTLPR S* 等位基因的转录有关。报告显示，有严重儿童期虐待史的 BN 的 *5-HTTLPR S* 等位基因的携带者表现出更明显的反社会行为，其特征是寻求新奇、鲁莽或有敌意。此外，报告有儿童期虐待史的变异糖皮质激素受体(GR) *BCL1 C* 等位基因携带者，与没有遭受虐待的人及具有其他等位基因变异的人相比，表现出 BN 患病率更高的情况。尽管未来的研究可能会揭示表观遗传机制对进食障碍精神病理和暴露于潜在创伤事件的更大影响，但目前，关注 AN 和 BN 的表观遗传研究在数量和样本量上都很有限。

对有儿童期虐待史的进食障碍患者的神经生物学结构的研究，也处于起步阶段。从受虐待的 AN 和 BN 患者中观察到，脑结构调节过程中的白质完整性降低和灰质体积减小通常在进食障碍病理中发挥作用，如奖赏、味觉和身体形象感知。BN 和 BED 患者的神经影像学特征，仍然是未来需要持续研究的主题，创伤、暴食和 BN 之间交叉的神经生物学尚未确定。

总的来说，关于儿童期创伤和进食障碍之间关系的研究文献显示了明确的联系，其中进食障碍人群报告儿童期创伤史的比例高于一般人群。值得注意的是，BN 患者最可能报告儿童期创伤，尤其是有儿童期性虐待和情感虐待的。认知、生理和表观遗传的中介包括情绪失调、负面情绪、HPA 轴的调节和 DNA 甲基化。虽然研究表明儿童期创伤与进食障碍的精神病理在临床上存在显著关系，但儿童期创伤是进食障碍的特定危险因素还是精神病理的一般危险因素，还需要通过进一步的研究来确定。未来的研究还应该包括对异食癖和反刍障碍等诊断个体的研究，并扩展患者的创伤类型和发生创伤的时间的研究。无论因果关系如何，显然都有必要考虑创伤对进食障碍治疗的潜在影响。

第七节　儿童期创伤与人格障碍

人格障碍是人格特质的病理性增强，人格障碍具有三个要素：早年开始，于童年或少年起病；人格的某些方面过于突出或显著增强，导致牢固和持久的适应不良；给本人带来痛苦或贻害周围。人格障碍分为多种亚型，如反社会、分裂型、冲动型、边缘型、偏执型、强迫型、表演型、依赖型等。DSM-Ⅴ在人格障碍的诊断方面取消了精神病学诊断的轴向系统，而继承了 DSM-Ⅳ的聚类系统和分类诊断方法。A 类人格障碍是指具有奇怪或古怪特征的人格障碍，包括偏执型、分裂型人格障碍。B 类人格障碍是指具有戏剧性、情绪化或不稳定特征的人格障碍，包括反社会、边缘型、表演型和自恋型人格障碍。C 类人格障碍是指具有焦虑和恐惧特征的人格障碍，包括回避型、依赖型和强迫型人格障碍。

人格障碍作为一种复杂的精神障碍，其病因机制一直是研究的焦点。在临床中，儿童期创伤和人格障碍之间的关系似乎是一个无处不在的问题。最近的研究揭示了儿童期创伤和人格障碍之间更为复杂的关系。为了理解儿童期创伤和人格障碍的现代理论，将这项工作的主体放在更大的历史背景中是有用的。20 世纪早期，皮埃尔·珍妮特(Pierre Janet)和西格蒙德·弗洛伊德(Sigmund Freud)的研究形成了一个关于儿童期创伤后遗症的基本心理学理论。这种心理学理论认为，创伤会导致对童年受虐的不想要的记忆的压抑。抑制一些内驱力可以通过代偿的方式增强另一些内驱力，从而导致侵入性的精神症状。尽管状态依赖记忆可能在创伤相关的精神病理学中发挥作用，但压抑的记忆在精神病理发展中的中心地位在很大程度上已被证明是错误的。一项针对 2326 名美国成年人的调查发现，8%的人在向治疗师咨询时会提及受压抑的童年虐待，4%的人报告恢复了对过去虐待的记忆。

一、儿童期创伤与人格障碍关系的实证研究

(一)横向研究

在 20 世纪后期，关于边缘型人格障碍和儿童期创伤之间关系的研究避开了理论，转而用实证和统计方法来解决这个问题。一项对 2000 年前关于儿童期虐待和边缘型人格障碍之间关系的研究，将这些以经验为重点的文献分成三波。在第一波研究中，发现边缘型人格障碍与家庭生活中的结构性问题有关，如父母分离或失去父母。在第二波研究中，边缘型人格障碍患者中遭受性虐待的比例过高。在这一阶段，性虐待与边缘型人格障碍的关系似乎是创伤和障碍特异性。在第三波研究中，使用多元统计方法对混合人格障碍综合征的队列进行了研究，确定了与一系列人格障碍相关的复杂的混合虐待经历，包括性虐待、身体虐待和情感忽视。

第三波研究中最大的横断面数据来自协同纵向人格障碍研究，探讨了童年虐待的回顾性报告和人格障碍诊断之间的多变量统计关联。在 668 名参与者中，有 86 人患有分裂型人格障碍，167 人患有边缘型人格障碍，153 人患有回避型人格障碍，153 人患有强迫型人格障碍。与其他诊断类别相比，BPD 组儿童性虐待(CSA)的发生率最高(37.7%)。在预测自杀企图的回归分析中，BPD 患者的 CSA 也是一个显著的协变量，但它不能预测其他自杀行为，这表明 CSA 与 BPD 预后之间存在高度特异性的相互作用。此外，39.7%的分裂型人格障碍和 51%的 BPD 参与者报告了终生 PTSD，而 MDD 参与者的报告比例只有 20.3%。这些结果表明，创伤与分裂型人格障碍和边缘型人格障碍之间存在重要而复杂的关系。

有研究采用了类似的方法，对 182 名患有人格障碍的成年人进行了调查研究，探讨了虐待亚型与人格障碍诊断之间的关系。78%的受试者符合儿童期创伤的标准，这表明创伤是大多数人格障碍诊断中共有的风险因素。偏执型人格障碍与性、身体和情感虐待有关；反社会型人格障碍与性、身体虐待有关，BPD 与情感虐待有关；然而，在 BPD 与儿童期性虐待之间没有发现独特的关系。第三波研究似乎指出了儿童期创伤对不同维度和经历的影响。尽管这一波研究确实概述了虐待经历和人格障碍亚型之间的几种具体关系，但总体数据趋势表明，儿童期创伤和人格障碍之间存在更普遍的联系。

使用与之前研究类似的方法，一项对 231 名精神病患者的研究使用多变量统计方法测

试了一系列创伤——人格障碍的特异性假设。结果证实了 5 个先验假设中的 3 个：①身体虐待与反社会型人格障碍相关；②情感忽视与 A 类障碍相关；③情感虐待与 C 类障碍相关。没有证据表明性虐待与边缘型症状或者情感虐待与自恋症状之间，存在最初假设的独特关联。

两项多变量研究发现，儿童期创伤暴露与人格障碍症状之间存在更普遍的联系。在一项对 70 名受虐待的成年人和 35 名未受虐待的成年人的研究中，尽管在受虐待组中发现了更高水平的偏执型、边缘型、回避型和依赖型人格障碍，但在儿童期创伤和人格障碍症状之间只发现了一般性的关系。在一项针对比利时和荷兰的 409 名患者和非患者志愿者的大型研究中，使用了类似的多变量方法。儿童期创伤史是通过儿童期创伤事件访谈评估的，评估了性虐待、身体虐待、情感虐待、情感忽视和身体忽视。这项研究发现了创伤亚型和人格障碍之间的具体关系，性虐待与偏执型、分裂型、边缘型和回避型人格障碍有关。身体虐待与反社会型人格障碍有关，情感虐待与偏执型、分裂型、边缘型和 C 类人格障碍有关，而情感忽视则与表演型和 BPD 有关。

在迄今为止规模最大、最具代表性的研究中，研究人员分析了来自美国酒精和流行病学调查（NESARC）的 34653 名成年人的数据，以检查儿童期创伤和人格障碍之间的关系，并发现：所有类型的虐待和忽视都与 A 类人格障碍有关，且与分裂型人格障碍之间的关系最为密切，其次是偏执型人格障碍；所有形式的虐待都与 B 类人格障碍有关，其中反社会、边缘型和自恋型人格障碍与所有形式的虐待有关，但没有发现与表演型人格障碍有关；儿童期虐待和 C 类人格障碍之间并没有密切的关系。

分裂型人格障碍：对 25 项实证研究进行回顾后发现，压倒性地支持儿童期创伤与分裂型人格障碍之间的联系，创伤组的优势比为 2.01～4.15。另一项横向研究发现，PTSD 介导了情感虐待史与分裂型人格障碍症状之间的关系。在对来自社区的随机样本采用多维度方法进行分裂型人格研究时，研究人员通过对 1510 名成年人进行电话采访，证实了分裂型人格与儿童期创伤的联系。儿童期虐待史和急性创伤均与分裂型人格障碍症状有关。有趣的是，在男性中，有一些证据表明，童年虐待和分裂型人格障碍之间的关系受到神经发育障碍的调节。对神经发育障碍的调节作用提出了一种可能性，即常见的遗传因素可能解释儿童期虐待和分裂型人格障碍，这种可能性被行为遗传学研究结果强化。

偏执型人格障碍：急性和慢性儿童期创伤都与偏执型人格障碍有关。偏执型人格障碍几乎与所有形式的虐待有关，包括身体、性、情感虐待和情感忽视，例如，在年轻的成年烧伤受害者中，偏执型人格障碍是最普遍的，在半结构化诊断访谈后发现该队列中的患病率为 19.4%。此外，人口范围内的风险因素如社会经济压力，有足够强的影响，导致在美国的某些族裔人群中偏执型人格障碍的发病率升高。认知心理学实验表明，自我消极信念的增加会导致偏执型焦虑。这些数据提供了一些有关导致偏执型焦虑的心理途径的重要线索。

反社会型人格障碍（ASPD）：一条强有力的文献证实，疏忽的儿童养育实践和虐待是儿童和青少年行为障碍的重要风险因素。在法医鉴定的环境中，身体和犯罪受害（但不包括性创伤）与反社会型人格障碍的风险增加 5 倍有关。有趣的是，精神病的特征可能会增加犯罪受害的概率，与精神变态和恐惧之间一般呈负相关，以平衡创伤后精神病理的可能性。这一数据表明了人格精神病理和创伤暴露之间具有双向因果关系的重要性。

边缘型人格障碍：1999 年，对 1980 年至 1995 年发表的 21 项关于 BPD 和儿童期虐待（CSA）相关性的研究（包括 2479 名受试者的数据）的荟萃分析表明，CSA 对 BPD 的综合效应量 r 为 0.28。这种相对较小的效应量可能是由于对非临床人群的抽样研究不太可能发现高比率的 PTSD 和 CSA。主要从临床样本中招募的小型研究，往往具有更大的效应量（$r=0.775$）。作者得出结论，CSA 不太可能在 PTSD 的发展中起到主要的病因作用，但可能与 BPD 结构中的特征有关，例如分离。分离症状通常出现在 BPD 和 PTSD 标准中。这些症状表明了自我在情感上、关系上或时空上的不连续体验。分离症状与寻求新奇、避免伤害等气质特质呈正相关，与自我超越、自我定向等性格特质呈负相关。分离症状被视为是 BPD 的一个重要组成部分。分离体验倾向与人格以非线性方式相互作用，这会增加 BPD 的风险，同时提示创伤相关的分离症状在 BPD 的病因中发挥着关键作用。

（二）纵向研究

有三项纵向研究与儿童期创伤和人格障碍直接相关。在一系列研究中，研究人员追踪了一组受虐待青年，以及一组未受虐待但社会经济地位同样较低的青年。在第一组中，研究人员发现，40%的受虐待儿童在 6 岁到 10 岁期间表现出非弹性轨迹。自我弹性是冲动控制中的一种类似灵活性的特质，会根据社会背景进行调整。研究发现，在情绪易感性较高与情绪调节能力差的个体中，儿童早期虐待被发现先于内化（焦虑和抑郁）症状的增加。在一项关于青少年精神病理虐待史的人格中介分析中，发现虐待与儿童早期的过度控制（强迫）或控制不足（冲动）表现有关。过度控制的表型更可能在青春期发展成内化精神病理，而控制不足的表型更有可能发展成外化精神病理。这项研究是发展心理学的一个里程碑，为创伤与人格特征的相互作用提供了一个初步的认识。

一项长达 47 年的纵向研究跟踪了 129 名在出生后一年内经历中度至重度营养不良但出生体重正常的儿童及 129 名与之匹配的对照组。进入成年后，儿童营养不良与偏执型、分裂型、回避型和依赖型人格障碍的症状水平升高有关。童年虐待与偏执型、分裂型和回避型人格障碍有关。经历过营养不良和虐待的个体的人格障碍症状水平最高，这表明生理和心理压力对人格精神病理学的发展产生了叠加效应。在一项有以社区为基础的 593 个家庭样本、对儿童从儿童期（6 岁）跟踪到成年（平均年龄 33 岁）的研究中，有 12%的样本在 22 岁时至少符合一种人格障碍的标准。一般来说，父母问题行为的数量与人格障碍症状的严重程度相关。在控制了协变量后，低父母关怀与反社会、回避型、边缘型、偏执型和分裂型人格障碍症状的严重程度相关。父母虐待与边缘型、分裂型和偏执型人格障碍症状的严重程度相关。有趣的是，虐待介导了儿童期情绪障碍和成年人人格障碍之间的关系。

二、行为遗传学

为了了解人格障碍的病因，行为遗传学领域使用家庭、双胞胎和混合研究设计来梳理其遗传和环境因素。在关于 10 个 BPD、15 个分裂型+BPD 患者和 44 个分裂型+BPD 旁系家属的首个小型双胞胎研究中，由于没有同卵双胞胎患 BPD，因此没有发现 BPD 的可遗传成分；然而，在随后的研究中，92 对同卵双胞胎和 129 对异卵双胞胎，其中约一半人的临床诊断是人格障碍。研究表明：边缘型人格障碍的遗传率为 0.69，强迫型人格障碍的遗传率为 0.78，分裂型人格障碍的遗传率为 0.61，依赖型人格障碍的遗传率为 0.57，表演型人格障碍的遗传率为 0.67，自恋型人格障碍的遗传率为 0.79；其中偏执型人格障碍(0.28)和分裂型人格障碍(0.29)的遗传率相对较低。

在 2794 名挪威年轻成年双胞胎中，通过测量人格障碍症状的标准计数来检查 DSM-Ⅳ人格障碍的维度表征(实际的人格障碍诊断很少，只有 3%)。研究发现，所有人格障碍(偏执型、表演型、边缘型、自恋型、依赖型和强迫症)都有一个广泛的遗传风险因素；其次是第二个遗传因素，它只对边缘型和反社会型人格障碍有影响。

三、基因与遗传相互作用

共享环境对人格障碍风险没有任何重大影响，这驳斥了创伤相关人格精神病理学的简单模型，而遗传因素在人格障碍病因学中的重要作用支持了人格精神病理学的生物学模型。非共享环境效应检测到环境可能会产生影响，但它不会直接影响精神病理学，而是通过与遗传因素的相互作用影响精神病理学。这表明创伤对神经生物学的影响可能特别重要。更为复杂的是，创伤暴露的心理弹性是由遗传因素决定的，这种现象被称为基因环境相关性。基因可以影响人们受到攻击时的情绪反应。它们还会影响亲代抚育的体验。人格特质本身会影响对创伤事件暴露的反应。

因此，两个重要的推论为：首先，儿童期创伤对人格精神病理学的影响可能是通过基因环境对发育中的大脑的影响来介导的；其次，创伤暴露可能部分是由遗传因素介导的。表观遗传学领域开启了关于环境如何对表型和行为产生长期影响的新视野。目前，关于 *FKBP5* 基因(*FKBP5* 是糖皮质激素受体的共伴侣调节因子)、糖皮质激素受体基因(*NR3C1*)和 BPD 中单胺氧化酶 A 启动子的表观遗传学研究已有初步报道。这些表观遗传效应可能对人格障碍的精神病理学具有明显的神经生物学意义。在动物模型中，母体护理的表观遗传效应可能是可逆的，这为未来针对表观遗传修饰的潜在新治疗方法指明了方向。

四、文化和种族背景因素

研究发现，文化和种族对人格障碍的发展有影响，例如，人格障碍的患病率存在种族差异，亚洲人的患病率较低，非洲裔美国人的某些诊断率较高。研究发现，在澳大利亚本土人口中，结构性暴力、人际暴力和 BPD 症状表现之间存在联系。自然实验如随机分配资源到不同的社会部门，也揭示了这一问题。意外的额外收入与儿童精神疾病的减少相关，这种影响完全由父母监督水平决定，对行为障碍和对立障碍的外化症状影响最大。结构性暴力和人际暴力的影响已经被发现可以解释偏执型人格障碍的种族差异。与发育中的大脑相互作用的环境因素(如儿童期接触铅)与神经质纵向相关，并降低了随和性和尽责性。综上，影响人格障碍的文化和其他广泛的背景因素可以被理解为遗传与个体对环境的独特体验之间的相互作用。

五、神经生物学

儿童期创伤对大脑系统的发展有广泛的不同影响，这些影响可非特异性地提高人格精神病理学的整体水平。

(一)皮质醇

越来越多的证据表明下丘脑-垂体-肾上腺(HPA)轴与BPD的相关性。皮质醇是人类HPA轴激活的主要最终产物，通过对HPA轴的反馈抑制，在调节应激反应的强度和持续时间方面发挥着重要作用。基础皮质醇水平的改变与HPA轴的失调有关，这对应激反应具有重要意义。尽管结果有些不一致，但总体证据表明，与健康对照组相比，BPD患者的基础皮质醇水平较低。值得注意的是，PTSD患者通常也表现出基础皮质醇水平的钝化和地塞米松抑制试验(dexamethasone suppression test，DST)的敏感性增加，这是一种衡量HPA轴对负反馈敏感性的方法。相比之下，MDD患者通常表现为基础皮质醇升高，对DST的敏感性减弱。因此，BPD患者的皮质醇特征可能与抑郁和PTSD症状之间的相互作用密切相关。的确，有研究发现BPD患者的基础皮质醇水平与MDD症状呈正相关。此外，与PTSD症状较低的BPD患者相比，BPD同时合并PTSD和具有PTSD症状高发的BPD患者对DST的敏感性增加，这一结果也支持了这一理论框架。此外，BPD患者在儿童期创伤问卷(儿童期创伤暴露的回顾性测量方法)中报告了更多的儿童期创伤，并显示了较低的基础皮质醇水平，这与更类似于PTSD患者的特征一致，后者通常被发现具有较低的外周皮质醇水平。这些不同症状特征的影响，可以解释在BPD组中皮质醇研究之间的不一致。BPD的皮质醇水平似乎与患者的抑郁和PTSD症状特征密切相关，反映了创伤和情绪症状对应激反应和调节的复杂相互作用。

(二)促肾上腺皮质激素释放激素

在脑脊液中测得的促肾上腺皮质激素释放激素(corticotropin-releasing hormone，CRH)的水平在PTSD患者中升高。CRH是HPA轴的重要积极驱动因子，通过作用于脑CRH受体对脑功能产生独立、直接的影响。CRH信号的核心效应包括对刺激的情绪反应的增加和社会行为的改变。研究发现儿童期创伤史，特别是情感忽视，与人格障碍成人的CRH驱动增加有关。中枢CRH驱动与垂体和肾上腺对地塞米松/CRH联合刺激的反应性呈负相关，这与中枢CRH驱动增强时的外周下调一致。实际上，儿童期创伤暴露史被发现与皮质醇和促肾上腺皮质激素(ACTH)对地塞米松/CRH联合刺激的反应减弱有关而不是增强。虽然在这些研究中测试的受试者都不符合PTSD的标准，但增加的中央CRH驱动和下调的外周反应类似于在PTSD中观察到的。实际上，共病PTSD也被发现与对外源性地塞米松/CRH挑战下的ACTH反应减弱有关。此外，下丘脑慢性改变CRH释放设定值后，下丘脑灰质体积在BPD中增加，并与儿童期虐待问卷评分呈正相关，这也是HPA轴异常在BPD中的影响。HPA轴的功能障碍，似乎是理解人格障碍中创伤诱导的应激反应性变化的关键机制。

(三)*NR3C1*和*FKBP5*

创伤引起的HPA轴功能改变的另一个机制来自糖皮质激素受体基因(*NR3C1*)，该基因在为HPA轴提供负反馈方面非常重要。BPD中的儿童期身体虐待与*NR3C1*启动子的甲基化(一种基因表达的表观遗传调控形式)相关。甲基化已经被证明与BPD症状严重程度、自伤行为和住院治疗呈正相关，这可能与其对HPA轴失调的影响有关。

BDNF 基因的发现为基因与环境的交互作用和表观遗传效应提供了初步证据。BDNF 是一种重要的信号分子，在宏观结构和微观结构水平上影响发育中的大脑，其血浆水平在 BPD 患者中被证明会降低。有趣的是，对辩证行为疗法(DBT)的心理治疗干预的反应者表现出甲基化降低，而大多数 BPD 受试者随着时间的推移甲基化增加，这表明认知疗法具有潜在的表观遗传学益处。研究发现，BDNF 196A Val66Met 多态性与儿童期虐待和早期生活压力的反应导致海马体体积减小和 BDNF 水平降低有关，并且可能会降低压力弹性，增加以后患精神障碍的风险。此外，与 Val66Met 变异的 BPD 患者相比，Val66Val 变异的 BPD 患者的冲动攻击行为减少，这表明 *BDNF 196A* 等位基因对 BPD 的攻击症状起到中介作用。需要更多的研究来描述 BPD 中 *BDNF* 基因与环境的交互作用和神经生物学相互作用之间的复杂关系。

六、与创伤相关的大脑结构改变

在 BPD 中也检测到与创伤相关的大脑结构改变。荟萃分析证实 BPD 中杏仁核和海马体结构体积减小。这些发现非常重要，因为海马和杏仁核在人格障碍症状核心的应激反应行为中处于中心位置。重要的是，BPD 受创伤患者的这些变化可能与共病 PTSD 有关。PTSD 患者的特点是海马和左杏仁核的体积减小。在比较 BPD 患者与 BPD 共病 PTSD 患者时，一组报告共病组海马体积较对照组减少，另一组报告共病 PTSD 对海马体积没有影响。此外，研究人员发现在共病组中杏仁核对疼痛的反应会减弱。与神经内分泌研究一样，脑结构成像研究表明，PTSD 的共病也会影响创伤的生物学特征。

在边缘系统之外，调节社会认知功能(例如心智理论和分离症状)的额顶叶回路在创伤和人格障碍中引起了关注。创伤可能与 BPD 中面部表情检测的降低有关。在认知共情的取景神经过程中，创伤也可能对颞顶叶交界处的功能产生影响。初步数据指向 BPD 中白质束和顶叶回路的灰质体积异常发育。众所周知，这些回路可能在 BPD 的症状(如分离)中发挥关键作用。需要更多的研究来了解环境如何与遗传和生物因素一起影响人格障碍症状的表现。

第八节　儿童期创伤与分离障碍

分离障碍是一组以意识、记忆、身份、情感、感知、躯体表现、运动控制和行为的解离、破坏、中断为主要症状的精神障碍，可潜在地破坏心理功能的各个方面。在最具戏剧性的形式中，这种不连续表现为显著的身份破坏，通常可在分离性身份识别障碍(dissociative identify disorder，DID)中观察到。其他类型的分离障碍代表慢性解离的部分表现(即仅局限于较少数量的症状)或对应激事件的急性和/或短暂的解离反应(单症状和多症状类型的任何一种)。正常人能够区分自己的身份、记忆和感知觉等信息，而处于分离状态的个体则无法将其身份、记忆及感知觉等信息进行有效整合，但这种状态不同于妄想。精神动力学的观点认为，分离状态是当个体面对不可抵抗的创伤、高压或痛苦时，表现出的一种特殊的应对机制或防御机制。

一、分离障碍流行病学

不同国家进行的研究对分离障碍患病率达成了共识，在临床环境中分离障碍的患病率略高于10%。由于轻度或部分类型的分离障碍占优势，其患病率似乎在普通人群中更高。在一些特殊人群中，即青少年精神科门诊患者、精神科急诊病房患者和化学药物的依赖者，分离障碍的患病率超过了这个比率。

虽然女性分离障碍在临床环境中占主导地位，但一项基于标准化诊断临床访谈的普通人群研究表明，分离障碍的性别分布没有显著差异。一项基于自我报告评估在一般人群中进行的研究表明，尽管平均得分没有显著差异，但女性的分离经历得分是男性的2倍。显然，女性似乎更容易出现相对严重的临床状况，也就是说，她们在临床环境和症状较多的群体中的比例过高。这可能是由于创伤前因、性别角色特征、寻求帮助的行为以及最后但并非最不重要的表达痛苦的方式的差异造成的。患有分离障碍的男性更容易隐藏自己的症状。

然而，一项基于标准化临床诊断面谈的青少年精神科门诊患者的研究结果显示，在分离障碍的患病率方面并未产生性别差异。随着时间的推移，青春期的分离障碍可能会得到改善，或者转向其他不那么脆弱的病例亚组，这可以解释成年后性别分布的变化。研究特征包括评估工具的差异，也可能影响报告的患病率，例如，自我报告和临床面谈的差异可能有系统性的原因。对分离体验的自我意识下降可能是由健忘症引起的，健忘症尤其可能干扰自我报告。

临床研究和普通人群研究都筛查出了慢性分离障碍。最近，DSM-Ⅴ将给应激事件的急性分离反应引入了一个新的诊断类别，它被列在其他特定的分离障碍中。根据定义，该类别包括持续时间小于1个月的情况。令人惊讶的是，关于此类反应的发生率的信息很少，这种反应涵盖了广泛的严重程度，甚至达到了最极端形式的短暂精神病性障碍的程度。急性反应也可能与慢性分离障碍（如DID或其他部分形式）有关，导致额外诊断变得冗余。慢性分离障碍的核心症状是处于休眠状态，直到被压力事件触发时症状才会突出显示，由于这种急性短暂性状况而转向精神科急诊时，其通常被作为临床医生的诊断窗口。

二、儿童期创伤对分离障碍的影响

在所有精神疾病中，分离障碍是出现频率最高的诊断。DID是创伤性病因学研究中研究得最多的分离障碍类型，即在美国、澳大利亚、土耳其、波多黎各、荷兰、德国和加拿大的临床研究中一致发现，DID与儿童期的长期虐待经历有关，通常是由依恋者造成的。

一些研究通过使用来自医院、警察和儿童保护机构或证人的确证文件，证实了DID的严重虐待史。有些患者在治疗过程中记得某些创伤性记忆，而这些记忆以前是被分离性遗忘症掩盖的；然而，这种被压抑的或恢复的记忆对创伤性生活史的患病率没有任何影响，即使在大多数临床系列研究中，在任何特定的治疗干预之前，90%~100%的患者报告了儿童期虐待和/或忽视的情况。

除了发育性创伤，社会认知后遗症、创伤产生的神经生物学反应、生物衍生特征和表观遗传机制也可能导致分离性精神病理学的出现。一般来说，分离既与童年逆境有关，也与基因有关。高催眠能力，是一种非病理的能力，也被认为是分离障碍的必要素质。尽管与其他精神障碍患者相比，分离障碍患者具有更高的催眠能力，但这一特征也普遍存在于慢性难治性创伤后状态患者中。总之，分离障碍可被视为精神病学中生物-心理-社会模式的典型疾病模型。

三、分离障碍的精神病理

为了超越流行病学研究的局限，儿童期创伤和分离障碍之间的联系需要从整体概念化和精神病理发生的角度加以阐述。例如，它不仅仅是对单一创伤事件的焦虑主导反应，而是大量的证据促使临床医生和研究人员将创伤相关障碍的概念转化为人际创伤的长期和多维后果。发育性创伤是指在特定关系和环境中反复发生的一种应激事件，通常在一段时间内发生。童年虐待(性、情感和身体虐待)和忽视(身体和情感忽视)是典型的慢性创伤形式。急性和慢性压力之间的区别也有神经生物学上的影响。

分离障碍目前被理解为创伤后发育状况，其不良经历通常开始于童年早期，即青春期之前。例如，在 DID 及其亚阈值形式中观察到的身份改变可能被认为是创伤相关的精神入侵和回避的一种表现，这与 PTSD 的基本机制相对应。尽管两者之间的动力学是相似的，但在 DID 中存在具有自己第一人称视角的离散身份，以及这些身份之间的意识中断，而 PTSD 中不会出现这种情况；然而，这些离散的身份通常与某些创伤性经历有关(即他们可能携带与经历相关的记忆、认知和情感)；然而，这种关系也可能以一种变相的形式发生，即一个独特的人格状态可能带有补偿性的认知图式或心理防御，如否认、投射或合理化，以应对创伤体验。基于离散身份的精神组织允许长期维护由互不相容的精神内容块组成的内部系统。不同的身份也可能是通过自恋-认同融合过程形成的，即通过复制或模仿“他人”，包括在进一步的压力体验上创建新的或修改原有的内部系统的独特实体。在被忽视的环境中长大和分离精神病理增加了这些倾向。与创伤相关的“对施暴者的依恋”人际关系模式试图通过这种融合倾向来应对虐待。

此外，发育性创伤可能始于早期与照顾者的人际依恋关系的干扰。镜像缺陷是婴儿与照顾者之间不匹配的一个例子。Bowlby 在 1982 年提出，这种经历会导致婴儿发展出对自我和依恋图形的多重内部表征，他称之为内部工作模型(IWM)。在某一情境下，一种 IWM 在调节人际关系方面占据主导地位，而其他 IWM 则与主流意识体验保持分离，后者在紧张的情况下出现，以一种可能被视为与人通常的自我意识格格不入的方式调节情绪和认知。因此，后来的创伤，例如虐待、忽视或暴露在一个明显或隐蔽的功能失调的家庭可能会进一步加剧这种分裂。自我意识和能动性都受到这些变化的影响。

人格结构分离模型是基于人格潜在划分的想法，其中每个分离子系统都有自己的第一人称视角。人格的“表面正常”部分以日常功能为导向，避免创伤性精神内容，而人格的“情感”部分则固定在创伤性经历中。受创伤的个体在这些不同的部分之间交替活动，这些部分可能以顺序或并行的方式被激活。人格的每个部分都是由多个行为系统组成的，这些行为系统致力于个体或物种的生存(例如，战斗、逃跑、屈服、求助)。

四、分离的身心意义

Putnam 提出，与创伤相关的离散状态不仅在显性行为(例如，睡眠、进食、社交、逃离危险)上有所不同，而且在所有其他的心理生理方面上也有所不同(例如，觉醒水平、心率、动机、情感基调、思维模式和内容、评估和大脑区域激活）；相反，在婴儿和幼儿中，这种心理、生理差异可能构成后来病理性分离症状的前兆，如在最极端的情况下，通过分离身份，最初通过生物命令（例如，需要吃饭、睡觉），然后通过经验（例如，暴露于创伤性压力）分离出不同的行为状态来支持生存并促进适应环境。随着时间的推移出现的离散行为状态可能会被详细阐述，并在随后的创伤经历中被进一步研究。

虽然分离的身体方面可归入躯体形态分离，但有一种特殊类型的表现应与此范围内的其他躯体症状区分开来：转化（功能性神经）症状。根据定义，转化症状会影响自愿性器官系统（如呕吐、失明、四肢瘫痪、昏厥、假性癫痫发作）。慢性躯体形态分离可能指向隐藏的或难以识别的创伤史，如童年忽视，但转化症状通常具有急性性质，构成医疗紧急情况。急性和短暂的转化症状可能伴有明显的分离症状（例如，人格解体、健忘症）。严重和持续的转化症状可能是一种未被承认的慢性分离性障碍或 PTSD 的指标。

总之，分离障碍由阴性症状（例如，健忘症、感觉及运动功能丧失）和阳性症状（例如，幻觉、闪回、假性癫痫）组成，即侵入型或遗漏型的症状群。那些影响感觉及运动功能的症状（例如，假性癫痫和分离性失明等功能性神经症状）可能表现为身体（通常是神经系统）疾病，需要进行一般的医疗护理。

五、异化是分离的基础

异化（对自己和/或环境的疏远）是分离的核心。这表现在人格解体的临床现象中，这意味着个性化的损害；即所有心理官能（如感知、记忆、想象、思想、感觉等）都属于自己的体验。这是建立自我意识和代理意识的基础。时间感知的丧失（又称去时间化）可能伴随着这种人格解体。Janet 认为去人格化和去时间化都是破坏现实体验的核心障碍，因为对体验意义的真正理解是整合的必要条件。

一方面，虽然以人格解体形式的异化在所有的分离性障碍中都很常见，但切换到或共存的交替人格状态是身份分裂的更典型案例。另一方面，以人格解体和现实解体为主要特征的临床症状可能会随着时间的推移而转化为身份碎片。在一项实证研究中，异化被视为区分 DID 和 PTSD 的唯一认知评估变量。虽然 DID 和 PTSD 组参与者对羞耻、背叛、自责、愤怒和恐惧的评价相似，但 DID 组的参与者认为自己正在经历更多的疏离感。事实上，这些患者经历了人格解体和现实解体，这可能会追溯到他们的童年时期。简单地说，他们感到孤独、疏离和与众不同；他们经常感到非常孤立/孤独，认为自己是宇宙中唯一与他人不同的人，甚至在理解自己时也有困难。

这种情况会对个人产生双重影响。首先，虐待和忽视可能会激发疏离感、孤立感和孤独感。其次，关系支持对于建设性地处理特定的虐待行为是必要的。如果无法做到这一点，孩子就无法通过包含相关情感状态的叙述来理解这种经历。这阻碍了虐待经历与其他自传体经历的融合。因此，虐待/忽视经历的表现在精神上仍然是孤立的。随着事件的进一步发生和孤立，儿童根据包括受虐待经历在内的连贯叙述来发展普通的自我与他人关系感的能力受到阻碍，分离性身份可能开始形成。这是创伤的“螺旋式下降”。

这一过程不仅影响主体对创伤经历的感知，还影响主体对自身的感知。受创伤的主体可以从多个现实版本的角度来评估自己。每次重复之后的体验可能会不同，因此受影响的人会产生孤独的主观性。在分离性遗忘症的作用下，这种感知碎片化会导致人格解体、现实解体和身份改变，因为对现实的多重感知可能会破坏个性化，即一个人的所有心理能力(如感知、身体知觉、记忆提取、想象、思想、感觉等)都属于自己的经验。人格解体是临床类别的核心要素，被认为是与创伤相关的病症，例如，边缘型人格、转化型人格和某些类型的抑郁症。

六、分离与意识改变

分离个体也可能导致意识改变，这在有创伤史的患者中很常见。在 Frewen 和 Lanius 的意识模型中，研究人员将创伤相关的意识状态改变与正常的清醒意识进行了比较。这两个体验极点可以在时间记忆意识(闪回 vs 侵入式回忆和痛苦提醒)、思想(声音听觉 vs 消极的自我参照思维)、身体(无形 vs 有形的痛苦经历)和情绪(麻木和情感关闭 vs 消极情绪的非分离形式)中观察到。实际上，这四个维度都反映了人格解体的认知-情感和身体状况。

受 Janet 的启发，分离的结构理论强调"人格分裂"("双重")或"碎片化"是分离的主要特征，而吸收体验被认为是非病理性的。Schimmenti 和 Sar 的一项研究表明，恍惚状态本身也是一种与催眠现象密切相关的分离性现象。事实上，恍惚状态是基于意识的缩小，归根到底与"分裂"没有区别。

七、创伤记忆是一种内在驱动力

在创伤经历之后，大量心理操作选择的增加(膨胀)也促进了认知异化。这种选择通常是根据过去其他有问题的经验中表述不充分的操作。在这些重复的过程中，它们被部分或全部转移到不活跃的记忆中。由于感知嵌入在时间中，在处理创伤经验时，主体专注于过去的经验，同时处于现在。这种时间的去双重化导致了去时间化，因为主体与当前时间的接触减弱了。

在活动记忆中重复这些操作的表现，就是试图解决创伤；然而，反复的创伤经历和解决方案彼此分离，而不是趋同。被排除的操作，可能会为分离个体的不同心理状态或平行的不同心理结构的近期或未来发展奠定基础。心理操作被排除在当前的处理过程之外并形成不同的人格状态，然后在生活问题的进一步领域内被激活成为解决方案。

创伤解决的标志是主体能够有足够的能力和机会对创伤经历作出反应。逃避，部分否认或者处理情况直到它被解决是可能的。创伤经历的不充分处理导致过去的创伤在 1995 年发表的论文中被指出："歇斯底里症主要受到回忆的影响。"这种需求被称为完成倾向，需要将新的信息与基于旧信息的内部模型进行匹配，并对两者进行修正，直到两者一致。完成原理总结了人类大脑持续处理新信息以更新自我和世界的内在图式的能力。

根据定义，对创伤体验的感知的任何变化都会导致一个新的内部和外部世界的出现，即现实及其感知的变化。在创伤经历之后，机体会探索如何适应现实世界的变化。在生存的最高使命的背景下，疼痛是内稳态受到威胁的信号。心理创伤会导致与记忆、感觉、情绪和对压力经历的想法有关的精神痛苦，这些痛苦似乎是"创伤反应"的主要驱动力。回避是机体对疼痛的一种自然反应，因此，个体关心的是如何将疼痛保持在可承受范围内，同时保留其信号功能。三模态反应模型是一种应对复杂心理创伤和分离的反应模型，个体对发育性创伤的反应不是连续的，而是以三种可能同时发生的模式描述：急性反应、慢性过程、异化，每一种模式都在情绪的过度调节和欠调节的窗口中运行。三模态反应模型类似于发生在身体上的损伤、反应和疾病。创伤相关疾病的心理治疗干预需要考虑几种模式的可能相关性。三模态反应模型试图涵盖受创伤的个体在为整体生存而战的同时，对难以承受的痛苦付出的努力；然而，生存不仅包括身体方面，也包括心理方面，这些方面都集中在维护一个人独特的自我认同上。

对现实知觉的调节需要考虑内部世界和外部世界之间的相互关系。童年时期的虐待、忽视和不安全的依恋破坏了这种平衡，使内在的现实变得更加引人注目。从发展的角度来看，为了在外部世界和内部世界之间建立平衡，看护者的充分了解是必要的，这意味着，看护者的反应应该与婴儿的精神状态准确匹配。反映幼儿和学龄前儿童思维方式的内部和外部世界的等同被称为心理等同。这种思维方式不考虑对现实的替代观点，因此，幻想可能被视为潜在的真实。这就是为什么获得与心理状态相关的假装是必要的。在假装模式中，想法和感觉可以被想象和谈论，但它们并不对应于真实；否则，主体就会被束缚在一种非黑即白的知觉中，就像在目的论模式中观察到的那样。这限制了象征、联想思维，甚至在某些情况下削弱了幽默感。

在心理等同和假装模式下体验内部现实是分离障碍的典型特征，这在所有类型的辩证心理治疗中都可以看到，例如，"分离悖论"，即与其他非精神病性精神障碍相比，分离障碍患者具有更高的自我确定性，再结合自我反思的减少，这是精神障碍患者产生妄想的原因。由于精神障碍患者在分离障碍中不受干扰，因此自我确定性的增加不会导致认知洞察力的丧失，而认知洞察力的丧失在经验上被定义为自我反思和自我确定性之间的差异。

心智化是一种结构，它提供了关于现实感知的发展和人际关系起源的线索。它被定义为能够理解自己或他人心理状态的能力，是显性行为的基础。心智化能力的发展与照护者的镜像体验之间存在关系，例如，如果看护者表示她在没有表达自己的感受时无法表达情感(无标记的镜像)，孩子会认为看护者的反应是对自身情感的镜像。这意味着，看护者的表达可能会将婴儿的经历外化，并可能会压倒婴儿。这种对容忍之窗的破坏会使看护者的反应具有传染性，并导致情绪升级而不是调整孩子的状态。此外，通过他人体验情绪的倾向可能是由早期人际模板建立的，这是导致儿童情绪失调的第一步，进而影响对现实的感知。儿童心智化部分介导了儿童期性虐待与抑郁症状之间的关系。儿童期性虐待对外化症状和性行为困难的影响依次通过心智化和分离来介导，例如，功能失调的家庭会导致家庭成员之间失调，这并不罕见，也可能对后代的发育造成创伤。根据早期创伤在分离障碍中起关键作用的假设，一项前瞻性研究表明，童年忽视是成年早期分离的一个重要预测因子。

八、儿童期和青春期的分离症状

众所周知，儿童和青少年容易出现分离症状。此外，他们还面临着通过整合来解决自身规范认同危机的发展任务；然而，对儿童和青少年的分离障碍的研究还处于起步阶段。一项诊断筛查研究表明，分离障碍在青少年中的发病率最高。另一项针对土耳其青少年的研究表明，每一种类型的创伤和分离都会导致自杀企图和自残，分离是最有力的预测因子。与成年人相比，儿童和青少年在以一种可以理解的方式构思和报告他们的分离体验方面处于劣势，因为他们通常缺乏所需的沟通工具。如今，越来越多的互联网资源可能为青少年正确理解他们的痛苦开辟了途径。根据儿童和青少年的经验研究，某些类型的交替人格状态是常见的，由于它们与儿童和青少年的规范行为相似，所以相对难以察觉。它们也可能模仿诊断类别，将分离性精神病理隐藏在临床后面，例如，重度抑郁症、破坏性焦虑情绪障碍、注意缺陷多动障碍、反应性依恋障碍或对抗性障碍。

在这些交替的人格状态类型中，以情感、占有体验、具有相同年龄和/或名字的假想伴侣为特征的人格状态，在青少年中很常见。儿童和青少年的转换经历，也可能不会被倒退和愤怒行为的普通标签所识别。具有局限于某些情绪（如愤怒）的交替人格的儿童，可能会被诊断为破坏性失调情绪障碍或青少年双相情绪障碍，这可能会导致药物治疗策略的不准确和无效。在服用新开的抗抑郁药和/或抗精神病药物后，立即转变为愉快的人格状态可能类似于药物干预后的轻躁狂反应，这可能发生在“分离性抑郁”之后。可以考虑在未来的儿童和青少年研究中，划定一个新类别——“分离性情绪障碍”。

正如日本的“隐蔽青年”（即一种通常在青春期发病的慢性分离性障碍），通过破坏其与一般创伤相关精神病理的关联，将分离性精神病理学置于文化束缚之下，可能会妨碍这类人群获得适当的治疗。这种以“表面上正常”的中产阶级和中上层阶级家庭的后代的社交退缩为特征的情况，其特点是情感被忽视。这些案例似乎属于“双重人格”DID 类型，涵盖“不情绪化”和“表面上正常”的宿主人格状态，偶尔切换到“情绪化”和“愤怒”的人格状态，并可能受到“勤劳”和“疏忽”的父母的伤害。许多其他文化中典型的儿童期性虐待史在这些案例中缺乏，这强调了其他发展逆境在分离障碍中的重要性。

九、分离的神经生物学

一项结构 MRI 研究证实，与正常对照相比，DID 患者的海马体和杏仁核更小。DID 患者的海马旁回体积会减小。海马旁回体积的减少（与健康受试者相比）与认知-情绪和感觉-运动分离之间存在显著的相关性。两项单光子发射计算机断层扫描（SPECT）研究发现，与正常对照组相比，具有“宿主”身份的 DID 患者表现出眶额灌注不足。当患者控制不同人格改变状态时，所获得的灌注量没有显著差异。其中一项研究还观察到前额叶区域和枕部区域双侧灌注增加；与健康对照组相比，在另一组中，左（优势半球）外侧颞区灌注增加。这种偏侧化现象在后续研究中尚未得到证实。

尽管可能有精神共病的影响，但是眼眶额叶灌注不足的发现似乎与发育神经生物学的理论理解并不矛盾。纵向神经影像学研究表明，眶额叶皮层是人类大脑中最后完全发育的区域之一，一项基于张量的形态测量学调查显示，早期遭受父母异常照料（如身体虐待等形式）的儿童的眶额皮层体积更小，并且体积的变化与儿童在社会生活的各个方面经历的困难有关。眶额皮层是适应不断变化的环境的回路的关键组成部分，并在情绪和动机状态的控制中发挥着重要作用。针对此，Schore 在 1996 年发表的论文中报道了眶额皮层的发育与情绪调节和依恋之间的关系。

根据这些观察结果和基于神经发育的方法，Forrest 提出了 DID 的“眶额模型”，该模型整合并阐述了四个领域的理论和研究：眶额皮层的神经生物学及其在行为的时间组织中的保护抑制作用、情绪调节的发展、自我发展和眶额皮层的经验依赖性成熟。该模型假设眶额叶皮层由于其抑制功能可以在不同精神状态（即分离性身份）的发展中发挥关键作用。

右侧杏仁核可能与右侧海马体和前扣带回在“记忆”创伤性记忆方面一致，似乎是创伤后的主要驱动力，即重新体验、回避和过度唤醒。这种模式代表了单纯性 PTSD 的基本现象学。对创伤的否定与较薄的右前额叶皮层和较大的右丘脑有关，这可能会抑制对心理疼痛的感知。右侧杏仁核的大小也与抑郁、被动影响体验、恍惚状态和负面影响侵入有关，这些似乎代表了复杂性 PTSD 和“分离性抑郁”。这种模式表明右半球在创伤后的恢复过程中起主导作用，即存在某种偏侧化。

Shore 指出：“右脑从根本上参与了一种应对情绪压力的回避防御机制，包括分离的被动生存策略。”Mutluer 等指出 PTSD 对大脑的双侧具有不对称的影响，右半脑在创伤后反应的主要和次要模式中起主导作用，即复杂 PTSD 类型的单纯性急性和慢性反应。由于左前额叶皮层涉及代表 PTSD 或 DID 分离亚型的症状，因此，与 Shore 提出的不同，分离的核心症状被认为与左脑半球有关，特别是与左前额叶皮层有关。与其他大脑结构总体体积减小相比，左侧前额叶皮层的厚度与分离现象相关，这表明可能存在神经保护现象。否认(更薄的右前额叶皮层)、回避(更小的右杏仁核)和疏远(更厚的左前额叶皮层)似乎与神经生物学有关。有趣的是，左右前额叶皮层的变化都与创伤经历意识的改变有关，但与 PTSD 症状无关。皮层下结构似乎更多地参与了对现实的重新评估。然而否认似乎代表了最糟糕的情况，这与较薄的右前额叶皮层有关。

一些关于童年逆境对神经生物学影响的研究表明，两个半球或大脑不同区域之间的连接性减弱，例如，有人提出，左/右皮质整合能力下降与儿童期性虐待和/或身体虐待有关。胼胝体是连接两个大脑半球同源皮层区域的主要神经通路，具有兴奋和抑制作用，受虐待/忽视患者的胼胝体总体积小于对照组和未受虐待/忽视的精神病患者。性虐待是与女孩胼胝体缩小相关的最强因素。一项弥散张量成像(DTI)研究显示，儿童期受性虐待的 PTSD 青少年胼胝体分数各向异性(即白质完整性)降低，胼胝体完整性异常与愤怒有关。另一项 DTI 研究表明，分离障碍患者右放射前冠的胼胝体分数各向异性显著降低。在受到父亲虐待的女性患者中，不良的父女关系与较低的胼胝体分数之间存在各向异性的关联。这些关于儿童期创伤的神经生物学后果的发现，可能会对分离障碍有影响，例如，与对照组相比，分离个体在通过访谈触发早期依恋记忆后，并未表现出脑电图连接的增加，也就是说，大脑的整体反应缺乏健康对照组中表现的综合反应。

通过偏侧化和连通性的研究，引发了这样一种猜测：至少在整个青春期，连通性减弱可能是受创伤的青少年在右脑处于“前线”工作时“隔离”左脑的“保护性”反应。这种偏侧化似乎也指出了右脑在处理中断的创伤解决方案中的核心作用，特别是在记忆和情绪方面。虽然较厚的左前额叶皮层并不是心理健康的绝对神经生物学标志，但在 PTSD 中精神病理学和所有评估脑区域缩小之间的明显关系支持了这一建议。另一方面，左脑在分离中的特殊作用也可能表明 PTSD 和分离障碍在这方面的区别，即偏侧化似乎是与 PTSD 相关的现象，而分离障碍可能伴随大脑的双侧反应。进一步的研究将揭示这些猜测的潜在准确性。

了解分离障碍的病因需要综合考虑创伤、暴露、应对、认知、神经生物学和发育等因素。这不仅包括创伤经历，还包括家庭动力、儿童发展和依恋。当儿童暴露于混乱、胁迫、明显的严重身体和/或性虐待，或者表面上正常的分离性家庭经常伴随着微妙的忽视、对照顾者的无序依恋、情绪失调和不协调的沟通方式时，就会出现分离障碍。儿童被强烈冲突的需求和情绪所压倒，无法根据适当的自我社会文化建构将离散的行为和情绪状态整合成一个连贯的或相对完整的自我。

第九节　儿童期创伤与自杀行为

自杀行为（包括自杀意念和企图）的流行率及发生率在整个生命周期有所不同，并遵循不同的发展轨迹。在儿童期，自杀行为很少见。在青少年早期，自杀意念在 10～12 岁急剧增强，随后自杀企图激增，这使得青少年早期成为预防自杀的关键时期。自杀行为的发生率在青春期中后期达到高峰，并在整个青年期保持上升，在成年期下降。在青春期，大多数从自杀意念到自杀未遂的转变发生在自杀意念开始后的 1 年内，且超过一半的青少年在第一次进行自杀尝试时自杀身亡。

从青春期早期到成年晚期，自杀的发生率稳步上升。在美国，2019 年有 47511 人（占总人口的 13.9%）死于自杀，其中自杀率最高的年龄段是 55～59 岁。尽管自杀在成年后期更为常见，但它并不是 35 岁及以上人群的三大主要死因之一，而是 10～14 岁、15～24 岁和 25～34 岁年龄组的第二大死因。2019 年，青年年龄校正死亡率分别为 0.06%（5～9 岁）、2.6%（10～14 岁）、10.5%（15～19 岁）和 17.3%（20～24 岁）。在 2019 年青年风险行为调查中，美国疾病控制和预防中心（CDC）对美国 9～12 年级有代表性的学生样本进行了一年两次的调查，调查发现，曾认真考虑过自杀、在过去 12 个月内制订过自杀计划和企图自杀的比例分别为 18.8%、15.7%和 8.9%，其中 2.5%的学生报告称曾有过自杀企图，需要接受治疗（youth risk behavior survey，YRBS，2019 年）。总体而言，YRBS 的几份报告显示，在 2007 年至 2019 年期间有自杀意念，2009 年至 2019 年期间有自杀计划以及 1991 年至 2019 年期间有自杀企图的青少年人数都有所增加。

（一）儿童期创伤概述

童年时期的逆境会给以后的生活带来严重的心理后果。儿童期创伤，广义上被定义为性虐待、身体虐待、情感虐待和忽视，与一系列的病理症状有关，包括自杀意念和企图。接下来的部分将介绍研究虐待和自杀行为的不同理论框架，并提出了可能将儿童期虐待和自杀意念和企图联系起来的潜在机制，如神经认知和执行功能缺陷。

（二）虐待与自杀行为研究的理论框架

虐待的实证研究可以整合到许多理论框架中，这些理论框架都有助于我们理解儿童期虐待与自杀风险之间的关系。

儿童期不良经历（ACE）框架是三种理论框架中最著名、研究最广泛的。ACE 研究由 CDC 和 Kaiser Permanente 在 1995 年到 1997 年期间进行，提供了较早期的将逆境，尤其是累积的逆境与负面的身心健康结果联系起来的基础研究。它包括来自两次采访的 17000 多名成人参与者的数据，其中第一次采访了 8708 名参与者，第二次采访了 8629 名参与者。

参与者回顾性地描述了他们 18 岁前的生活经历及当前的健康和行为。不良经历包括身体、性或心理上的虐待和忽视，父母的心理健康(药物使用和精神疾病)及其他经历(如目睹暴力、父母分居或离婚、家庭成员被监禁)。37.1%的参与者报告无 ACE；近 2/3 的参与者表示至少经历过 1 种 ACE，其中 26.0%报告 1 种，15.9%报告 2 种，8.5%报告 3 种，12.5%报告 4 种或更多的 ACE。

一项使用 ACE 样本的第 1 波队列数据的研究发现，ACE 得分(累积认可的各种不良经历的总和)与成人最主要的死亡原因之间存在分级关系，例如，与那些没有经历过 ACE 的人相比，经历过 4 种或更多的 ACE 的人出现抑郁症状的概率高 4.6 倍，酗酒的概率高 7.4 倍，患性传播疾病的概率高 2.5 倍。此外，那些经历过 4 种或更多 ACE 的人，患心脏病、癌症、卒中和糖尿病的概率高出 1.5~3.9 倍，有自杀企图的概率要高出 12.2 倍。通过对 17000 多名个体的完整样本进行分析后发现，累积的不良经历和终生自杀企图之间存在着分级关系。在调整了其他自杀风险因素后，报告有 1 种 ACE 的个体与那些没有经历过 ACE 的个体相比自杀企图高出 1.7 倍；经历 4 种 ACE 的个体自杀尝试概率高出 3.9 倍；而那些经历 7 种或以上 ACE 的个体尝试自杀的概率则高出 17.0 倍。ACE 框架的支持者认为，ACE 会导致心理、情感和认知调整较差，从而导致终身的危险行为、疾病、残疾和社会功能问题。

最初的 ACE 研究考虑了早期生活经历对成年结局的影响，近期的研究使用了相同的框架结果表明，早期逆境也与儿童和青少年的自杀意念和企图有关。累积的 ACE 与美国、中国、芬兰和南非青少年的跨文化自杀意念和自杀尝试有关。ACE 发生的时间也会影响青少年的自杀行为，如较近期的青少年逆境比更久远的童年逆境，更能预测青少年的自杀意念。此外，童年逆境和青少年逆境是相互作用的，因此在青少年逆境水平较低的情况下，童年逆境对青少年自杀意念的影响更大，反之亦然。ACE 研究和相关研究的关键工作，为早期逆境和健康的累积风险框架提供了充足的证据，这意味着，童年时期不良经历的数量越多，产生不良健康后果的风险就越大。多个 ACE 的影响是累积的，一起经历会比单独经历产生更严重的负面结果，换句话说，累积风险假设每个附加 ACE 的总体风险大于其各部分的总和。

作为一种理论，累积风险理论既有优点也有缺点。它将逆境概念化，围绕着经历的不同类型逆境的简单总和，简洁且易于统计建模，从而为广泛、复杂的分析提供了更高的能力；然而，它没有考虑重要的理论因素，如逆境的频率或严重性，并且其作为一种加法模型，不能考虑逆境变量之间的相互作用。累积风险有助于理解跨地理政治、国家、社区和家庭层面的系统是如何相互作用的，从而对个人健康产生深刻和持久的影响，因此，它对政策的贡献是巨大的；然而，它在本质上缺乏特异性，并且几乎没有提供关于为什么某些经历可能导致某些状况以及每种不良经历是通过哪些机制产生负面结果的见解。因此，累积风险方法无法有效地促进干预措施的发展。

为了解决累积风险的问题，越来越多的研究领域指向了剥夺和威胁模型，其也被称为逆境和精神病理学的维度模型。该模型将早期逆境的连续统一体提炼为两个核心维度：剥夺(缺乏来自环境的预期刺激)和威胁(伤害或伤害的威胁)。具体而言，身体虐待的威胁程度高，剥夺程度低；而忽视的剥夺程度高，威胁程度低。虽然逆境的这两个维度经常同时发生，但威胁和剥夺可以独立测量，并且似乎对学习和恐惧条件反射、神经和生物系统、认知和情感功能、心理健康问题有独特的影响，例如，威胁而非剥夺会影响情绪反应和自动调节的区域，这与交感神经系统和 HPA 轴对社会压力测试的反应迟钝有关。剥夺而非威胁与包括语言能力和执行能力在内的认知功能受损有关。剥夺与外化问题相关，威胁与外化和内化问题相关。尽管使用 DMAP 的研究数量在迅速增长，但这两个维度和相关的损伤与自杀意念和企图的关系尚未得到验证。尽管如此，DMAP 提供了一个有价值的框架，研究人员可以使用该框架对虐待经历进行分类，并通过测试特定的机制来解释儿童和青少年的早期逆境与自杀之间的关系，以期为处于风险中的人开发出更有效的、量身定制的干预措施。

自杀特定理论提供了另一个视角，通过它可以了解虐待和不良经历是如何导致自杀风险的。人际自杀理论指出，感知到的负担感和被挫败的归属感都会导致自杀的欲望，但个体只有在发展获得性能力的情况下，才会继续按照这种欲望采取行动。获得性能力指的是对痛苦和恐惧的习惯化，这将使一个人能够执行自杀所需的身体疼痛或恐吓行为。人际关系理论表明：身体上的痛苦或威胁性的虐待形式（如身体或性虐待），可能有助于提升获得性能力，从而导致自杀行为；而侵入性较小的虐待形式，比如言语虐待或猥亵，可能只会导致自杀意念。

（三）将儿童期创伤与自杀行为联系起来的机制

与儿童期创伤和/或自杀行为相关的几个生物学基础（即表观遗传、大脑结构）和功能障碍的关键领域（即情绪调节、执行功能），可能成为解释虐待-自杀关联的潜在机制。

1. 儿童期创伤、遗传学、表观遗传学和其他生物系统

家庭和收养研究及全基因组关联研究表明，自杀风险存在遗传因素。这些遗传脆弱性与其他精神病理学中所涉及的脆弱性相吻合，这表明基因和自杀行为之间的联系是由适应性不良的认知和情感特征介导的，这些特征在多种精神病理学中存在。重要的是，包括虐待在内的早期生活逆境，与基因表达和相关生物系统功能的改变有关，会导致长期适应不良的生物行为后果，从而增加自杀的风险。虽然已证明在任何年龄暴露于虐待都会增加自杀意念和企图的可能性，但如果虐待是在儿童早期首次经历，则抑郁症状和自杀意念会特别严重，这表明在生物系统的基础发育过程中脆弱性增加。确定关键生物系统和过程，可能可以解释逆境和自杀行为之间的联系，包括血清素情绪调节、HPA 轴应激反应、免疫系统功能和神经可塑性。

5-羟色胺能系统的功能障碍（包括受体、转运体和代谢物浓度的异常），被认为是自杀行为的生物标志物，这在很大程度上是通过对成年人的研究得出的。很少有研究在青少年中证实这种关系。研究表明，与对照组相比，死于自杀的青少年大脑中与情绪反应和调节相关区域（PFC，边缘系统）有关的血清素受体水平更高。表现出自杀行为（包括自杀意念和/或自杀企图）的抑郁症青少年的血清素水平显著高于对照组；然而，在青少年中复制成人研究结果的其他尝试中却产生了不一致的结果，这表明需要有针对性的研究来考察这一时期的特定生物过程（即青春期变化和性别差异）。

环境驱动的基因表达的变异或表观遗传学，已经被证明会导致应激反应系统、HPA 轴的失调。HPA 轴也与儿童期虐待和自杀行为有关。在大量动物研究的基础上，人类研究表明，自杀死亡的个体也有童年虐待或忽视史，表现在海马（HPA 轴的神经调制）中糖皮质激素受体基因表达的表观遗传变化上。该区域糖皮质激素受体密度的降低会破坏 HPA 轴的负反馈回路，导致应激反应和失调的加剧，进而可能导致自杀行为。其他研究表明，儿童期虐待的严重程度和频率可以预测表观遗传糖皮质激素受体变化的程度，这表明在确定生物自杀风险时考虑早期生活逆境的细微差异是至关重要的。

HPA 轴的失调会破坏免疫系统功能，这也被认为是压力性生活事件和自杀之间的机制联系。在健康的免疫系统中，细胞信号因子能够协调促炎和抗炎反应以抵御病原体并维持体内平衡。极端或慢性压力，如虐待引起的压力，会破坏这种适应性反馈回路，导致免疫反应紊乱和慢性炎症，对神经元功能产生有害的长期影响。实际上，促炎细胞因子的异常水平（从自杀死亡的青少年和成人的大脑样本中测得）已被证明可以区分对照精神病患者与有自杀意念、有自杀企图史和/或自杀死亡的患者。一系列与逆境相关的表观遗传变化破坏了基本的神经元功能，包括信号级联和基因转录，也被证明与自杀死亡和自杀企图史有关。这表明广泛的细胞水平异常，可能会导致严重的认知后果，但这些因果关系的复杂性需要进一步研究。

将儿童期虐待和自杀风险联系起来的另一个潜在生物学机制是，由 BDNF 驱动的神经可塑性，它在血清素通路的发展中起着特别关键的作用。BDNF 合成已被证明受到压力的抑制，并且自杀受害者死后大脑中的 BDNF 水平已耗尽。由于 BDNF 在神经发育和可塑性方面发挥着关键作用，因此它被认为是判断青少年自杀行为和自杀死亡尤为重要的指标。

基因-环境相互作用的研究表明，童年时期的虐待，加上影响神经可塑性和参与情绪调节的单胺受体的基因变异，会增加自杀的风险，例如，携带 *Met* 等位基因与 BDNF 活性较低、自杀企图和儿童期虐待有关。此外，与对照组相比，*Met* 等位基因携带者的比例在自杀受害者中更高，在自杀受害者中，*Met* 等位基因在经历过童年逆境的人中比没有经历过童年逆境的人中更常见。在遭受虐待、死于自杀或两者兼有的人中，死后其 BDNF 水平会降低。然而，这项研究并没有发现携带 *Met* 等位基因在自杀受害者中更常见。此外，另一项研究证明了相反的结论，只有不携带 *Met* 等位基因的人，儿童期虐待才与自杀有关。此外，对于那些携带 *5HTTLPR* 基因段多态性（血清素功能的主要调节因子）的人来说，儿童期遭受虐待与更强的自杀念头有关；然而，其他研究未能复制这一发现。因此，需要进一步的研究来阐明通过这些遗传脆弱性，基因表达可能受到虐待调节的特定机制。

2. 儿童期虐待、大脑结构与功能

长期的细胞和系统变化，可能导致适应不良的神经发育。尽管结果有些不一致，并涉及与自杀相关的大脑区域的许多改变，但最一致的发现表明大脑额叶结构的脑容量减少，包括眶额皮质、前额皮质、前扣带皮质及皮质下结构。这些大脑区域控制着认知和情感功能，包括自杀计划、决策、冲动控制、奖赏加工、情绪反应和调节等。胼胝体体积的减小也与自杀行为有关。

针对有自杀行为史的青少年的神经影像学研究显示：右颞上回出现异常，该区域负责

情绪和面部加工的白质高强度，表明连接大脑区域的髓鞘束异常。此外，额纹状体回路中的白质减少以及与情绪认知控制有关的额叶和皮层下区域的静息状态功能连接减少，可以用于区分自杀和非自杀患者。

这些关键大脑区域的结构和功能以及认知和情感功能的通路，也可以将那些经历过童年虐待的人与没有经历过童年虐待的人区分开来。成年人死后前额叶和前扣带皮层样本中的灰质减少与虐待史有关；然而，这些大脑差异并不能区分那些遭受虐待后死于自杀的人，这意味着需要进一步的研究来阐明虐待和自杀行为风险之间的神经基础。

3. 儿童期创伤与压力反应

儿童期遭受虐待与青少年压力反应失调有关。一种可能的解释是，随着时间的推移，儿童期的虐待可能会使个体对逆境敏感，并增加自杀行为和其他精神病理症状的风险。我们注意到，许多考察虐待和压力反应之间关系的研究经常把儿童期性虐待和身体虐待称为创伤经历。其他的研究已经将儿童期虐待与自然灾害、人际暴力和家庭暴力联系起来，并将这些经历称为创伤性经历。

儿童期的虐待和创伤经历与 HPA 轴失调有关。简单地说，下丘脑轴与压力反应（对感知到威胁的反应，无论是真实的还是想象的）有关。当人们遇到压力事件时，HPA 轴被激活，最终导致皮质醇的分泌，使身体做好应对压力源的准备。皮质醇是一种糖皮质激素应激激素，与 HPA 轴的内稳态有关——当释放足够的皮质醇时，负反馈回路将信号从肾上腺传递到下丘脑，从而使系统恢复到内稳态。虽然 HPA 轴的激活有利于对抗压力，但 HPA 轴的长时间激活（即皮质醇分泌过多）会对健康产生有害的影响。

暴露于虐待中的时间似乎对 HPA 轴有独特的影响。虽然 1 岁之前的虐待或创伤经历与延伸到青春期的生理压力源的延迟恢复有关，但是 1 岁之后的这些经历与昼夜皮质醇周期的偏差有关。研究还发现这些经历的时间会影响儿童和青少年（7～14 岁）的皮质醇昼夜循环，具体而言，与报告远端（1 年以上）创伤经历的儿童相比，在完成研究时（1 年以内）报告创伤经历的儿童在睡前表现出更高的皮质醇水平。此外，还有证据表明，经历过的儿童期创伤/虐待类型对下丘脑轴失调有不同程度的影响。在另一项研究中，身体虐待与 HPA 轴激活（皮质醇分泌过多）有关，而情绪虐待与 HPA 恢复有关。此外，其他创伤经历（如目睹自然灾害）也与睡前皮质醇水平失调有关。总之，这些发现提供了强有力的证据，表明早期创伤经历会影响儿童和青少年对压力源的生理反应；然而，大多数研究采用横断面设计并依赖于童年虐待和创伤经历的回顾性回忆，从而限制了因果推论。因此，目前皮质醇水平的测量和儿童期创伤的回顾性评估可能只提供了当前 HPA 轴功能的指标，而不能证明 HPA 轴的变化是由儿童期创伤和虐待直接导致的。

HPA 轴的失调与自杀意念和企图有关。皮质醇分泌过多和过少都与自杀意念和自杀企图的风险增加有关。一系列研究表明，对皮质醇表现出过度反应的儿童和青少年自杀意念和自杀尝试随访的风险增加，与精神病诊断和青春期水平无关，这表明皮质醇过度反应可能与情绪压力密切相关，例如，有学者跟踪了一组进入青年期的青少年，以确定青春期入睡期间皮质醇活动异常是否预示着成年期的自杀行为。在 10 年的随访中，试图自杀的参与者在睡眠开始前的血浆皮质醇水平高于基线时有自杀企图史的参与者、诊断为重度抑郁症的没有自杀企图的参与者和健康对照组，在10年的随访中试图自杀的参与者在入睡前表现出更高水平的血浆皮质醇。

其他的研究表明，有过自杀企图的青少年和成年人在出现心理生理压力源时会表现出唾液皮质醇水平降低。事实上，研究结果表明，最近的自杀企图与唾液皮质醇水平呈负相关，例如，前一年的自杀企图与较低的皮质醇水平有关。此外，基线时较低的皮质醇水平也预示着在1个月的随访时间内有较高的自杀意念，在有自杀企图的个体中，可以额外解释5%的差异。这些发现表明，企图自杀的青年与考虑过自杀的青年之间的皮质醇活性存在不同途径。这两个研究方向都指出了HPA轴失调在增加自杀意念和企图风险方面的影响。荟萃分析表明，年龄缓解了皮质醇反应和自杀企图之间的关系，例如，40岁以上有自杀企图的人表现出较低的皮质醇水平，而有自杀企图的年轻人表现出较高的皮质醇水平；然而，这项荟萃分析只包括了一个平均年龄为17岁的样本，限制了这些发现对成人人群的普遍适应性。

鉴于先前有自杀意念和企图的人通常表现出不同的神经内分泌反应，他们对压力做出不同反应的途径不同似乎是合理的。一个发展框架可能会阐明这些不同的途径是如何随着时间的推移而逐渐成熟的，以及不同的皮质醇测量方法如何能更好地捕捉这些细微差别。此外，考虑到儿童期虐待和创伤经历会改变生物系统(包括HPA轴功能)，因此需要进一步的工作来阐明HPA轴功能是如何调节童年逆境和后来的自杀意念和企图之间的关系。有证据表明，在儿童和青少年中，创伤经历的时间和类型，对儿童和青少年的HPA轴功能有不同的影响。创伤经历可以解释有自杀企图的个体皮质醇功能减弱的原因，而情绪失调可以解释皮质醇分泌过多的原因。需要前瞻性纵向研究来阐明皮质醇测量是如何捕捉有自杀意念和企图的个体中HPA轴功能的不同轨迹的；此外，还需要进行横向发展和纵向设计来确定HPA轴失调在创伤暴露、自杀个体整个生命周期中的中介作用。

4. 儿童期创伤与情绪调节

生物脆弱性表现为，情感体验方面的行为和主观损害。情绪反应：负面情绪体验的强度和持续时间，已经被证明在有自杀意念的人中会增加。相比之下，一项研究表明，当控制目前的自杀意念时，那些有过自杀企图的人对威胁刺激表现出神经反应迟钝；此外，在年轻人中，表达情绪的困难部分调节了更强烈的情绪反应和自杀意念之间的联系。有儿童期虐待史的个体通常表现出情绪反应的增强或减弱。这表明，对负性刺激或事件情绪反应的破坏(一种由令人厌恶的童年经历形成的反应模式)，可能会干扰适应性认知和行为过程。事实上，自我报告的高情绪反应可以预测年轻人的自杀意念和企图，这种联系在那些曾经历过童年虐待的人中尤为强烈。

在有自杀意念和过去有自杀企图的年轻人中，检查也发现了神经认知和情绪调节的异常，具体而言，在有自杀企图的青少年中，当他们看到愤怒而不是快乐的面孔时，注意控制(背侧前扣带回)和情绪加工(岛叶皮层)区域之间的功能连接减少，这表明不愉快的情绪刺激造成了一定的破坏。研究表明，情绪失调或适应性管理负面情绪的能力受损，可以解释儿童期虐待与精神病理之间的联系。神经认知调节能力的功能障碍介导了成人早期虐待与自杀意念和企图之间的联系，特别是那些缺乏社会支持和/或社会经济不稳定的人。

5. 儿童期创伤与执行功能

大量证据表明，童年虐待与认知和执行功能受损之间存在联系。执行功能是指负责目标导向行为的认知过程，例如决策、工作记忆和自我调节。受虐待的儿童在阅读和学业方面的表现比同龄人差，这些认知缺陷可能会影响他们成年后的发展，例如，以前和现在受虐待的儿童在评估语言认知功能(即知识、理解、分析)的任务中，比那些有遭受虐待风险但尚未遭受虐待的同龄人表现更差。经历过虐待的青少年在加工速度、工作记忆以及语言和非语言技能的测试中表现出更多的障碍，这与他们在一般智力测试中的表现无关。尽管有证据支持虐待与执行功能之间的关联，但仍有几个悬而未决的问题，例如，执行功能的特定损害可能与所遭受虐待的数量和类型有关。具体而言，经历过被忽视的青少年与遭受虐待的青少年相比，他们的内心语言更容易受到干扰。当研究人员将经历过广泛虐待的青少年与未受虐待的青少年进行比较，且结果与逆境和精神病理学维度模型(DMAP)提出的结果一致时，这些差异通常被忽略。虐待和损害之间的因果关系也值得进一步研究，因为一项包括两个队列的大型研究表明，较低的认知能力可能是先前存在的个体差异，从而增加了遭受虐待的风险。尽管我们在理解虐待和执行功能表现之间的关系方面取得了重大进展，但大多数研究都依赖于小样本(主要是女孩)，并且主要关注身体和性虐待而不是情感虐待和忽视。

与未受虐待的同龄人相比，受虐待儿童还表现出更多的社会情绪问题以及可能导致创伤症状出现的独特的注意偏向模式，但这种关系可能是由于年龄的功能，例如，受虐待的学龄前儿童表现出对远离威胁性和悲伤性面孔的注意偏向，而未受虐待的学龄儿童则倾向于悲伤的表情而远离愤怒的表情。解释这些发育差异的机制应该通过纵向研究进一步评估；然而，注意偏向与不良的心理社会发展和情绪障碍症状有关，事实上，与未受虐待的同龄人相比，受虐待的儿童和青少年似乎将中性刺激解读为具有威胁性。关注受虐儿童的注意偏向是很重要的，因为最近的研究结果表明，有自杀念头的学龄儿童对恐惧的面孔表现出注意偏向，这表明社会威胁可能对有自杀念头的儿童的影响更为突出。了解儿童期虐待与自杀意念和自杀企图之间的基本认知机制可能有助于干预工作，从而降低未来自杀意念和行为的风险。除了虐待之外，认知控制和执行功能的不良表现也与自杀意念和企图有关。一项系统的定性研究表明，执行功能低下主要与情绪障碍患者的自杀行为有关，其次是异质性诊断。然而，研究结果尚无定论，虽然许多研究发现执行功能与自杀念头和行为之间存在显著关系，但也有研究发现没有关联，并且大多数研究使用的是限制因果推论的横断面设计。一项荟萃分析的结果表明，试图自杀的成年患者在神经心理测试中的得分通常低于没有自杀行为的患者或非临床成年患者，这种差距在决策过程中尤为明显；有过自杀企图的个体在不确定的情况下，更难以作出决定并从事更多的冒险行为。然而，我们注意到，定性综述和荟萃分析中的样本主要来自成年人，这些发现可能无法被推广到处于不同发育阶段的青少年。与有精神症状但无自杀行为史的青少年相比，有自杀企图的青少年在决策方面表现出更大的困难，其与情感障碍、药物治疗和冲动无关。此外，即使考虑过自杀的青少年和尝试过自杀的青少年在整体认知功能测试中的表现相似，但有自杀企图的青少年似乎更难作出决策。虽然解释这些差异的具体机制尚不清楚，但抑制和决策缺陷与自杀企图的关系比其与自杀念头的关系更密切；然而，一项针对社区儿童和青少年的大型研究发现，尽管有自杀倾向的青少年报告的心理症状严重程度更高，但在调整了抑郁症和精神病理学因素后，他们在神经认知任务上表现更好。

在使用神经成像技术的研究中，已发现有自杀企图史的成年人的决策能力受损与眶额和前额叶脑区域活动减少有关；此外，认知控制的神经影像学研究表明，自杀未遂的成年人与后来自杀成功的成年人相比大脑激活存在显著差异，这表明在认知挑战性任务中存在神经激活过度和/或效率低下的问题。很少有研究试图在青年样本中重复这些发现，且研究结果也不一致，例如，与预期结果相反的是，与健康对照组相比，在反应抑制任务中，有自杀企图的受试者在反应抑制任务期间没有表现出不同的神经活动，在赌博任务中也没有在高风险和低风险决策中表现出迟钝的神经激活；然而，这些研究确实发现了抑郁症青少年之间的差异，例如，那些有自杀企图的青少年表现出不同的反应抑制和决策回路，这表明未来的研究应该更加关注临床样本中的功能异常。

与自杀行为相关的执行功能受损也通过脑电图(EEG)测量的神经振荡进行了检测，因为脑电图可捕捉皮层区域之间的神经一致性或功能连接。在工作记忆任务中，被归类为高自杀风险和低自杀风险的年轻人的神经一致性被夸大，这表明对推理认知障碍进行了过度补偿。伽马波活动是广泛认知功能的指标(包括思想、记忆、感知和联系)，有自杀意念和企图的受试组与对照组相比差距更大，这可能表明出现了低效或夸大的认知努力和对认知困难的意识中断。此外，自杀意念和自杀企图与额叶静息态脑电图活动减少有关，这表明执行功能至关重要的区域受到破坏。

无论神经心理功能如何，童年时期的虐待都会增加自杀行为的概率，具体而言，尽管神经认知功能的某些领域(如工作记忆、语言能力、冲动控制)可能对自杀行为有保护作用，但这些保护作用在受虐待儿童中被削弱了。总体来说，青少年在整个关键发育时期面临的压力源和虐待可能会严重影响他们的神经认知功能，且其可能会通过损害抑制和决策等关键执行功能来增加随后自杀行为的风险。虐待也有可能只影响执行功能的特定领域，因此，有自杀意念和企图的年轻人可能在某些任务上表现不佳，但在其他任务上的表现与同龄人一样好或更好。另外，研究人员用来评估执行功能和社会情感功能的方法(例如，父母报告与基本测量)因研究对象而异，这可能会导致不同的结果。

几项研究检测了有自杀行为史的亲属的神经认知功能。过去有自杀企图的父母的孩子，在奖赏加工任务中对损失表现出更强的心理及生理反应。通过威斯康星州卡片分类测试，在死于自杀的个体的非自杀一级家属中衡量执行功能和灵活性。这表明神经认知障碍，可以通过基因遗传和/或共享环境在家庭中传播。未来的研究必须阐明这些知识差距产生的原因。

6. 儿童期创伤与青春期时间

青春期是一个普遍的过渡期，它会在青少年与父母和同龄人互动的过程中为他们带来独特的社交体验；同时，这种转变的特征是生理变化、自我感知的调整和情绪的波动。大多数青少年都能成功地适应这些变化，而有的青少年则会出现情绪和行为问题。这些青少年与同性同龄人相比，发育更早、大致相同或更晚，被认为是精神病理学的一个显著前兆。

次要特征如性别差异(即女孩比男孩早)、潜在的荷尔蒙变化以及成熟的社会影响，使得女孩比男孩患精神疾病的风险更高。早成熟假说认为，早熟的青少年，特别是女孩，没有足够的时间来获得和吸收必要的技能，以成功地适应与性成熟有关的社会压力和经验。超时或偏差假说认为，比预期早熟或晚熟的青少年有更多的适应困难，因为他们面临非典型发育年龄的里程碑。这两种假设都得到了实证的支持。青春期提前与抑郁和焦虑症状、行为问题和高危行为(例如早发性物质使用)有关。此外，在横向研究中，男孩青春期的时间也与精神病理有关。早熟女孩患抑郁症状的风险高于准时或晚熟女孩。在男孩中，一些研究发现青春期的提前和推后都与抑郁症状有关。

越来越多的证据表明，青春期的提前或推后可能预示着自杀的意念和企图。一项美国具有全国代表性的青少年大样本研究显示，9 年级学生的青春期时间与自杀企图之间存在横断面联系，但在 11 年级学生中未发现此关联。另一个样本的研究结果显示，用青春期早期发育预测女孩的自杀企图比男孩更强烈。在一项临床样本中，初潮年龄较小的女孩比初潮较晚的女孩更早开始有自杀的想法。在横向研究中，相比初潮正常或年龄较大的女孩，初潮年龄较小的女孩报告了过去一年的自杀意念及更多的终生自杀意念，但没有更多的自杀企图和终生有自杀意图的自残。

似乎有几个因素会影响青春期变化的开始。其一是早期暴露于逆境，尤其是性虐待。最近的一项使用自我报告和青春期发育的生物学测量方法的研究发现，受到威胁而非忽视的经历与青春期提前有关，而青春期提前又与更严重的抑郁症状有关。暴露于剥夺与青春期年龄延迟相关。这些发现支持了逆境和精神病理学的维度模型，表明威胁和剥夺经历可能通过不同的机制增加自杀风险。另一项研究为累积逆境模型提供了支持。更高的创伤压力负荷(包括终生暴露于自然灾害，目睹某人被杀、被毒打或死亡，和/或曾经经历过性侵犯)，与提前结束青春期和更高的情绪/焦虑症状有关。

综上所述，这些发现表明，暴露于特定形式的早期逆境，可能会通过加速青春期发育来增加出现自杀相关的风险问题的概率。这一假设已经被第一次性交时的年龄所证实。过早的青春期时间，被定为 6 岁之前遭受性虐待与第一次性交年龄较小之间的关联中介；然而，它并不能解释身体虐待与第一次性交年龄之间的联系。未来的研究，应该探索生命早期暴露于不同类型的虐待是否会通过青春期变化的加速而导致自杀行为。

(四)总结

预测自杀行为的关于童年逆境的生物学研究涉及多个系统，表明了从虐待到自杀的机制的复杂性。一项荟萃分析表明，迄今为止确定的生物风险因素只能微弱地预测自杀企图，而且在校正偏倚时，许多影响将会变得不显著。这为未来关于虐待与自杀联系机制的研究提供了信息。虽然许多研究已经考察了与虐待或自杀相关的生物脆弱性，但需要更多同时针对这两种结构的研究；此外，有必要更加关注与自杀风险增加有关的关键发育时期和里程碑(即青春期早期和青春期)。总之，早期的虐待经历是公认的自杀行为的危险因素。虐待增加自杀风险机制的信息，是确定干预目标的关键。针对这些机制量身定制的治疗，有可能减少青少年自杀行为的出现。

参考文献

[1] Kilpatrick D G, Ruggiero K J, Acierno R, et al. Violence and risk of PTSD, major depression, substance abuse/dependence, and comorbidity: results from the National Survey of Adolescents [J]. Journal of consulting and clinical psychology, 2003, 71(4): 692-700.

[2] Agnew-Blais J, Danese A. Childhood maltreatment and unfavourable clinical outcomes in bipolar disorder: a systematic review and meta-analysis[J]. The Lancet Psychiatry, 2016, 3(4): 342-349.

[3] Nanni V, Uher R, Danese A. Childhood maltreatment predicts unfavorable course of illness and treatment outcome in depression: a meta-analysis[J]. American Journal of Psychiatry, 2012, 169(2): 141-151.

[4] Meehan A J, Latham R M, Arseneault L, et al. Developing an individualized risk calculator for psychopathology among young people victimized during childhood: A population-representative cohort study [J]. Journal of affective disorders, 2020, 262: 90-98.

[5] Lewis S J, Arseneault L, Caspi A, et al. The epidemiology of trauma and post-traumatic stress disorder in a representative cohort of young people in England and Wales[J]. The Lancet Psychiatry, 2019, 6(3): 247-256.

[6] Lewis-de Los Angeles W W, Liu R T. History of depression, elevated BMI, and waist-to-height ratio in pre-adolescent children[J]. Psychosomatic medicine, 2021, 83(9): 1075.

[7] Bebbington P E, Bhugra D, Brugha T, et al. Psychosis, victimisation and childhood disadvantage: evidence from the second British National Survey of Psychiatric Morbidity[J]. Br J Psychiatry, 2004, 185: 220-226.

[8] Heins M, Simons C, Lataster T, et al. Childhood trauma and psychosis: a case-control and case-sibling comparison across different levels of genetic liability, psychopathology, and type of trauma[J]. American Journal of Psychiatry, 2011, 168(12): 1286-1294.

[9] Bentall R P, de Sousa P, Varese F, et al. From adversity to psychosis: pathways and mechanisms from specific adversities to specific symptoms[J]. Social psychiatry and psychiatric epidemiology, 2014, 49(7): 1011-1022.

[10] Van Nierop M, Lataster T, Smeets F, et al. Psychopathological mechanisms linking childhood traumatic experiences to risk of psychotic symptoms: analysis of a large, representative population-based sample[J]. Schizophrenia bulletin, 2014, 40(Suppl_2): S123-S130.

[11] Arseneault L, Cannon M, Fisher H L, et al. Childhood trauma and children's emerging psychotic symptoms: a genetically sensitive longitudinal cohort study[J]. American journal of Psychiatry, 2011, 168(1): 65-72.

[12] Misiak B, Krefft M, Bielawski T, et al. Toward a unified theory of childhood trauma and psychosis: A comprehensive review of epidemiological, clinical, neuropsychological and biological findings[J]. Neurosci Biobehav Rev, 2017, 75: 393-406.

[13] Muenzenmaier K H, Seixas A A, Schneeberger A R, et al. Cumulative effects of stressful childhood experiences on delusions and hallucinations[J]. Journal of Trauma & Dissociation, 2015, 16(4): 442-462.

[14] Salokangas R K R, Schultze-Lutter F, Hietala J, et al. Depression predicts persistence of paranoia in clinical high-risk patients to psychosis: results of the EPOS project[J]. Social psychiatry and psychiatric epidemiology, 2016, 51(2): 247-257.

[15] Read J, Argyle N. Hallucinations, delusions, and thought disorder among adult psychiatric inpatients with a history of child abuse[J]. Psychiatric Services, 1999, 50(11): 1467-1472.

[16] Daalman K, Diederen K M J, Derks E M, et al. Childhood trauma and auditory verbal hallucinations[J]. Psychological medicine, 2012, 42(12): 2475-2484.

[17] Birchwood M, Meaden A, Trower P, et al. The power and omnipotence of voices: subordination and entrapment by voices and significant others[J]. Psychological medicine, 2000, 30(2): 337-344.

[18] Kraan T, van Dam D S, Velthorst E, et al. Childhood trauma and clinical outcome in patients at ultra-high risk of transition to psychosis[J]. Schizophrenia research, 2015, 169(1-3): 193-198.

[19] Velikonja T, Fisher H L, Mason O, et al. Childhood trauma and schizotypy: a systematic literature review [J]. Psychological medicine, 2015, 45(5): 947-963.

[20] Green B L. Psychosocial research in traumatic stress: An update[J]. Journal of traumatic stress, 1994, 7(3): 341-362.

[21] Lysaker P H, Meyer P S, Evans J D, et al. Childhood sexual trauma and psychosocial functioning in adults with schizophrenia[J]. Psychiatric Services, 2001, 52(11): 1485-1488.

[22] Schenkel L S, Spaulding W D, DiLillo D, et al. Histories of childhood maltreatment in schizophrenia: relationships with premorbid functioning, symptomatology, and cognitive deficits [J]. Schizophrenia research, 2005, 76(2-3): 273-286.

[23] Shannon C, Douse K, McCusker C, et al. The association between childhood trauma and memory functioning in schizophrenia[J]. Schizophrenia bulletin, 2011, 37(3): 531-537.

[24] Aas M, Dazzan P, Fisher H L, et al. Childhood trauma and cognitive function in first-episode affective and non-affective psychosis[J]. Schizophrenia research, 2011, 129(1): 12-19.

[25] Begemann M J H, Daalman K, Heringa S M, et al. Childhood trauma as a risk factor for psychosis: the confounding role of cognitive functioning[J]. Psychological medicine, 2016, 46(5): 1115-1118.

[26] Ruby E, Rothman K, Corcoran C, et al. Influence of early trauma on features of schizophrenia[J]. Early intervention in psychiatry, 2017, 11(4): 322-333.

[27] Hernaus D, Van Winkel R, Gronenschild E, et al. Brain-derived neurotrophic factor/FK506-binding protein 5 genotype by childhood trauma interactions do not impact on hippocampal volume and cognitive performance[J]. PloS one, 2014, 9(3): e92722.

[28] Green M J, Chia T Y, Cairns M J, et al. Catechol-O-methyltransferase (COMT) genotype moderates the effects of childhood trauma on cognition and symptoms in schizophrenia[J]. Journal of psychiatric research, 2014, 49: 43-50.

[29] Mondelli V, Ciufolini S, Belvederi Murri M, et al. Cortisol and inflammatory biomarkers predict poor treatment response in first episode psychosis[J]. Schizophrenia bulletin, 2015, 41(5): 1162-1170.

[30] Hassan A N, De Luca V. The effect of lifetime adversities on resistance to antipsychotic treatment in schizophrenia patients[J]. Schizophrenia research, 2015, 161(2-3): 496-500.

[31] Schneeberger A R, Muenzenmaier K, Castille D, et al. Use of psychotropic medication groups in people with severe mental illness and stressful childhood experiences[J]. Journal of Trauma & Dissociation, 2014, 15(4): 494-511.

[32] Trotta A, Murray R M, Fisher H L. The impact of childhood adversity on the persistence of psychotic symptoms: a systematic review and meta-analysis[J]. Psychological medicine, 2015, 45(12): 2481-2498.

[33] Alameda L, Ferrari C, Baumann P S, et al. Childhood sexual and physical abuse: age at exposure

modulates impact on functional outcome in early psychosis patients[J]. Psychological medicine, 2015, 45(13): 2727-2736.

[34] Boyda D, McFeeters D. Childhood maltreatment and social functioning in adults with sub-clinical psychosis[J]. Psychiatry research, 2015, 226(1): 376-382.

[35] Longden E, Sampson M, Read J. Childhood adversity and psychosis: generalised or specific effects? [J]. Epidemiology and psychiatric sciences, 2016, 25(4): 349-359.

[36] Morrison A P. A cognitive behavioural perspective on the relationship between childhood trauma and psychosis[J]. Epidemiology and Psychiatric Sciences, 2009, 18(4): 294-298.

[37] Cao J L, Covington H E, Friedman A K, et al. Mesolimbic dopamine neurons in the brain reward circuit mediate susceptibility to social defeat and antidepressant action [J]. Journal of Neuroscience, 2010, 30(49): 16453-16458.

[38] Lataster J, Myin Germeys I, Lieb R, et al. Adversity and psychosis: a 10-year prospective study investigating synergism between early and recent adversity in psychosis[J]. Acta Psychiatrica Scandinavica, 2012, 125(5): 388-399.

[39] Bartholomew K, Horowitz L M. Attachment styles among young adults: a test of a four-category model[J]. Journal of personality and social psychology, 1991, 61(2): 226-244.

[40] Sheinbaum T, Kwapil T R, Barrantes-Vidal N. Fearful attachment mediates the association of childhood trauma with schizotypy and psychotic-like experiences[J]. Psychiatry research, 2014, 220(1-2): 691-693.

[41] Sitko K, Bentall R P, Shevlin M, et al. Associations between specific psychotic symptoms and specific childhood adversities are mediated by attachment styles: an analysis of the National Comorbidity Survey[J]. Psychiatry research, 2014, 217(3): 202-209.

[42] Van Dam D S, Korver-Nieberg N, Velthorst E, et al. Childhood maltreatment, adult attachment and psychotic symptomatology: a study in patients, siblings and controls[J]. Social psychiatry and psychiatric epidemiology, 2014, 49(11): 1759-1767.

[43] Anketell C, Dorahy M J, Shannon M, et al. An exploratory analysis of voice hearing in chronic PTSD: Potential associated mechanisms[J]. Journal of Trauma & Dissociation, 2010, 11(1): 93-107.

[44] Walker E, Mittal V, Tessner K. Stress and the hypothalamic pituitary adrenal axis in the developmental course of schizophrenia[J]. Annu. Rev. Clin. Psychol, 2008, 4: 189-216.

[45] Walker E F, Diforio D. Schizophrenia: a neural diathesis-stress model[J]. Psychological review, 1997, 104(4): 667-685.

[46] Theleritis C, Fisher H L, Shäfer I, et al. Brain derived neurotropic factor (BDNF) is associated with childhood abuse but not cognitive domains in first episode psychosis[J]. Schizophrenia research, 2014, 159(1): 56-61.

[47] Baumeister D, Akhtar R, Ciufolini S, et al. Childhood trauma and adulthood inflammation: a meta-analysis of peripheral C-reactive protein, interleukin-6 and tumour necrosis factor-α[J]. Molecular psychiatry, 2016, 21(5): 642-649.

[48] Hepgul N, Pariante C M, Dipasquale S, et al. Childhood maltreatment is associated with increased body mass index and increased C-reactive protein levels in first-episode psychosis patients[J]. Psychological medicine, 2012, 42(9): 1893-1901.

[49] Misiak B, Szmida E, Karpiński P, et al. Lower LINE-1 methylation in first-episode schizophrenia patients with the history of childhood trauma[J]. Epigenomics, 2015, 7(8): 1275-1285.

[50] Collip D, Myin Germeys I, Wichers M, et al. FKBP5 as a possible moderator of the psychosis-inducing effects of childhood trauma[J]. The British Journal of Psychiatry, 2013, 202(4): 261-268.

[51] Alemany S, Moya J, Ibáñez M I, et al. Childhood trauma and the rs1360780 SNP of FKBP5 gene in psychosis: a replication in two general population samples[J]. Psychological medicine, 2016, 46(1): 221-223.

[52] Ramsay H, Kelleher I, Flannery P, et al. Relationship between the COMT-Val158Met and BDNF-Val66Met polymorphisms, childhood trauma and psychotic experiences in an adolescent general population Sample[J]. PloS one, 2013, 8(11): e79741.

[53] Mondelli V, Cattaneo A, Murri M B, et al. Stress and inflammation reduce brain-derived neurotrophic factor expression in first-episode psychosis: a pathway to smaller hippocampal volume[J]. The Journal of clinical psychiatry, 2011, 72(12): 1677-1684.

[54] Sheffield J M, Williams L E, Woodward N D, et al. Reduced gray matter volume in psychotic disorder patients with a history of childhood sexual abuse[J]. Schizophrenia research, 2013, 143(1): 185-191.

[55] Fisher H, Morgan C, Dazzan P, et al. Gender differences in the association between childhood abuse and Psychosis[J]. The British Journal of Psychiatry, 2009, 194(4): 319-325.

[56] Gayer Anderson C, Fisher H L, Fearon P, et al. Gender differences in the association between childhood physical and sexual abuse, social support and psychosis[J]. Social psychiatry and psychiatric epidemiology, 2015, 50(10): 1489-1500.

[57] Sweeney S, Air T, Zannettino L, et al. Gender differences in the physical and psychological manifestation of childhood trauma and/or adversity in people with psychosis[J]. Frontiers in psychology 2015, 6: 1768.

[58] Read J, Perry B D, Moskowitz A, et al. The contribution of early traumatic events to schizophrenia in some patients: a traumagenic neurodevelopmental model[J]. Psychiatry, 2001, 64(4): 319-345.

[59] Goel N, Workman J L, Lee T T, et al. Sex differences in the HPA axis[J]. Compr Physiol, 2014, 4(3): 1121-1155.

[60] Comijs H C, van Exel E, van der Mast R C, et al. Childhood abuse in late-life depression[J]. Journal of affective disorders, 2013, 147(1-3): 241-246.

[61] Teicher M H, Samson J A, Polcari A, et al. Length of time between onset of childhood sexual abuse and emergence of depression in a young adult sample: a retrospective clinical report[J]. Journal of Clinical Psychiatry, 2009, 70(5): 684-691.

[62] Wiersma J E, Hovens J G F M, van Oppen P, et al. The importance of childhood trauma and childhood life events for chronicity of depression in adults[J]. The Journal of clinical psychiatry, 2009, 70(7): 983-989.

[63] Read J, Bentall R P. Negative childhood experiences and mental health: theoretical, clinical and primary prevention implications[J]. The British Journal of Psychiatry, 2012, 200(2): 89-91.

[64] Nanni V, Uher R, Danese A. Childhood maltreatment predicts unfavorable course of illness and treatment outcome in depression: a meta-analysis[J]. American Journal of Psychiatry, 2012, 169(2): 141-151.

[65] Nemeroff C B. Paradise lost: the neurobiological and clinical consequences of child abuse and neglect[J]. Neuron, 2016, 89(5): 892-909.

[66] Paterniti S, Sterner I, Caldwell C, et al. Childhood neglect predicts the course of major depression in a tertiary care sample: a follow-up study[J]. BMC psychiatry, 2017, 17(1): 1-13.

[67] Green J G, McLaughlin K A, Berglund P A, et al. Childhood adversities and adult psychiatric disorders in the national comorbidity survey replication I: associations with first onset of DSM-IV disorders[J]. Archives

of general psychiatry, 2010, 67(2): 113-123.

[68] Withers A C, Tarasoff J M, Stewart J W. Is depression with atypical features associated with trauma history? [J]. The Journal of clinical psychiatry, 2013, 74(5): 500-506.

[69] Lizardi H, Klein D N, Ouimette P C, et al. Reports of the childhood home environment in early-onset dysthymia and episodic major depression[J]. Journal of abnormal psychology, 1995, 104(1): 132-139.

[70] Horwitz A V, Widom C S, McLaughlin J, et al. The impact of childhood abuse and neglect on adult mental health: A prospective study[J]. Journal of health and social behavior, 2001: 184-201.

[71] Widom C S, DuMont K, Czaja S J. A prospective investigation of major depressive disorder and comorbidity in abused and neglected children grown up[J]. Archives of general psychiatry, 2007, 64(1): 49-56.

[72] Putnam K T, Harris W W, Putnam F W. Synergistic childhood adversities and complex adult psychopathology[J]. Journal of traumatic stress, 2013, 26(4): 435-442.

[73] Vitriol V, Cancino A, Leiva-Bianchi M, et al. Childhood trauma and psychiatric comorbidities in patients with depressive disorder in primary care in Chile[J]. Journal of Trauma & Dissociation, 2017, 18(2): 189-205.

[74] Carmona N E, Subramaniapillai M, Mansur R B, et al. Sex differences in the mediators of functional disability in major depressive disorder[J]. Journal of psychiatric research, 2018, 96: 108-114.

[75] MacMillan H L, Fleming J E, Streiner D L, et al. Childhood abuse and lifetime psychopathology in a community sample[J]. American Journal of Psychiatry, 2001, 158(11): 1878-1883.

[76] Norman R E, Byambaa M, De R, et al. The long-term health consequences of child physical abuse, emotional abuse, and neglect: a systematic review and meta-analysis[J]. PLoS medicine, 2012, 9(11): e1001349.

[77] Negele A, Kaufhold J, Kallenbach L, et al. Childhood trauma and its relation to chronic depression in adulthood[J]. Depression research and treatment, 2015: 650804.

[78] Felitti V J, Anda R F, Nordenberg D, et al. Relationship of childhood abuse and household dysfunction to many of the leading causes of death in adults: The Adverse Childhood Experiences (ACE) Study[J]. American journal of preventive medicine, 1998, 14(4): 245-258.

[79] Andersen S L, Teicher M H. Stress, sensitive periods and maturational events in adolescent depression[J]. Trends in neurosciences, 2008, 31(4): 183-191.

[80] Wei Q, Lu X Y, Liu L, et al. Glucocorticoid receptor overexpression in forebrain: a mouse model of increased emotional lability[J]. Proceedings of the National Academy of Sciences, 2004, 101(32): 11851-11856.

[81] Teicher M H, Samson J A. Childhood maltreatment and psychopathology: A case for ecophenotypic variants as clinically and neurobiologically distinct subtypes[J]. American journal of psychiatry, 2013, 170(10): 1114-1133.

[82] Anacker C, Zunszain P A, Cattaneo A, et al. Antidepressants increase human hippocampal neurogenesis by activating the glucocorticoid receptor[J]. Molecular psychiatry, 2011, 16(7): 738-750.

[83] Anacker C, Hen R. Adult hippocampal neurogenesis and cognitive flexibility—linking memory and mood [J]. Nature Reviews Neuroscience, 2017, 18(6): 335-346.

[84] Otte C, Gold S M, Penninx B W, et al. Major depressive disorder[J]. Nature reviews Disease primers, 2016, 2(1): 1-20.

[85] Williams L M, Debattista C, Duchemin A M, et al. Childhood trauma predicts antidepressant response in adults with major depression: data from the randomized international study to predict optimized treatment for

depression[J]. Translational psychiatry, 2016, 6(5): e799.

[86] de Arellano M A R, Lyman D R, Jobe-Shields L, et al. Trauma-focused cognitive-behavioral therapy for children and adolescents: Assessing the evidence[J]. Psychiatric services, 2014, 65(5): 591-602.

[87] Cotter J, Yung A R. Exploring the impact of adverse childhood experiences on symptomatic and functional outcomes in adulthood: advances, limitations and considerations[J]. Ir J Psychol Med, 2018, 35(1): 5-7.

[88] Bowlby J. The making and breaking of affectional bonds. II. Some principles of psychotherapy. The fiftieth Maudsley Lecture[J]. Br J Psychiatry, 1977, 130: 421-431.

[89] Unger J A M, De Luca R V. The relationship between childhood physical abuse and adult attachment Styles [J]. Journal of family violence, 2014, 29(3): 223-234.

[90] Baer J C, Martinez C D. Child maltreatment and insecure attachment: A meta-analysis[J]. Journal of reproductive and infant psychology, 2006, 24(3): 187-197.

[91] Dion J, Gervais J, Bigras N, et al. A longitudinal study of the mediating role of romantic attachment in the relation between child maltreatment and psychological adaptation in emerging adults[J]. Journal of youth and adolescence, 2019, 48(12): 2391-2402.

[92] Nosko A, Tieu T, Lawford H, et al. How do I love thee? Let me count the ways: Family parenting, attachment styles, interpersonal trust and romantic narratives in emerging adulthood[J]. Developmental Psychology, 2011, 47(3): 645-657.

[93] Struck N, Krug A, Feldmann M, et al. Attachment and social support mediate the association between childhood maltreatment and depressive symptoms[J]. Journal of affective disorders, 2020, 273: 310-317.

[94] Beck A T, Weishaar M. Cognitive therapy[M]//Comprehensive handbook of cognitive therapy. Springer, New YorkNY, 1989.

[95] Young J E. Cognitive therapy for personality disorders: A schema-focused approach[M]. Professional Resource Press/Professional Resource Exchange, 1999.

[96] Young J E, Klosko J S, Weishaar M E. Schema therapy[M]. New York: Guilford, 2003.

[97] Shah R, Waller G. Parental style and vulnerability to depression: The role of core beliefs[J]. The Journal of Nervous and Mental Disease, 2000, 188(1): 19-25.

[98] Stuewig J, McCloskey L A. The relation of child maltreatment to shame and guilt among adolescents: Psychological routes to depression and delinquency[J]. Child maltreatment, 2005, 10(4): 324-336.

[99] Rosenberg M. Rosenberg self-esteem scale (RSE). Acceptance and commitment therapy[M]. Measures package, 1965.

[100] Sowislo J F, Orth U. Does low self-esteem predict depression and anxiety? A meta-analysis of longitudinal Studies[J]. Psychological bulletin, 2013, 139(1): 213-240.

[101] Cole P M, Luby J, Sullivan M W. Emotions and the development of childhood depression: Bridging the gap[J]. Child Development Perspectives, 2008, 2(3): 141-148.

[102] Kim J, Cicchetti D. Longitudinal trajectories of self-system processes and depressive symptoms among maltreated and nonmaltreated children[J]. Child development, 2006, 77(3): 624-639.

[103] 徐华春，黄希庭，柳春香，等. 抑郁的人格易感性：概念，理论与发展[J]. 心理科学进展，2009，17(2)：370-376.

[104] 彭薇. 儿童期创伤经历对中国人抑郁易感人格的影响：早期适应不良图式的中介效应研究[D]. 武汉：华中师范大学，2017.

[105] 何剑骅. 儿童期创伤，抑郁易感人格与抑郁的关系研究[D]. 烟台：鲁东大学，2016.

[106] Rogosch F A, Cicchetti D. Child maltreatment and emergent personality organization: perspectives from

the five-factor model[J]. J Abnorm Child Psychol, 2004, 32(2): 123-45.

[107] Lee M A, Song R. Childhood abuse, personality traits, and depressive symptoms in adulthood[J]. Child Abuse Negl, 2017, 65: 194-203.

[108] Pariante C M, Lightman S L. The HPA axis in major depression: classical theories and new developments [J]. Trends in neurosciences, 2008, 31(9): 464-468.

[109] Nuernberg G L, Aguiar B, Bristot G, et al. Brain-derived neurotrophic factor increase during treatment in severe mental illness inpatients[J]. Translational psychiatry, 2016, 6(12): e985.

[110] Bus B A A, Molendijk M L, Tendolkar I, et al. Chronic depression is associated with a pronounced decrease in serum brain-derived neurotrophic factor over time[J]. Molecular Psychiatry, 2015, 20(5): 602-608.

[111] Bîlc M I, Vulturar R, Chiş A, et al. Childhood trauma and emotion regulation: The moderator role of BDNF Val66Met[J]. Neuroscience letters, 2018, 685: 7-11.

[112] Jeon H J, Kang E S, Lee E H, et al. Childhood trauma and platelet brain-derived neurotrophic factor (BDNF) after a three-month follow-up in patients with major depressive disorder[J]. Journal of psychiatric research, 2012, 46(7): 966-972.

[113] Mehta M A, Golembo N I, Nosarti C, et al. Amygdala, hippocampal and corpus callosum size following severe early institutional deprivation: the English and Romanian Adoptees study pilot[J]. Journal of Child Psychology and Psychiatry, 2009, 50(8): 943-951.

[114] Sheridan M A, McLaughlin K A. Dimensions of early experience and neural development: deprivation and threat[J]. Trends in cognitive sciences, 2014, 18(11): 580-585.

[115] Tottenham N, Hare T A, Quinn B T, et al. Prolonged institutional rearing is associated with atypically large amygdala volume and difficulties in emotion regulation[J]. Developmental science, 2010, 13(1): 46-61.

[116] Pechtel P, Pizzagalli D A. Disrupted reinforcement learning and maladaptive behavior in women with a history of childhood sexual abuse: a high-density event-related potential study[J]. JAMA Psychiatry, 2013, 70(5): 499-507.

[117] Hanson J L, Albert D, Iselin A M, et al. Cumulative stress in childhood is associated with blunted reward -related brain activity in adulthood[j]. Soc Cogn Affect Neurosci, 2016, 11(3): 405-412.

[118] Whitton A E, Kakani P, Foti D, et al. Blunted neural responses to reward in remitted major depression: A high-density event-related potential study[J]. Biol Psychiatry Cogn Neurosci Neuroimaging, 2016, 1(1): 87-95.

[119] Schäfer V, Bader K. Relationship between early-life stress load and sleep in psychiatric outpatients: a sleep diary and actigraphy study[j]. Stress Health, 2013, 29(3): 177-189.

[120] Suh S W, Han J W, Lee J R, et al. Sleep and cognitive decline: A prospective nondemented elderly cohort study[J]. Ann Neurol, 2018, 83(3): 472-482.

[121] Chao L L, Mohlenhoff B S, Weiner M W, et al. Associations between subjective sleep quality and brain volume in Gulf War veterans[J]. Sleep, 2014, 37(3): 445-452.

[122] Otte C, Gold S M, Penninx B W, et al. Major depressive disorder[J]. Nature reviews Disease primers, 2016, 2(1): 1-20.

[123] Caspi A, Sugden K, Moffitt T E, et al. Influence of life stress on depression: moderation by a polymorphism in the 5-HTT gene[J]. Science, 2003, 301(5631): 386-389.

[124] Peyrot W J, Milaneschi Y, Abdellaoui A, et al. Effect of polygenic risk scores on depression in childhood

trauma[J]. Br J Psychiatry, 2014, 205(2): 113-119.

[125] Mullins N, Power R A, Fisher H L, et al. Polygenic interactions with environmental adversity in the aetiology of major depressive disorder[J]. Psychol Med, 2016, 46(4): 759-770.

[126] Peyrot W J, Van der Auwera S, Milaneschi Y, et al. Does Childhood Trauma Moderate Polygenic Risk for Depression? A Meta-analysis of 5765 Subjects From the Psychiatric Genomics Consortium[J]. Biol Psychiatry[J]. 2018, 84(2): 138-147.

[127] Aas M, Bellivier F, Bettella F, et al. Childhood maltreatment and polygenic risk inbipolar Disorders[J]. Bipolar Disord, 2020, 22(2): 174-181.

[128] Etain B, Aas M, Andreassen O A, et al. Childhood trauma is associated with severe clinical characteristics of bipolar disorders[J]. J Clin Psychiatry, 2013, 74(10): 991-998.

[129] Palmier-Claus J E, Berry K, Bucci S, et al. Relationship between childhood adversity and bipolar affective disorder: systematic review and meta-analysis[J]. Br J Psychiatry, 2016, 209(6): 454-459.

[130] Marangoni C, Hernandez M, Faedda G L. The role of environmental exposures as risk factors for bipolar disorder: A systematic review of longitudinal studies[J]. J Affect Disord, 2016, 193: 165-174.

[131] Gilman S E, Ni M Y, Dunn E C, et al. Contributions of the social environment to first-onset and recurrent mania[J]. Mol Psychiatry, 2015, 20(3): 329-336.

[132] Etain B, Mathieu F, Henry C, et al. Preferential association between childhood emotional abuse and bipolar disorder[J]. J Trauma Stress, 2010, 23(3): 376-383.

[133] Agnew-Blais J, Danese A. Childhood maltreatment and unfavourable clinical outcomes in bipolar disorder: a systematic review and meta-analysis[J]. Lancet Psychiatry, 2016, 3(4): 342-349.

[134] PutnamK T, HarrisW W, PutnamF W. Synergistic childhood adversities and complex adult psychopathology[J]. J Trauma Stress, 2013, 26(4): 435-442.

[135] Aas M, Etain B, Bellivier F, et al. Additive effects of childhood abuse and cannabis abuse on clinical expressions of bipolar disorders[J]. Psychol Med, 2014, 44(8): 1653-1662.

[136] Hayes J F, Miles J, Walters K, et al. A systematic review and meta-analysis of premature mortality in bipolar affective disorder[J]. Acta Psychiatr Scand, 2015, 131(6): 417-425.

[137] Post R M, Altshuler L L, Leverich G S, et al. Role of childhood adversity in the development of medical co-morbidities associated with bipolar disorder[J]. J Affect Disord, 2013, 147(1-3): 288-294.

[138] Hosang G M, Fisher H L, Hodgson K, et al. Childhood maltreatment and adult medical morbidity in mood disorders: comparison of unipolar depression with bipolar disorder[J]. Br J Psychiatry, 2018, 213(5): 645-653.

[139] McIntyre RS, Soczynska J K, Liauw S S, et al. The association between childhood adversity and components of metabolic syndrome in adults with mood disorders: results from the international mood disorders collaborative project[J]. Int J Psychiatry Med, 2012, 43(2): 165-177.

[140] Leclerc E, Mansur R B, Grassi-Oliveira R, et al. The differential association between history of childhood sexual abuse and body mass index in early and late stages of bipolar disorder[J]. Journal of affective disorders, 2018, 227: 214-218.

[141] Aas M, Henry C, Andreassen O A, Bellivier F, et al. The role of childhood trauma in bipolar disorders[J]. Int J Bipolar Disord, 2016, 4(1): 2.

[142] Carr C P, Martins C M, Stingel A M, et al. The role of early life stress in adult psychiatric disorders: a systematic review according to childhood trauma subtypes[J]. J Nerv Ment Dis, 2013, 201(12): 1007-1020.

[143] Jaye Capretto J. Developmental Timing of Childhood Physical and Sexual Maltreatment Predicts Adult Depression and Post-Traumatic Stress Symptoms[J]. J Interpers Violence, 2020, 35(13-14): 2558-2582.

[144] Dunn E C, Nishimi K, Gomez S H, et al. Developmental timing of trauma exposure and emotion dysregulation in adulthood: Are there sensitive periods when trauma is most harmful? [J]. J Affect Disord, 2018, 227: 869-877.

[145] Dunn E C, McLaughlin K A, Slopen N, et al. Developmental timing of child maltreatment and symptoms of depression and suicidal ideation in young adulthood: results from the National Longitudinal Study of Adolescent Health[J]. Depress Anxiety, 2013, 30(10): 955-964.

[146] Alameda L, Golay P, Baumann P S, et al. Age at the time of exposure to trauma modulates the psychopathological profile in patients with early psychosis[J]. J Clin Psychiatry, 2016, 77(5): e612-e618.

[147] Alameda L, Ferrari C, Baumann P S, et al. Childhood sexual and physical abuse: age at exposure modulates impact on functional outcome in early psychosis patients[J]. Psychol Med, 2015, 45(13): 2727-2736.

[148] Coêlho B M, Santana G L, Duarte-Guerra L S, et al. The role of gender in the structure of networks of childhood adversity[J]. Psychiatry Res, 2018, 270: 348-356.

[149] Dauvermann M R, Donohoe G. The role of childhood trauma in cognitive performance in schizophrenia and bipolar disorder-A systematic review[J]. Schizophrenia Research: Cognition, 2019, 16: 1-11.

[150] Rokita K I, Dauvermann M R, Donohoe G. Early life experiences and social cognition in major psychiatric disorders: a systematic review[J]. European psychiatry, 2018, 53: 123-133.

[151] Pruessner M, Cullen A E, Aas M, et al. The neural diathesis-stress model of schizophrenia revisited: An update on recent findings considering illness stage and neurobiological and methodological complexities[J]. Neuroscience & Biobehavioral Reviews, 2017, 73: 191-218.

[152] Aas M, Henry C, Bellivier F, et al. Affective lability mediates the association between childhood trauma and suicide attempts, mixed episodes and co-morbid anxiety disorders in bipolar disorders[J]. Psychological medicine, 2017, 47(5): 902-912.

[153] Aas M, Pizzagalli D A, Laskemoen J F, et al. Elevated hair cortisol is associated with childhood maltreatment and cognitive impairment in schizophrenia and in bipolar disorders[J]. Schizophrenia research, 2019, 213: 65-71.

[154] Cohen A N, Hammen C, Henry R M, et al. Effects of stress and social support on recurrence in bipolar disorder[J]. Journal of affective disorders, 2004, 82(1): 143-147.

[155] Swendsen J, Gitlin M. Correlates of Stress Reactivity in Patients[J]. Am J Psychiatry, 1995, 1(52): 795-797.

[156] Lim L, Radua J, Rubia K. Gray matter abnormalities in childhood maltreatment: a voxel-wise meta-analysis[J]. American Journal of Psychiatry, 2014, 171(8): 854-863.

[157] Paquola C, Bennett M R, Lagopoulos J. Understanding heterogeneity in grey matter research of adults with childhood maltreatment—a meta-analysis and review[J]. Neuroscience & Biobehavioral Reviews, 2016, 69: 299-312.

[158] Heany S J, Groenewold N A, Uhlmann A, et al. The neural correlates of Childhood Trauma Questionnaire scores in adults: a meta-analysis and review of functional magnetic resonance imaging studies[J]. Development and Psychopathology, 2018, 30(4): 1475-1485.

[159] Duarte D G G, Neves M C L, Albuquerque M R, et al. Gray matter brain volumes in childhood-maltreated patients with bipolar disorder type I: a voxel-based morphometric study[J]. Journal of Affective Disorders, 2016, 197: 74-80.

[160] Janiri D, Sani G, Rossi P D, et al. Amygdala and hippocampus volumes are differently affected by childhood trauma in patients with bipolar disorders and healthy controls[J]. Bipolar Disorders, 2017, 19(5): 353-362.

[161] Souza-Queiroz J, Boisgontier J, Etain B, et al. Childhood trauma and the limbic network: a multimodal MRI study in patients with bipolar disorder and controls[J]. Journal of Affective Disorders, 2016, 200: 159-164.

[162] Stevelink R, Abramovic L, Verkooijen S, et al. Childhood abuse and white matter integrity in bipolar disorder patients and healthy controls[J]. European Neuropsychopharmacology, 2018, 28(7): 807-817.

[163] Aas M, Kauppi K, Brandt C L, et al. Childhood trauma is associated with increased brain responses to emotionally negative as compared with positive faces in patients with psychotic disorders[J]. Psychological medicine, 2017, 47(4): 669-679.

[164] Aas M, Haukvik U K, Djurovic S, et al. BDNF val66met modulates the association between childhood trauma, cognitive and brain abnormalities in psychoses[J]. Progress in neuro-psychopharmacology and biological psychiatry, 2013, 46: 181-188.

[165] Aas M, Haukvik U K, Djurovic S, et al. BDNF val66met modulates the association between childhood trauma, cognitive and brain abnormalities in psychoses[J]. Progress in neuro-psychopharmacology and biological psychiatry, 2013, 46: 181-188.

[166] Benedetti F, Ambree O, Locatelli C, et al. The effect of childhood trauma on serum BDNF in bipolar depression is modulated by the serotonin promoter genotype[J]. Neuroscience Letters, 2017, 656: 177-181.

[167] Aas M, Dieset I, Mørch R, et al. Reduced brain-derived neurotrophic factor is associated with childhood trauma experiences and number of depressive episodes in severe mental disorders[J]. Schizophrenia Research, 2019, 205: 45-50.

[168] Quidé Y, Bortolasci C C, Spolding B, et al. Association between childhood trauma exposure and pro-inflammatory cytokines in schizophrenia and bipolar-I disorder[J]. Psychological medicine, 2019, 49(16): 2736-2744.

[169] Brum Moraes J, Maes M, Sabbatini Barbosa D, et al. Elevated C-reactive protein levels in women with bipolar disorder may be explained by a history of childhood trauma, especially sexual abuse, body mass index and age[J]. CNS & Neurological Disorders-Drug Targets (Formerly CurrentDrug Targets-CNS & Neurological Disorders), 2017, 16(4): 514-521.

[170] Aas M, Elvsåshagen T, Westlye L T, et al. Telomere length is associated with childhood trauma in patients with severe mental disorders[J]. Translational psychiatry, 2019, 9(1): 1-7.

[171] Nöthling J, Malan-Müller S, Abrahams N, et al. Epigenetic alterations associated with childhood trauma and adult mental health outcomes: A systematic review[J]. The World Journal of Biological Psychiatry, 2020, 21(7): 493-512.

[172] Houtepen L C, Hardy R, Maddock J, et al. Childhood adversity and DNA methylation in two population-based cohorts[J]. Translational psychiatry, 2018, 8(1): 1-12.

[173] Cecil C A M, Smith R G, Walton E, et al. Epigenetic signatures of childhood abuse and neglect: Implications for psychiatric vulnerability[J]. Journal of psychiatric research, 2016, 83: 184-194.

[174] Wolf E J, Maniates H, Nugent N, et al. Traumatic stress and accelerated DNA methylation age: a meta-analysis[J]. Psychoneuroendocrinology, 2018, 92: 123-134.

[175] Teroganova N, Girshkin L, Suter C M, et al. DNA methylation in peripheral tissue of schizophrenia and bipolar disorder: a systematic review[J]. BMC genetics, 2016, 17(1): 1-15.

[176] He Y, Vinkers C H, Houtepen L C, et al. Childhood adversity is associated with increased KITLG methylation in healthy individuals but not in bipolar disorder patients[J]. Frontiers in psychiatry, 2019, 9: 743.

[177] Saxena S, Rauch S L. Functional neuroimaging and the neuroanatomy of obsessive-compulsive disorder [J]. Psychiatric Clinics of North America, 2000, 23(3): 563-586.

[178] Dias-Ferreira E, Sousa J C, Melo I, et al. Chronic stress causes frontostriatal reorganization and affects decision-making[J]. Science, 2009, 325(5940): 621-625.

[179] Salkovskis P M. Obsessional-compulsive problems: A cognitive-behavioural analysis[J]. Behaviour research and therapy, 1985, 23(5): 571-583.

[180] Taylor S, Coles M E, Abramowitz J S, et al. How are dysfunctional beliefs related to obsessive-compulsive symptoms? [J]. Journal of Cognitive Psychotherapy, 2010, 24(3): 165-176.

[181] Salkovskis P M, Forrester E. Responsibility. In: Cognitive approaches to obsessions and compulsions [M]. Pergamon, 2002.

[182] Briggs E S, Price I R. The relationship between adverse childhood experience and obsessive-compulsive symptoms and beliefs: the role of anxiety, depression, and experiential avoidance[J]. Journal of anxiety disorders, 2009, 23(8): 1037-1046.

[183] McLaren S, Crowe S F. The contribution of perceived control of stressful life events and thought suppression to the symptoms of obsessive-compulsive disorder in both non-clinical and clinical samples[J]. Journal of Anxiety Disorders, 2003, 17(4): 389-403.

[184] Mathews C A, Kaur N, Stein M B. Childhood trauma and obsessive-compulsive symptoms[J]. Depression and anxiety, 2008, 25(9): 742-751.

[185] Ulu I P, Tezer E. Adaptive and maladaptive perfectionism, adult attachment, and big five personality Traits[J]. The Journal of Psychology, 2010, 144(4): 327-340.

[186] Wei M, Mallinckrodt B, Russell D W, et al. Maladaptive perfectionism as a mediator andmoderator between adult attachment and depressive mood[J]. Journal of Counseling Psychology, 2004, 51(2): 201.

[187] Doron G, Moulding R, Kyrios M, et al. Adult attachment insecurities are related to obsessive compulsive Phenomena[J]. Journal of Social and Clinical Psychology, 2009, 28(8): 1022-1049.

[188] Yarbro J, Mahaffey B, Abramowitz J, et al. Recollections of parent-child relationships, attachment insecurity, and obsessive-compulsive beliefs[J]. Personality and Individual Differences, 2013, 54(3): 355-360.

[189] Venta A, Sharp C, Hart J. The relation between anxiety disorder and experiential avoidance in inpatient adolescents[J]. Psychological assessment, 2012, 24(1): 240-248.

[190] Kroska E B, Miller M L, Roche A I, et al. Effects of traumatic experiences on obsessive-compulsive and internalizing symptoms: The role of avoidance and mindfulness[J]. Journal of affective disorders, 2018, 225: 326-336.

[191] Valleni-Basile L A, Garrison C Z, Waller J L, et al. Incidence of obsessive-compulsive disorder in a community sample of young adolescents[J]. Journal of the American Academy of Child & Adolescent Psychiatry, 1996, 35(7): 898-906.

[192] Grisham J R, Fullana M A, Mataix-Cols D, et al. Risk factors prospectively associated with adult obsessive-compulsive symptom dimensions and obsessive-compulsive disorder [J]. Psychological medicine, 2011, 41(12): 2495-2506.

[193] Cortes A M, Saltzman K M, Weems C F, et al. Development of anxiety disorders in a traumatized pediatric population: A preliminary longitudinal evaluation[J]. Child Abuse & Neglect, 2005, 29(8): 905-914.

[194] Park S, Hong J P, Bae J N, et al. Impact of childhood exposure to psychological trauma on the risk of psychiatric disorders and somatic discomfort: Single vs. multiple types of psychological trauma [J]. Psychiatry Research, 2014, 219(3): 443-449.

[195] Lochner C, du Toit P L, Zungu-Dirwayi N, et al. Childhood trauma in obsessive-compulsive disorder, trichotillomania, and controls[J]. Depression and anxiety, 2002, 15(2): 66-68.

[196] Horesh N, Zimmerman S, Steinberg T, et al. Is onset of Tourette syndrome influenced by life events? [J]. Journal of Neural Transmission, 2008, 115(5): 787-793.

[197] Nacasch N, Fostick L, Zohar J. High prevalence of obsessive-compulsive disorder among posttraumatic stress disorder patients[J]. European Neuropsychopharmacology, 2011, 21(12): 876-879.

[198] Gothelf D, Aharonovsky O, Horesh N, et al. Life events and personality factors in children and adolescents with obsessive-compulsive disorder and other anxiety disorders[J]. Comprehensive Psychiatry, 2004, 45(3): 192-198.

[199] Caspi A, Vishne T, Sasson Y, et al. Relationship between childhood sexual abuse and obsessive-compulsive disorder: case control study[J]. Israel Journal of Psychiatry and Related Sciences, 2008, 45(3): 177-182.

[200] Abed R T, de Pauw K W. An evolutionary hypothesis for obsessive compulsive disorder: a ~ psychological immune system? [J]. Behavioural neurology, 1998, 11(4): 245-250.

[201] Findley D B, Leckman J F, Katsovich L, et al. Development of the Yale Children's Global Stress Index (YCGSI) and its application in children and adolescents with Tourette's syndrome and obsessive-compulsive disorder[J]. Journal of the American Academy of Child & Adolescent Psychiatry, 2003, 42(4): 450-457.

[202] Mckeon J, Roa B, Mann A. Life events and personality traits in obsessive-compulsive neurosis[J]. The British Journal of Psychiatry, 1984, 144(2): 185-189.

[203] Sarkhel S, Praharaj S K, Sinha D K. Role of life events in obsessive compulsive disorders[J]. Indian Journal of Private Psychiatry, 2010, 4: 46-48.

[204] Boudreaux E, Kilpatrick G, Resnick H S, et al. Criminal victimization, posttraumatic stress disorder, and comorbid psychopathology among a community sample of women[J]. Journal of Traumatic Stress: Official Publication of The International Society for Traumatic Stress Studies, 1998, 11(4): 665-678.

[205] Lafleur D L, Petty C, Mancuso E, et al. Traumatic events and obsessive compulsive disorder in children and adolescents: is there a link? [J]. Journal of anxiety disorders, 2011, 25(4): 513-519.

[206] Gershuny B S, Baer L, Radomsky A S, et al. Connections among symptoms of obsessive-compulsive disorder and posttraumatic stress disorder: a case series[J]. Behaviour Research and Therapy, 2003, 41(9): 1029-1041.

[207] Gershuny B S, Baer L, Parker H, et al. Trauma and posttraumatic stress disorder in treatment-resistant obsessive-compulsive disorder[J]. Depression and anxiety, 2008, 25(1): 69-71.

[208] Shavitt R G, Valério C, Fossaluza V, et al. The impact of trauma and post-traumatic stress disorder on the treatment response of patients with obsessive-compulsive disorder[J]. Europeanarchives of psychiatry and

clinical neuroscience, 2010, 260(2): 91-99.

[209] Grabe H J, Ruhrmann S, Spitzer C, et al. Obsessive-compulsive disorder and posttraumatic stress Disorder [J]. Psychopathology, 2008, 41(2): 129-134.

[210] Real E, Labad J, Alonso P, et al. Stressful life events at onset of obsessive-compulsive disorder are associated with a distinct clinical pattern[J]. Depression and anxiety, 2011, 28(5): 367-376.

[211] Rosso G, Albert U, Asinari G F, et al. Stressful life events and obsessive-compulsive disorder: clinical features and symptom dimensions[J]. Psychiatry research, 2012, 197(3): 259-264.

[212] Fontenelle L F, Cocchi L, Harrison B J, et al. Towards a post-traumatic subtype of obsessive-compulsive disorder[J]. Journal of Anxiety Disorders, 2012, 26(2): 377-383.

[213] McGregor N W, Hemmings S M J, Erdman L, et al. Modification of the association between early adversity and obsessive-compulsive disorder by polymorphisms in the MAOA, MAOB and COMT genes[J]. Psychiatry research, 2016, 246: 527-532.

[214] Goldberg X, Soriano-Mas C, Alonso P, et al. Predictive value of familiality, stressful life events and gender on the course of obsessive-compulsive disorder[J]. Journal of affective disorders, 2015, 185: 129-134.

[215] Hemmings S M J, Lochner C, van der Merwe L, et al. BDNF Val66Met modifies the risk of childhood trauma on obsessive-compulsive disorder[J]. Journal of psychiatric research, 2013, 47(12): 1857-1863.

[216] Miller M L, Brock R L. The effect of trauma on the severity of obsessive-compulsive spectrum symptoms: A meta-analysis[J]. Journal of anxiety disorders, 2017, 47: 29-44.

[217] Nelson E C, Heath A C, Madden P A F, et al. Association between self-reported childhood sexual abuse and adverse psychosocial outcomes: results from a twin study[J]. Archives of general psychiatry, 2002, 59(2): 139-145.

[218] Kendler K S, Bulik C M, Silberg J, et al. Childhood sexual abuse and adult psychiatric and substance use disorders in women: an epidemiological and cotwin control analysis[J]. Archives of general psychiatry, 2000, 57(10): 953-959.

[219] Tonmyr L, Thornton T, Draca J, et al. A review of childhood maltreatment and adolescent substance use relationship[J]. Current Psychiatry Reviews, 2010, 6(3): 223-234.

[220] Moran P B, Vuchinich S, Hall N K. Associations between types of maltreatment and substance use during Adolescence[J]. Child abuse & neglect, 2004, 28(5): 565-574.

[221] Dube S R, Felitti V J, Dong M, et al. Childhood abuse, neglect, and household dysfunction and the risk of illicit drug use: the adverse childhood experiences study[J]. Pediatrics, 2003, 111(3): 564-572.

[222] Pilowsky D J, Keyes K M, Hasin D S. Adverse childhood events and lifetime alcohol dependence[J]. American journal of public health, 2009, 99(2): 258-263.

[223] Rothman E F, Edwards E M, Heeren T, et al. Adverse childhood experiences predict earlier age of drinking onset: results from a representative US sample of current or former drinkers[J]. Pediatrics, 2008, 122(2): e298-e304.

[224] Teicher M H, Samson J A, Anderson C M, et al. The effects of childhood maltreatment on brain structure, function and connectivity[J]. Nature reviews neuroscience, 2016, 17(10): 652-666.

[225] Baker T B, Piper M E, McCarthy D E, et al. Addiction motivation reformulated: an affective processing model of negative reinforcement[J]. Psychological review, 2004, 111(1): 33-51.

[226] Khantzian E J. The self-medication hypothesis of substance use disorders: A reconsideration and recent

applications[J]. Harvard review of psychiatry, 1997, 4(5): 231-244.

[227] Edalati H, Krank M D. Childhood maltreatment and development of substance use disorders: A review and a model of cognitive pathways[J]. Trauma, Violence, & Abuse, 2016, 17(5): 454-467.

[228] Brook J S, Brook D W, Zhang C, et al. Pathways from adolescent parent-child conflict to substance use disorders in the fourth decade of life[J]. American Journal on Addictions, 2009, 18(3): 235-242.

[229] Lupien S J, McEwen B S, Gunnar M R, et al. Effects of stress throughout the lifespan on the brain, behaviour and cognition[J]. Nature reviews neuroscience, 2009, 10(6): 434-445.

[230] Teicher M H, Samson J A. Childhood maltreatment and psychopathology: A case for ecophenotypic variants as clinically and neurobiologically distinct subtypes[J]. American journal of psychiatry, 2013, 170(10): 1114-1133.

[231] Teicher M H, Andersen S L, Polcari A, et al. The neurobiological consequences of early stress and childhood maltreatment[J]. Neuroscience & biobehavioral reviews, 2003, 27(1-2): 33-44.

[232] Teicher M H, Samson J A. Annual research review: enduring neurobiological effects ofchildhood abuse and neglect[J]. Journal of child psychology and psychiatry, 2016, 57(3): 241-266.

[233] Chaney A, Carballedo A, Amico F, et al. Effect of childhood maltreatment on brain structure in adult patients with major depressive disorder and healthy participants [J]. Journal of Psychiatry and Neuroscience, 2014, 39(1): 50-59.

[234] van Harmelen A L, van Tol M J, van der Wee N J A, et al. Reduced medial prefrontal cortex volume in adults reporting childhood emotional maltreatment[J]. Biological psychiatry, 2010, 68(9): 832-838.

[235] Ohashi K, Anderson C M, Bolger E A, et al. Susceptibility or resilience to maltreatment can be explained by specific differences in brain network architecture[J]. Biological psychiatry, 2019, 85(8): 690-702.

[236] Romer D, Betancourt L M, Brodsky N L, et al. Does adolescent risk taking imply weak executive function? A prospective study of relations between working memory performance, impulsivity, and risk taking in early adolescence[J]. Developmental science, 2011, 14(5): 1119-1133.

[237] Tarter R E, Kirisci L, Habeych M, et al. Neurobehavior disinhibition in childhood predisposes boys to substance use disorder by young adulthood: direct and mediated etiologic pathways[J]. Drug and alcohol dependence, 2004, 73(2): 121-132.

[238] Edalati H, Krank M D, Schütz C G. Childhood maltreatment and perceived stress in individuals with concurrent psychiatric disorders[J]. Journal of Aggression, Maltreatment & Trauma, 2020, 29(1): 22-37.

[239] Oshri A, Kogan S M, Kwon J A, et al. Impulsivity as a mechanism linking child abuse and neglect with substance use in adolescence and adulthood[J]. Development and psychopathology, 2018, 30(2): 417-435.

[240] Walters G D, Espelage D L. Exploring the victimization-early substance misuse relationship: In search of moderating and mediating effects[J]. Child Abuse & Neglect, 2018, 81: 354-365.

[241] van Harmelen A L, de Jong P J, Glashouwer K A, et al. Child abuse and negative explicit and automatic self-associations: the cognitive scars of emotional maltreatment[J]. Behaviour Research and Therapy, 2010, 48(6): 486-494.

[242] Potthast N, Neuner F, Catani C. When abuse primes addiction—automatic activation of alcohol concepts by child maltreatment related cues in emotionally abused alcoholics[J]. Addictivebehaviors, 2015, 48: 62-70.

[243] Elwyn L, Smith C. Child maltreatment and adult substance abuse: The role of memory[J]. Journal of

social work practice in the addictions, 2013, 13(3): 269-294.

[244] Ernst M, Romeo R D, Andersen S L. Neurobiology of the development of motivated behaviors in adolescence: a window into a neural systems model[J]. Pharmacology Biochemistry and Behavior, 2009, 93(3): 199-211.

[245] Barkowsky D S. Executive function and future orientation moderate the relationship among substance use associations and outcome expectancies with substance use in adolescents: a pilot study[D]. University of British Columbia, 2013.

[246] Hyman S M, Paliwal P, Sinha R. Childhood maltreatment, perceived stress, and stress-related coping in recently abstinent cocaine dependent adults[J]. Psychology of addictive behaviors, 2007, 21(2): 233-238.

[247] Vilhena N A. An examination of the role of motives and emotion regulation in the relationship between child maltreatment and substance use[M]. University of Toronto, 2011.

[248] Dutcher C D, Vujanovic A A, Paulus D J, et al. Childhood maltreatment severity and alcohol use in adult psychiatric inpatients: The mediating role of emotion regulation difficulties [J]. General hospital psychiatry, 2017, 48: 42-50.

[249] Vilhena-Churchill N, Goldstein A L. Child maltreatment and marijuana problems in young adults: Examining the role of motives and emotion dysregulation[J]. Child Abuse & Neglect, 2014, 38(5): 962-972.

[250] Barahmand U, Khazaee A, Hashjin G S. Emotion dysregulation mediates between childhood emotional abuse and motives for substance use[J]. Archives of psychiatric nursing, 2016, 30(6): 653-659.

[251] Douglas K R, Chan G, Gelernter J, et al. Adverse childhood events as risk factors for substance dependence: partial mediation by mood and anxiety disorders[J]. Addictive behaviors, 2010, 35(1): 7-13.

[252] Wekerle C, Leung E, Goldstein A, et al. Substance use among adolescents in child welfare versus adolescents in the general population: A comparison of the Maltreatment and Adolescent Pathways (MAP) longitudinal study and the Ontario Student Drug Use Survey (OSDUS) datasets[M]. London, ON: University of Western Ontario, 2009.

[253] Cloitre M, Stovall-McClough K C, Nooner K, et al. Treatment for PTSD related to childhood abuse: A randomized controlled trial[J]. American journal of psychiatry, 2010, 167(8): 915-924.

[254] Proctor L J, Lewis T, Roesch S, et al. Child maltreatment and age of alcohol and marijuana initiation in high-risk youth[J]. Addictive behaviors, 2017, 75: 64-69.

[255] Dunn M G, Tarter R E, Mezzich A C, et al. Origins and consequences of child neglect in substance abuse families[J]. Clinical psychology review, 2002, 22(7): 1063-1090.

[256] Mason W A. Self-esteem and delinquency revisited (again): A test of Kaplan's self-derogation theory of delinquency using latent growth curve modeling[J]. Journal of Youth and Adolescence, 2001, 30(1): 83-102.

[257] Taylor J, Lloyd D A, Warheit G J. Self-derogation, peer factors, and drug dependence among a multiethnic sample of young adults[J]. Journal of Child & Adolescent Substance Abuse, 2006, 15(2): 39-51.

[258] Dembo R, Dertke M, La Voie L, et al. Physical abuse, sexual victimization and illicit drug use: A structural analysis among high risk adolescents[J]. Journal of Adolescence, 1987, 10(1): 13-34.

[259] Stein J A, Leslie M B, Nyamathi A. Relative contributions of parent substance use and childhood maltreatment to chronic homelessness, depression, and substance abuse problems among homeless women:

Mediating roles of self-esteem and abuse in adulthood[J]. Child abuse & neglect, 2002, 26(10): 1011-1027.

[260] Kaplan H B, Martin S S, Robbins C. Pathways to adolescent drug use: Self-derogation, peer influence, weakening of social controls, and early substance use[J]. Journal of health and social behavior, 1984, 25(3): 270-289.

[261] Rosenman S, Rodgers B. Childhood adversity and adult personality[J]. Australian & New Zealand Journal of Psychiatry, 2006, 40(5): 482-490.

[262] Bailey J A, McCloskey L A. Pathways to adolescent substance use among sexually abused girls[J]. Journal of Abnormal Child Psychology, 2005, 33(1): 39-53.

[263] Stewart S H, McGonnell M, Wekerle C, et al. Associations of personality with alcohol use behaviour and alcohol problems in adolescents receiving child welfare services[J]. International Journal of Mental Health and Addiction, 2011, 9(5): 492-506.

[264] Shin S H, Lee S, Jeon S M, et al. Childhood emotional abuse, negative emotion-driven impulsivity, and alcohol use in young adulthood[J]. Child Abuse & Neglect, 2015, 50: 94-103.

[265] Hudson A, Wekerle C, Stewart S H. Associations between personality and drinking motives in adolescents involved in the child welfare system[J]. Personality and Individual Differences, 2015, 81: 84-89.

[266] Kristman-Valente A, Wells E A. The role of gender in the association between child maltreatment and substance use behavior: a systematic review of longitudinal research from 1995 to 2011[J]. Substance Use & Misuse, 2013, 48(8): 645-660.

[267] Lee R D, Chen J. Adverse childhood experiences, mental health, and excessive alcohol use: Examination of race/ethnicity and sex differences[J]. Child abuse & neglect, 2017, 69: 40-48.

[268] Qian J, Hu Q, Wan Y, et al. Prevalence of eating disorders in the general population: a systematic Review [J]. Shanghai archives of psychiatry, 2013, 25(4): 212-213.

[269] Afifi T O, Sareen J, Fortier J, et al. Child maltreatment and eating disorders among men and women in adulthood: Results from a nationally representative United States sample[J]. International journal of eating disorders, 2017, 50(11): 1281-1296.

[270] Molendijk M L, Hoek H W, Brewerton T D, et al. Childhood maltreatment and eating disorder pathology: a systematic review and dose-response meta-analysis[J]. Psychological medicine, 2017, 47(8): 1402-1416.

[271] Jaite C, Schneider N, Hilbert A, et al. Etiological role of childhood emotional trauma and neglect in adolescent anorexia nervosa: a cross-sectional questionnaire analysis[J]. Psychopathology, 2012, 45(1): 61-66.

[272] Carter J C, Bewell C, Blackmore E, et al. The impact of childhood sexual abuse in anorexia nervosa[J]. Child abuse & neglect, 2006, 30(3): 257-269.

[273] Backholm K, Isomaa R, Birgegård A. The prevalence and impact of trauma history in eating disorder Patients[J]. European Journal of Psychotraumatology, 2013, 4(1): 22482.

[274] Kong S, Bernstein K. Childhood trauma as a predictor of eating psychopathology and its mediating variables in patients with eating disorders[J]. Journal of Clinical Nursing, 2009, 18(13): 1897-1907.

[275] White A A H, Pratt K J, Cottrill C. The relationship between trauma and weight status amongadolescents in eating disorder treatment[J]. Appetite, 2018, 129: 62-69.

[276] Calugi S, El Ghoch M, Conti M, et al. Preoccupation with shape or weight, fear of weight gain, feeling fat and treatment outcomes in patients with anorexia nervosa: A longitudinal study [J]. Behaviour research

and therapy, 2018, 105: 63-68.

[277] Dingemans A, Danner U, Parks M. Emotion regulation in binge eating disorder: A review[J]. Nutrients, 2017, 9(11): 1274.

[278] Moulton S J, Newman E, Power K, et al. Childhood trauma and eating psychopathology: A mediating role for dissociation and emotion dysregulation? [J]. Child abuse & neglect, 2015, 39: 167-174.

[279] Castellini G, Lelli L, Cassioli E, et al. Different outcomes, psychopathological features, and comorbidities in patients with eating disorders reporting childhood abuse: A 3-year follow-up study[J]. European Eating Disorders Review, 2018, 26(3): 217-229.

[280] Palmisano G L, Innamorati M, Susca G, et al. Childhood traumatic experiences and dissociative phenomena in eating disorders: Level and association with the severity of binge eating symptoms[J]. Journal of Trauma & Dissociation, 2018, 19(1): 88-107.

[281] Trottier K, MacDonald D E. Update on psychological trauma, other severe adverse experiences and eating disorders: state of the research and future research directions[J]. Current psychiatry reports, 2017, 19(8): 1-9.

[282] Mitchell K S, Porter B, Boyko E J, et al. Longitudinal associations among posttraumatic stress disorder, disordered eating, and weight gain in military men and women[J]. American journal of epidemiology, 2016, 184(1): 33-47.

[283] Trottier K, Wonderlich S A, Monson C M, et al. Investigating posttraumatic stress disorder as a psychological maintaining factor of eating disorders[J]. International Journal of Eating Disorders, 2016, 49(5): 455-457.

[284] Brewerton T D, Cotton B D, Kilpatrick D G. Sensation seeking, binge-type eating disorders, victimization, and PTSD in the National Women's Study[J]. Eating behaviors, 2018, 30: 120-124.

[285] Monteleone A M, Monteleone P, Serino I, et al. Childhood trauma and cortisol awakening response in symptomatic patients with anorexia nervosa and bulimia nervosa[J]. International Journal of Eating Disorders, 2015, 48(6): 615-621.

[286] Monteleone A M, Monteleone P, Volpe U, et al. Impaired cortisol awakening response in eating disorder women with childhood trauma exposure: evidence for a dose-dependent effect of thetraumatic load[J]. Psychological Medicine, 2018, 48(6): 952-960.

[287] Thaler L, Gauvin L, Joober R, et al. Methylation of BDNF in women with bulimic eating syndromes: associationswithchildhoodabuseandborderlinepersonalitydisorder[J]. Progress in Neuro-Psychopharmacology and Biological Psychiatry, 2014, 54: 43-49.

[288] Steiger H, Richardson J, Joober R, et al. Dissocial behavior, the 5HTTLPR polymorphism, and maltreatment in women with bulimic syndromes[J]. American Journal of Medical Genetics Part B: Neuropsychiatric Genetics, 2008, 147(1): 128-130.

[289] van Eekelen J A M, Ellis J A, Pennell C E, et al. Stress-sensitive neurosignalling in depression: an integrated network biology approach to candidate gene selection for genetic association analysis[J]. Mental illness, 2012, 4(2): e21.

[290] Monteleone A M, Monteleone P, Esposito F, et al. The effects of childhood maltreatment on brain structure in adults with eating disorders. The World Journal of Biological Psychiatry, 2017.

[291] Donnelly B, Touyz S, Hay P, et al. Neuroimaging in bulimia nervosa and binge eating disorder: a systematic review[J]. Journal of Eating Disorders, 2018, 6(1): 1-24.

[292] Patihis L, Pendergrast M H. Reports of recovered memories of abuse in therapy in a large age-

representative US national sample: Therapy type and decade comparisons [J]. Clinical Psychological Science, 2019, 7(1): 3-21.

[293] Zanarini M C. Childhood experiences associated with the development of borderline personality disorder [J]. Psychiatric Clinics of North America, 2000, 23(1): 89-101.

[294] Grinker Sr R R, Webble B, Drye R C. The Borderline Syndrome. A Behavioral Study ofEgo-Functions. New York (Basic Books) 1968, 1968.

[295] Herman J L, Perry J C, Van der Kolk B A. Childhood trauma in borderline personality disorder[M]. The American journal of psychiatry, 1989.

[296] Reich R B, Vera S C, Marino M F, et al. Reported pathological childhood experiences associated with the developmentofborderlinepersonalitydisorder[J]. AmericanJournalofPsychiatry, 1997, 154(8): 11011106.

[297] Yen S, Shea M T, Sanislow C A, et al. Borderline personality disorder criteria associated with prospectively observed suicidal behavior[J]. American Journal of Psychiatry, 2004, 161(7): 1296-1298.

[298] Bierer L M, Yehuda R, Schmeidler J, et al. Abuse and neglect in childhood: relationship to personality disorder diagnoses[J]. CNS spectrums, 2003, 8(10): 737-754.

[299] Cohen L J, Tanis T, Bhattacharjee R, et al. Are there differential relationships between different types of childhood maltreatment and different types of adult personality pathology? [J]. Psychiatry research, 2014, 215(1): 192-201.

[300] Tyrka A R, Wyche M C, Kelly M M, et al. Childhood maltreatment and adult personality disorder symptoms: influence of maltreatment type[J]. Psychiatry research, 2009, 165(3): 281-287.

[301] Lobbestael J, Arntz A, Bernstein D P. Disentangling the relationship between different types of childhood maltreatment and personality disorders[J]. Journal of Personality Disorders, 2010, 24(3): 285.

[302] Afifi T O, Mather A, Boman J, et al. Childhood adversity and personality disorders: results from a nationally representative population-based study[J]. Journal of psychiatric research, 2011, 45(6): 814-822.

[303] Velikonja T, Fisher H L, Mason O, et al. Childhood trauma and schizotypy: a systematic literature review [J]. Psychological medicine, 2015, 45(5): 947-963.

[304] Berenbaum H, Thompson R J, Milanak M E, et al. Psychological trauma and schizotypal personality disorder[J]. Journal of abnormal psychology, 2008, 117(3): 502.

[305] Thomas C R, Russell W, Robert R S, et al. Personality disorders in young adult survivors of pediatric burn injury[J]. Journal of personality disorders, 2012, 26(2): 255.

[306] Raza G T, DeMarce J M, Lash S J, et al. Paranoid personality disorder in the United States: the role of race, illicit drug use, and income[J]. Journal of ethnicity in substance abuse, 2014, 13(3): 247-257.

[307] Farrington D P. Childhood origins of antisocial behavior. Clinical Psychology & Psychotherapy: An International Journal of Theory & Practice[J], 2005, 12(3): 177-190.

[308] Willemsen J, De Ganck J, Verhaeghe P. Psychopathy, traumatic exposure, and lifetime posttraumatic stress[J]. International journal of offender therapy and comparative criminology, 2012, 56(4): 505-524.

[309] Fossati A, Madeddu F, Maffei C. Borderline personality disorder and childhood sexual abuse: a meta-analytic study[J]. Journal of personality disorders, 1999, 13(3): 268.

[310] Kim-Spoon J, Cicchetti D, Rogosch F A. A longitudinal study of emotion regulation, emotion lability-negativityand internalizing symptomatology in maltreated and nonmaltreated children [J]. Child

development, 2013, 84(2): 512-527.

[311] Oshri A, Rogosch F A, Cicchetti D. Child maltreatment and mediating influences of childhood personality types on the development of adolescent psychopathology[J]. Journal of Clinical Child & Adolescent Psychology, 2013, 42(3): 287-301.

[312] Hock R S, Bryce C P, Fischer L, et al. Childhood malnutrition and maltreatment are linked with personality disorder symptoms in adulthood: results from a Barbados lifespan cohort[J]. Psychiatry research, 2018, 269: 301-308.

[313] Johnson J G, Cohen P, Chen H, et al. Parenting behaviors associated with risk for offspring personality disorder during adulthood[J]. Archives of general psychiatry, 2006, 63(5): 579-587.

[314] Torgersen S, Kringlen E, Cramer V. The prevalence of personality disorders in a community sample[J]. Archives of general psychiatry, 2001, 58(6): 590-596.

[315] Torgersen S, Lygren S, Øien P A, et al. A twin study of personality disorders[J]. Comprehensive psychiatry, 2000, 41(6): 416-425.

[316] Kendler K S, Aggen S H, Czajkowski N, et al. The structure of genetic and environmental risk factors for DSM-IV personality disorders: a multivariate twin study[J]. Archives of general psychiatry, 2008, 65(12): 1438-1446.

[317] Rhee S H, Waldman I D. Genetic and environmental influences on antisocial behavior: a meta-analysis of twin and adoption studies[J]. Psychological bulletin, 2002, 128(3): 490.

[318] Trull T J, Jahng S, Tomko R L, et al. Revised NESARC personality disorder diagnoses: gender, prevalence, and comorbidity with substance dependence disorders[J]. Journal of personality disorders, 2010, 24(4): 412.

[319] Sar V. Developmental trauma, complex PTSD, and the current proposal of DSM-5[J]. European Journal of Psychotraumatology, 2011, 2(1): 5622.

[320] Şar V, Akyüz G, Doğan O. Prevalence of dissociative disorders among women in the general population[J]. Psychiatry Research, 2007, 149(1-3): 169-176.

[321] Johnson J G, Cohen P, Kasen S, et al. Dissociative disorders among adults in the community, impaired functioning, and axis I and II comorbidity[J]. Journal of psychiatric research, 2006, 40(2): 131-140.

[322] Akyüz G, Doğan O, Şar V, et al. Frequency of dissociative identity disorder in the general population in Turkey[J]. Comprehensive psychiatry, 1999, 40(2): 151-159.

[323] Sar V, Önder C, Kilincaslan A, et al. Dissociative identity disorder among adolescents: prevalence in a university psychiatric outpatient unit[J]. Journal of Trauma & Dissociation, 2014, 15(4): 402-419.

[324] Şar V. Parallel-distinct structures of internal world and external reality: disavowing and re-claiming the self-identity in the aftermath of trauma-generated dissociation[J]. Frontiers in psychology, 2017, 8: 216.

[325] Dell P F. Is high hypnotizability a necessary diathesis for pathological dissociation? [J]. Journal of Trauma & Dissociation, 2017, 18(1): 58-87.

[326] Sar V. Epidemiology of dissociative disorders: An overview. Epidemiology research international, 2011, 2011.

[327] Courtois C A. Complex trauma, complex reactions: Assessment and treatment[J]. Psychotherapy: Theory, research, practice, training, 2004, 41(4): 412.

[328] Öztürk E, Sar V. Formation and functions of alter personalities in dissociative identity disorder: a theoretical and clinical elaboration[J]. J Psychol Clin Psychiatry, 2016, 6(6): 00385.

[329] Fonagy P, Allison E. What is mentalization? The concept and its foundations in developmental research/ Minding the child[J]. Routledge, 2013: 25-48.

[330] Bowlby J. Attachment and loss: retrospect and prospect[J]. American journal of Orthopsychiatry, 1982, 52(4): 664.

[331] Putnam F W. Dissociation in children and adolescents: A developmental perspective[M]. Guilford press, 1997.

[332] Putnam F W. The way we are. How states of mind influence our identities, personality and potential for change[M]. Los Gatos, CA: International Psychoanalytic Books, 2016.

[333] Porges S W. Thepolyvagaltheory. Neuropsychologicalfoundationsofemotions, attachment, communication, & self-regulation[M]. New York: Norton, 2011.

[334] Jaspers K. Allgemeine psychopathologie (general psychopathology). Berlin: Springer Verlag; 1913.

[335] DePrince A P, Huntjens R J C, Dorahy M J. Alienation appraisals distinguish adults diagnosed with DID from PTSD[J]. Psychological Trauma: Theory, Research, Practice, and Policy, 2015, 7(6): 578.

[336] Şar V, Dorahy M J, Krüger C. Revisiting the etiological aspects of dissociative identity disorder: a biopsychosocial perspective[J]. Psychology research and behavior management, 2017, 10: 137.

[337] Jaspers K. Kausale und „verständliche“ zusammenhänge zwischen schicksal und psychose bei der dementia praecox (Schizophrenie)[J]. Zeitschrift für die gesamte Neurologie und Psychiatrie, 1913, 14(1): 158-263.

[338] Frewen P A, Lanius R A. Trauma-related altered states of consciousness: Exploring the 4-D model[J]. Journal of Trauma & Dissociation, 2014, 15(4): 436-456.

[339] Nijenhuis E R S, Van der Hart O. Dissociation in trauma: A new definition and comparison with previous formulations[J]. Journal of Trauma & Dissociation, 2011, 12(4): 416-445.

[340] Schimmenti A, Sar V. A correlation network analysis of dissociative experiences[J]. Journal of Trauma & Dissociation, 2019, 20(4): 402-419.

[341] Sar V, Ozturk E. What is trauma and dissociation? [J]. Journal of Trauma Practice, 2006, 4(1-2): 7-20.

[342] Horowitz M J. Stress response syndromes. 2nd ed. Northwale NJ: Jason Aronson Inc.; 1986.

[343] Şar V. The tri-modal reaction (T-MR) model of complex trauma and dissociation: a proposal. The Tri-modal Reaction (T-MR) model of complex trauma and dissociation: a proposal, 2019: 50-71.

[344] Gergely G, Fonagy P, Jurist E, et al. Affect regulation, mentalization, and the development of the self[J]. International Journal of Psychoanalysis, 2002, 77: 217-234.

[345] Gergely G, Watson J S. Early socio-emotional development: Contingency perception and the social-biofeedback model[J]. Early social cognition: Understanding others in the first months of life, 1999, 60: 101-136.

[346] Ensink K, Bégin M, Normandin L, et al. Mentalization and dissociation in the context of trauma: Implications for child psychopathology[J]. Journal of Trauma & Dissociation, 2017, 18(1): 11-30.

[347] Ogawa J R, Sroufe L A, Weinfield N S, et al. Development and the fragmented self: Longitudinal study of dissociative symptomatology in a nonclinical sample[J]. Development andpsychopathology, 1997, 9(4): 855-879.

[348] Zoroglu S S, Tuzun U, Sar V, et al. Suicide attempt and self-mutilation among Turkish high school students in relation with abuse, neglect and dissociation[J]. Psychiatry and Clinical Neurosciences, 2003, 57(1): 119-126.

[349] Hattori Y. Social withdrawal in Japanese youth: a case study of thirty-five hikikomori clients[J]. Journal of Trauma Practice, 2006, 4(3-4): 181-201.

[350] Ehling T, Nijenhuis E R S, Krikke A P. Volume of discrete brain structures in complex dissociative disorders: preliminary findings[J]. Progress in brain research, 2007, 167: 307-310.

[351] Sar V, Unal S N, Kiziltan E, et al. HMPAO SPECT study of regional cerebral blood flow in dissociative identity disorder[J]. Journal of Trauma & Dissociation, 2001, 2(2): 5-25.

[352] Sar V, Unal S N, Ozturk E. Frontal and occipital perfusion changes in dissociative identity disorder[J]. Psychiatry Research: Neuroimaging, 2007, 156(3): 217-223.

[353] Schore A N. The experience-dependent maturation of a regulatory system in the orbital prefrontal cortex and the origin of developmental psychopathology[J]. Development and psychopathology, 1996, 8(1): 59-87.

[354] Hanson J L, Chung M K, Avants B B, et al. Early stress is associated with alterations in the orbitofrontal cortex: a tensor-based morphometry investigation of brain structure and behavioral risk[J]. Journal of neuroscience, 2010, 30(22): 7466-7472.

[355] Forrest K A. Toward an etiology of dissociative identity disorder: A neurodevelopmental approach[J]. Consciousness and cognition, 2001, 10(3): 259-293.

[356] Schore A N. Relational trauma and the developing right brain: An interface of psychoanalytic self psychology and neuroscience[J]. Annals of the New York Academy of Sciences, 2009, 1159(1): 189-203.

[357] Mutluer T, Şar V, Kose-Demiray Ç, et al. Lateralization of neurobiological response in adolescents with post-traumatic stress disorder related to severe childhood sexual abuse: The tri-modal reaction (T-MR) model of protection[J]. Journal of Trauma & Dissociation, 2018, 19(1): 108-125.

[358] Rinne-Albers M A W, Van Der Werff S J A, van Hoof M J, et al. Abnormalities of white matter integrity in the corpus callosum of adolescents with PTSD after childhood sexual abuse: a DTI study. European child & adolescent psychiatry[J], 2016, 25(8): 869-878.

[359] Basmacı Kandemir S, Bayazıt H, Selek S, et al. Tracking down the footprints of bad paternal relationships in dissociative disorders: a diffusion tensor imaging study[J]. Journal of Trauma & Dissociation, 2016, 17(3): 371-381.

[360] Farina B, Speranza A M, Dittoni S, et al. Memories of attachment hamper EEG cortical connectivity in dissociative patients[J]. European Archives of Psychiatry and Clinical Neuroscience, 2014, 264(5): 449-458.

[361] Schrijvers D L, Bollen J, Sabbe B G. The gender paradox in suicidal behavior and its impact on the suicidal process[J]. J Affect Disord. 2012, 138(1-2): 19-26.

[362] Felitti V J, Anda R F, Nordenberg D, et al. Relationship of childhood abuse and household dysfunction to many of the leading causes of death in adults. The Adverse Childhood Experiences (ACE) Study[J]. Am J Prev Med. 1998, 14(4): 245-558.

[363] Dube S R, Anda R F, Felitti V J, et al. Childhood abuse, household dysfunction, and the risk of attempted suicide throughout the life span: findings from the Adverse Childhood Experiences Study[J]. JAMA, 2001, 286(24): 3089-3096.

[364] Thompson R, Litrownik A J, Isbell P, et al. Adverse Experiences and Suicidal Ideation in Adolescence: Exploring the Link Using the LONGSCAN Samples[J]. Psychol Violence, 2012, 2(2): 10.1037/a0027107.

[365] Wan Y, Chen R, Ma S, et al. Associations of adverse childhood experiences and social support with self-injurious behaviour and suicidality in adolescents[J]. Br J Psychiatry, 2019, 214(3): 146-152.

[366] Isohookana R, Riala K, Hakko H, et al. Adverse childhood experiences and suicidal behavior of adolescent psychiatric inpatients[J]. Eur Child Adolesc Psychiatry, 2013, 22(1): 13-22.

[367] Cluver L, Orkin M, Boyes M E, Sherr L. Child and Adolescent Suicide Attempts, Suicidal Behavior, and Adverse Childhood Experiences in South Africa: A Prospective Study[J]. J Adolesc Health, 2015, 57(1): 52-59.

[368] Evans G W, Arikan M K, Gunver M G, et al. High-Gamma: A biological marker for suicide attempt in patients with depression[J]. J Affect Disord, 2019, 254: 1-6.

[369] McLaughlin K A, Sheridan M A, Lambert H K. Childhood adversity and neural development: deprivation and threat as distinct dimensions of early experience[J]. Neurosci Biobehav Rev, 2014, 47: 578-591.

[370] McLaughlin K A, Sheridan M A. Beyond Cumulative Risk: A Dimensional Approach to Childhood Adversity[J]. Curr Dir Psychol Sci, 2016, 25(4): 239-245.

[371] McLaughlin K A, Sheridan M A, Gold A L, et al. Maltreatment Exposure, Brain Structure, and Fear Conditioning in Children and Adolescents[J]. Neuropsychopharmacology, 2016, 41(8): 1956-1964.

[372] Busso D S, McLaughlin K A, Sheridan M A. Dimensions of Adversity, Physiological Reactivity, and Externalizing Psychopathology in Adolescence: Deprivation and Threat. Psychosom Med, 2017, 79(2): 162-171.

[373] Lambert H K, King K M, Monahan K C, et al. Differential associations of threat and deprivation with emotion regulation and cognitive control in adolescence[J]. Dev Psychopathol, 2017, 29(3): 929-940.

[374] Miller A B, Machlin L, McLaughlin K A, et al. Deprivation and psychopathology in the Fragile Families Study: A 15-year longitudinal investigation[J]. J Child Psychol Psychiatry, 2021, 62(4): 382-391.

[375] Van Orden K A, Witte T K, Cukrowicz K C, et al. The interpersonal theory of suicide[J]. Psychol Rev, 2010, 117(2): 575-600.

[376] Joiner T E J r, Sachs-Ericsson N J, Wingate L R, et al. Childhood physical and sexual abuse and lifetime number of suicide attempts: a persistent and theoretically important relationship[J]. Behav Res Ther, 2007, 45(3): 539-547.

[377] Petersen L, Sørensen T I, Kragh A P, et al. Genetic and familial environmental effects on suicide attempts: a study of Danish adoptees and their biological and adoptive siblings[J]. J Affect Disord, 2014, 155: 273-277.

[378] Erlangsen A, Appadurai V, Wang Y, et al. Genetics of suicide attempts in individuals with and without mental disorders: a population-based genome-wide association study[J]. Molecular Psychiatry, 2020, 25(10): 2410-2421.

[379] Levey D F, Polimanti R, Cheng Z, et al. Genetic associations with suicide attempt severity and genetic overlap with major depression[J]. Transl Psychiatry. 2019, 9(1): 22.

[380] Tyano S, Zalsman G, Ofek H, et al. Plasma serotonin levels and suicidal behavior in adolescents[J]. Eur Neuropsychopharmacol, 2006, 16(1): 49-57.

[381] Picouto M D, Villar F, Braquehais M D. The role of serotonin in adolescent suicide: theoretical, methodological, and clinical concerns[J]. Int J Adolesc Med Health, 2015, 27(2): 129-133.

[382] Coelho R, Viola T W, Walss-Bass C, et al. Childhood maltreatment and inflammatory markers: a systematic review[J]. Acta Psychiatr Scand, 2014, 129(3): 180-192.

[383] Black C, Miller B J. Meta-Analysis of Cytokines and Chemokines in Suicidality: Distinguishing Suicidal

Versus Nonsuicidal Patients[J]. Biol Psychiatry, 2015, 78(1): 28-37.

[384] Karege F, Bondolfi G, Gervasoni N, et al. Low brain-derived neurotrophic factor (BDNF) levels in serum of depressed patients probably results from lowered platelet BDNF release unrelated to platelet reactivity [J]. Biol Psychiatry, 2005, 57(9): 1068-1072.

[385] Youssef M M, Underwood M D, Huang Y Y, et al. Association of BDNF Val66Met Polymorphism and Brain BDNF Levels with Major Depression and Suicide[J]. Int J Neuropsychopharmacol, 2018, 21(6): 528-538.

[386] Perroud N, Courtet P, Vincze I, et al. Interaction between BDNF Val66Met and childhood trauma on adult's violent suicide attempt[J]. Genes Brain Behav, 2008, 7(3): 314-322.

[387] Underwood M D, Bakalian M J, Escobar T, et al. Early-Life Adversity, but Not Suicide, Is Associated With Less Prefrontal Cortex Gray Matter in Adulthood. Int J Neuropsychopharmacol, 2019, 22(5): 349-357.

[388] Kuhlman K R, Geiss E G, Vargas I, et al. Differential associations between childhood trauma subtypes and adolescent HPA-axis functioning[J]. Psychoneuroendocrinology, 2015, 54: 103-114.

[389] Kuhlman K R, Vargas I, Geiss E G, et al. Age of Trauma Onset and HPA Axis Dysregulation Among Trauma-Exposed Youth[J]. J Trauma Stress, 2015, 28(6): 572-579.

[390] Mathew S J, Coplan J D, Goetz R R, et al. Differentiating depressed adolescent 24 h cortisol secretion in light of their adult clinical outcome[J]. Neuropsychopharmacology, 2003, 28(7): 1336-1343.

[391] O'Connor D B, Green J A, Ferguson E, et al. Effects of childhood trauma on cortisol levels in suicide attempters and ideators[J]. Psychoneuroendocrinology, 2018, 88: 9-16.

[392] O'Connor D B, Green J A, Ferguson E, et al. Cortisol reactivity and suicidal behavior: Investigating the role of hypothalamic-pituitary-adrenal axis responses to stress in suicide attempters and ideators[J]. Psychoneuroendocrinology, 2017, 75: 183-191.

[393] O'Connor D B, Ferguson E, Green J A, et al. Cortisol levels and suicidal behavior: A meta-analysis[J]. Psychoneuroendocrinology, 2016, 63: 370-379.

[394] Weinberg A, May A M, Klonsky E D, et al. Decreased neural response to threat differentiates patients who have attempted suicide from nonattempters with current ideation[J]. Clinical Psychological Science, 2017, 5(6): 952-963.

[395] Polanco-Roman L, Moore A, Tsypes A, et al. Emotion Reactivity, Comfort Expressing Emotions, and Future Suicidal Ideation in Emerging Adults[J]. J Clin Psychol, 2018, 74(1): 123-135.

[396] Shapero B G, Farabaugh A, Terechina O, et al. Understanding the effects of emotional reactivity on depression and suicidal thoughts and behaviors: Moderating effects of childhood adversity and resilience [J]. J Affect Disord, 2019, 245: 419-427.

[397] Carvalho J N, Renner A M, Donat J C, et al. Executive functions and clinical symptoms in children exposed to maltreatment[J]. Appl Neuropsychol Child, 2020, 9(1): 1-12.

[398] Richard-Devantoy S, Berlim M T, Jollant F. A meta-analysis of neuropsychological markers of vulnerability to suicidal behavior in mood disorders[J]. Psychol Med, 2014, 44(8): 1663-1673.

[399] Barzilay R, Calkins M E, Moore T M, et al. Neurocognitive functioning in community youth with suicidal ideation: gender and pubertal effects[J]. Br J Psychiatry, 2019, 215(3): 552-558.

[400] Benschop L, Baeken C, Vanderhasselt M A, et al. Electroencephalogram Resting State Frequency Power Characteristics of Suicidal Behavior in Female Patients With Major Depressive Disorder[J]. J Clin Psychiatry, 2019, 80(6): 18m12661.

[401] Fried L E, Williams S, Cabral H, et al. Differences in risk factors for suicide attempts among 9th and 11th grade youth: A longitudinal perspective[J]. The Journal of School Nursing, 2013, 29(2): 113-122.

[402] Ortin A, Miranda R. Age at menarche and onset of suicide ideation among high-risk girls[J]. Psychiatry research, 2020, 290: 113059.

[403] Lee C S, Wong Y J. Racial/ethnic and gender differences in the antecedents of youth suicide[J]. Cultural diversity and ethnic minority psychology, 2020, 26(4): 532.

[404] Roberts E, Fraser A, Gunnell D, et al. Timing of menarche and self-harm in adolescence and adulthood: a population-based cohort study[J]. Psychological medicine, 2020, 50(12): 2010-2018.

[405] Gur R E, Moore T M, Rosen A F G, et al. Burden of Environmental Adversity Associated With Psychopathology, Maturation, and Brain Behavior Parameters in Youths[J]. JAMA Psychiatry, 2019, 76(9): 966-975.

[406] Chang B P, Franklin J C, Ribeiro J D, et al. Biological risk factors for suicidal behaviors: a meta-analysis[J]. Transl Psychiatry, 2016, 6(9): e887.

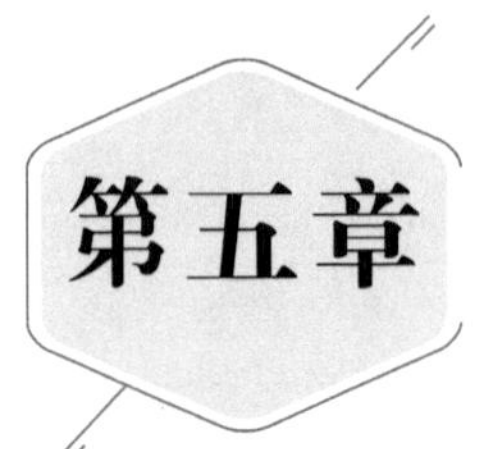

第五章 儿童目睹家庭暴力对个体心理健康的影响

第一节 概述

儿童目睹家庭暴力是全球性的社会问题。一份基于全球100多个国家的数据的《2013暴力侵害儿童全球调查报告》发现，每年有1.33亿以上的儿童目睹家庭暴力。暴力家庭中儿童的问题很容易被忽视。孩子们似乎做得很好或者父母尽他们最大的努力让孩子远离暴力事件，但目睹家庭暴力的影响是有害的。家庭暴力对目睹这些事件的儿童的影响可能是毁灭性的，并使这些儿童处于更大的自我虐待风险。根据McGee的说法，许多孩子可以描述他们听说过的创伤性事件，但从未见过真正的暴力行为。家庭暴力对受害者及其子女的影响是深远的；且目睹家庭暴力对每个人的影响都是不同的。目睹家庭暴力会对儿童产生许多影响，这些影响可以根据创伤的严重程度持续到成年。这种目睹虐待的儿童会受到许多心理影响，他们可能会出现认知和情感发展的延迟、极端退缩或攻击性、焦虑障碍及内化和外化行为问题。

家庭暴力对儿童目击者的社会和情感发展的影响以及生理和身体发育的影响是无止境的，研究表明，由于孩子的母亲经历了痛苦，故这种影响可能在孩子出生之前就开始了。社会和情感的发展影响着我们的思维和行为规则，比如智力、心理活动和行为。生理和生理发育会影响我们的身体，比如大脑或身体的结构差异、性取向和衰老。一项针对幼儿的研究显示，与其他类型的童年压力源相比，那些感觉到看护者受到威胁的儿童更有可能产生消极的情绪和行为后果。与没有经历过这种类型暴露的儿童相比，这些儿童最常见的症状是亢奋、恐惧和对同伴的攻击增加。

儿童经常会向他们的看护者寻求基本需求，例如，安全和自我调节的榜样。研究表明，其中一个领域的风险会影响另一个领域的发展，在非暴力环境中持续受到关爱对发展至关重要。儿童与照料者之间的关系传统上是爱、支持和养育的关系，不幸的是，家庭暴力可能会打断并破坏这种关系。

目睹家庭暴力的儿童更有可能出现健康问题。以往的研究表明，当儿童暴露于家庭暴力或IPV时，一般的行为、认知和情感会受到影响，包括易怒、睡眠问题、害怕独处、不成熟、语言发展、注意力不集中、攻击性、反社会行为、焦虑、抑郁、暴力行为、挫折耐受力低、饮食问题及消极或孤僻。在IPV的极端情况下，儿童会“陷入”看护者之间的身体暴力，从而面临严重的身体伤害，包括死亡；他们还会遭受因家庭谋杀而失去父母的心理创伤。同时暴露于 IPV 的儿童受到其他形式的儿童期虐待的风险也会增加，可能还会增加他们受损的风险。婴儿往往也有睡眠和喂养障碍，这可能会导致体重增加不良。当儿童达到学龄前年龄并目睹家庭暴力时，他们通常表现出退缩的社会行为，以及变得更加焦虑和更加恐惧。不幸的是，当儿童达到学龄时，目睹家庭暴力会影响他们的学习能力，一项著名的研究发现，父母报告伴侣暴力的孩子的表现比父母报告家中没有伴侣暴力的孩子平均低 12.2%。

虽然孩子们可能不会在身体上感受到家庭暴力的影响，但研究表明，暴露在这种暴力中，孩子和看护者的关系会受到很大的影响。除了心理影响外，目睹家庭虐待的儿童往往还会遭受身体虐待。根据 Herman 的说法——创伤不可避免地带来损失，她继续描述那些幸运地摆脱了身体虐待的人是如何失去心理结构的。那些身体受到虐待的人会失去对自己和身体完整性的感觉。当与儿童受害者讨论创伤事件时，不可避免地会让孩子感到深深的悲痛。孩子们经历的失去和悲伤会导致他们不得不经常搬家，这使学校、朋友和他们已经信任和依赖的人经常发生变化。家庭暴力给孩子造成的不稳定性可能是非常高的，有多种因素影响孩子。

Herman-Smith 等认为，幼儿的慢性压力会导致他们出现生理反应，从而产生与压力相关的症状，具有不安全依恋的儿童可能会回避看护者，也可能因退缩或回避而产生矛盾。长期无法照顾幼儿的看护者会增加幼儿在生活中经历压力的风险，难以形成依恋并不能通过自我安抚来应对压力时期的风险。婴儿在成长过程中的主要任务之一是学习自我安慰的能力。经历持续压力的婴儿更容易变得高度敏感，并且在发育过程中学不会自我安慰的行为。研究表明目睹家庭暴力的儿童会表现出行为、情感和认知的应对反应，并且他们的恐惧体验是明显的。儿童会向看护者寻求安全和自我调节，而照顾的一致性对儿童成长至关重要。目睹家庭暴力会影响儿童的整个情感、社会、生理和身体发展，并会继续影响儿童未来的关系。

第二节　在生理层面上的影响

夫妻间的婚姻暴力会使儿童长期生活在一个极度缺乏安全的环境中，直接目睹父母家暴的儿童在父母情绪极度不稳定的状况下很容易成为直接受害者，即父母易将暴力迁移到孩子身上。一方面，施暴者连带家暴子女。美国社会学家多贝什兄弟通过研究发现，丈夫在虐待妻子的同时，还会虐待子女，因为子女们往往偏袒他们的母亲，这导致父亲在盛怒之下，子女们难免遭殃。当婚姻暴力发生时，身为家庭一员的孩子往往会变成“拯救者”，替母亲向父亲求饶，而这种行为极易使父亲将盛怒迁移到孩子身上。目睹婚姻暴力的儿童成为父亲施暴的对象，这使得儿童由目睹婚姻暴力转变为卷入父母婚姻暴力的当事人，遭受双倍的伤害。另一方面，子女成为受暴者的发泄对象。父亲殴打母亲，母亲则将怒气发泄到孩子身上，这种情形同样会直接对儿童造成伤害。儿童无法摆脱家庭，只能被动地卷入父母的“战争”，无力地承受着父母婚姻暴力带来的恶果。母亲通常在家庭中扮演维护者和疏导者的角色，更容易成为孩子的情感寄托和精神依赖，当母亲通过对孩子实施暴力来发泄自己的情绪时，她与孩子之间的情感纽带由此被破坏，不利于孩子塑造人际交往的正常模式。

第三节 在认知层面上的影响

处在暴力环境中的目睹儿童，首先会对暴力存在错误认知，认为暴力是解决冲突的唯一方法。家庭暴力是家庭内部存在的，比如目睹儿童看到父母哭泣、大吵、打架，会认为这种模式无法改变，从而为自己的生活埋下阴影。目睹家庭暴力对个体智力、记忆等认知能力发展有消极影响。一项对 1116 对 5 岁双生子的研究表明目睹严重家庭暴力组儿童比非目睹组儿童智商平均下降了 8 分，目睹成人间的暴力可以解释儿童智力变异的 4%。除了对智力发展产生影响，目睹家庭暴力可能还会影响个体的记忆及自我控制能力。追踪研究发现，婴儿 2.5 岁时目睹亲密伴侣暴力能预测 5 岁时短时记忆、工作记忆和有意记忆的水平。家庭暴力还会影响个体注意力的发展，可能会增加其罹患注意缺陷多动障碍的风险。追踪研究发现婴儿在 5~9 个月目睹父母间攻击可以预测其 13~19 个月时的注意力水平，同时在那些 13~19 个月的注意力水平较低的儿童中，目睹父母间暴力越多的儿童在 3 岁时被诊断为 ADHD 的风险越高。儿童目睹家庭暴力的频率与 ADHD 症状的数量显著正相关——既目睹又直接受害的双重暴力暴露儿童，有更多的 ADHD 症状，更有可能被诊断为 ADHD。

第四节 在情绪和情感障碍层面上的影响

当儿童直接观察到父亲对母亲实施家庭暴力，首先会感到恐惧乃至不知所措，害怕父母由此离异，家庭不再完整。当父母之间的婚姻暴力越来越频繁时，怨恨情绪由此产生，对父母不能带给自己正常的家庭生活感到失望，这种怨恨的情绪通常表现为对父母乃至身边人的冷漠态度。目睹婚姻暴力也会使儿童产生焦虑和抑郁情绪，有患上广泛性焦虑障碍和重度抑郁症的风险。学者分析了 1990 年至 2006 年间发表的 60 项研究中儿童暴露于 IPV 与内化、外化和创伤症状之间的关系，结果表明儿童暴露于 IPV 与内化（$d=0.48$）和外化（$d=0.47$）症状的增加存在关联，并且与创伤症状有很强的相关性。研究显示，暴露于 IPV 的男孩比暴露于 IPV 的女孩在暴露于 IPV 与外化症状之间的关联更强。对于男孩来说，目睹家庭暴力的影响可以通过外化行为（如攻击性或不服从）来观察，而女孩则倾向于表现出更多的内化行为，如焦虑和抑郁。一项针对 8~11 岁儿童的研究发现，儿童自我报告的目睹母亲或父亲遭受亲密伴侣暴力能解释其抑郁水平总变异的 17%~18%。从长期影响来看，儿童长期目睹婚姻暴力可能会增加成年后情绪抑郁的风险。追踪研究发现，童年目睹过父母间暴力的大学生报告有中等程度抑郁的比例是非目睹大学生组的 2 倍，而有自杀想法的男生的比例是非目睹大学生组的 2 倍。

在应对目睹家庭暴力时，孩子们会表现出一系列情绪，这些情绪包括悲伤、焦虑和恐惧。了解孩子们的应对技巧是至关重要的，这样才能了解孩子们所面对的各种经历以及这些经历与他们的幸福感之间的关系。儿童使用的应对方式似乎有所不同：有的以问题为中心，有的以情绪为中心。以问题为中心意味着应对的重点是解决问题；而以情绪为中心意味着，以改变正在经历的压力水平或试图管理与暴力相关的情绪困扰的方式行事。同时，父母存在婚姻暴力行为的家庭往往无法为孩子提供一个健全完整的成长环境，家庭成员之间缺乏情感交流与体验，所以这些儿童会表现出情感肤浅和冷漠以及以自我为中心的情感特征。

父母的暴力冲突会使其忽视儿童的感受和情感需要，当儿童长期处于被忽略和得不到关心的情况下时，自卑感逐渐产生。目睹婚姻暴力还会增加个体的孤独感，使其难以拥有稳定的同伴及亲子依恋关系。研究发现相对于非暴力家庭儿童，目睹家庭暴力的儿童报告了更多的孤独感及同伴冲突，生活在家庭暴力庇护所的儿童会体验到更强烈的孤独感，并有近 1/3 的儿童报告自己没有好朋友。从长期影响来看，目睹家庭暴力还会使儿童成年后在亲密关系中更倾向于形式焦虑型或回避型等不安全的依恋型，进而影响其适应婚姻。

出现 PTSD 症状。PTSD 是指人在遭遇或对抗重大压力后，自身无法调节而导致心理状态失调的后遗症。目睹婚姻暴力是 PTSD 最常见的原因之一。暴露于家庭暴力也可能导致创伤症状，表现为对梦境中或闪回中侵入性的重新体验事件、过度兴奋或夸张的惊吓反应及情绪退缩。这种联系的证据来自以下发现：暴露于家庭暴力的儿童在 PTSD 量表上得分更高，并且通常符合 PTSD 的诊断标准。一项对 1~7 岁儿童的纵向研究发现，近一半目睹亲密伴侣暴力的儿童中出现了 PTSD 症状，同时发现 PTSD 症状与目睹婚姻暴力的频率有关。在一项关于接触 IPV 的母亲和儿童的研究中发现，当母亲遭受越来越严重的暴力时，儿童和母亲都会出现更严重的 PTSD 症状。目睹婚姻暴力的儿童年龄越小、时间越长、频率越高，以及将父母暴力归因于自身的倾向越强，遭遇的创伤种类越多，被诊断为 PTSD 的风险就越高。

第五节　在行为层面上的影响

家庭破裂、家庭成员关系紧张、家庭冲突、婚姻暴力及家庭结构的突变等不良家庭环境因素，都可能直接影响儿童青少年的心理状态和行为模式。儿童长期暴露在婚姻暴力环境中，内在的心理问题会逐渐转化为外在的不良行为。短期内可能表现出攻击行为、品行障碍、物质滥用等，长期影响主要表现为增加其成年期卷入暴力犯罪或家庭暴力的风险。从家庭系统理论来看，儿童的问题行为是一种为稳定家庭平衡的适应性行为，儿童用这种行为来减轻或缓和因父母婚姻暴力而产生的压力感。在高度封闭的家庭系统中，父母之间的争执和暴力行为无形中会增加儿童的压迫感，他们首先会产生情绪性反应，随后可能做出一系列攻击性反应，如离家出走、介入父母争执等，以此来应对这种压力。美国心理协会对 11 项研究进行元分析后发现：目睹婚姻暴力的儿童比起一般儿童更容易出现行为问题，目睹父母婚姻暴力会直接或间接地导致儿童产生内化性问题与外化性问题，他们在行为层面会出现退缩行为、攻击行为及严重的犯罪行为。

一项对 41 项实证研究进行的元分析发现，目睹家庭暴力与个体出现的情绪、行为问题的效果量为 0.28；而另一项对 1990 年至 2006 年发表的 60 项实证研究的元分析发现目睹家庭暴力与个体外化行为的效果量为 0. 47。追踪研究发现目睹家庭暴力对个体攻击行为的影响具有延后性，0~3 岁时频繁暴露于家庭暴力对个体攻击行为的影响直到其 8 岁时才会显现出来，这种延后性不仅出现在儿童期，甚至可能延伸到成年期。青春期目睹家庭暴力的频率会增加成年早期暴力犯罪的风险；而且目睹的家庭暴力是严重型时，其在成年参与暴力犯罪行为的比例会上升为非目睹组青少年的 1. 77 倍。

目睹家庭暴力还会增加个体物质滥用的风险，一项对 2126 名被试的追踪研究发现，个体在 14 岁目睹家庭暴力情况能显著预测其 21 岁物质滥用情况。另一项对 1421 名曾目睹家庭暴力青少年的研究发现，家庭冲突与青春期物质滥用风险增加存在显著正相关；而且这些目睹家庭暴力青少年中有 19. 9%的被试符合临床上物质滥用的诊断，同时发现存在一定的年龄效应和性别模式（即目睹家庭暴力时的年龄越小，青春期发展成为物质使用障碍的可能性越大；相对于女生，男生风险更高）。

目睹婚姻暴力的儿童可能会出现退缩行为，表现为社会交往能力差、为人孤僻、做事畏缩及逃避家庭等，有的青少年会做出一系列自我毁灭行为来表达对家庭和社会的不满，甚至通过自伤来求得解脱。处在婚姻暴力多发家庭中的儿童为了逃避现实，避免与他人过多接触，其做出某些极端行为的概率更高，如自杀、药物滥用等。经常目睹父母之间的暴力行为，会让儿童对家庭心怀不满，在无法改变现状的情况下只能刻意避开家庭，逐渐对生活失去希望。

在暴力环境中成长起来的儿童，潜在触犯法律的风险更高。Bandura 在 1977 年发表的论文中提到的社会学理论最早涉及了家庭暴力的代际传递过程。根据社会学理论，儿童在目睹父母婚姻暴力的过程中习得暴力行为，从而实现了暴力的代际遗传。在暴力的家庭环境中，施暴者和受虐者无疑是儿童“最好的”暴力行为示范。研究表明，儿童通过观察等非直接方式接触婚姻暴力会引起严重后果。随着年龄的增长，多年目睹婚姻暴力的隐性影响便会产生显性后果，这类儿童往往会建构一个社会现实，即攻击模式是规范的和被许可的，并将这种认知转化为实际行动，对他人实施攻击行为，有些严重的攻击行为甚至会演变为犯罪。目睹婚姻暴力的儿童，长大后对妻子和孩子实施暴力的可能性同样高于其他人。婚姻暴力代际遗传现象不仅发生在被家暴的儿童身上，在目睹婚姻暴力儿童身上也有所体现。一项针对 200 多名家暴施暴者的调查研究发现，因为目睹暴力而让家暴一代传一代的比例高达 30%。在童年期目睹过父母婚姻暴力的儿童，在成年期更有可能对伴侣或子女实施暴力行为。

参考文献

[1] Howell K H, Barnes S E, Miller L E, et al. Developmental variations in the impact of intimate partner violence exposure during childhood[J]. Journal of injury and violence research, 2016, 8(1): 43.

[2] Scheeringa M S, Zeanah C H. Symptom expression and trauma variables in children under 48 months of age [J]. Infant mental health journal, 1995, 16(4): 259-270.

[3] Peek-Asa C, Maxwell L, Stromquist A, et al. Does parental physical violence reduce children's standardized test score performance? [J]. Annals of epidemiology, 2007, 17(11): 847-853.

[4] Chen S Y,ScannapiecoM. Early childhood maltreatment:Substantiation related to family risk and intervention

factors[J]. Child and Adolescent Social Work Journal, 2006, 23(3): 343-355.

[5] Herman-Smith R. Intimate partner violence exposure in early childhood: An ecobiodevelopmental perspective [J]. Health & Social Work, 2013, 38(4): 231-239.

[6] Joseph S, Linley P A. Growth following adversity: Theoretical perspectives and implications for clinical Practice[J]. Clinical psychology review, 2006, 26(8): 1041-1053.

[7] Koenen K C, Moffitt T E, Caspi A, et al. Domestic violence is associated with environmental suppression of IQ in young children[J]. Development and psychopathology, 2003, 15(2): 297-311.

[8] Evans S E, Davies C, DiLillo D. Exposure to domestic violence: A meta- analysis of child and adolescent outcomes[J]. Aggression and violent behavior, 2008, 13(2): 131-140.

[9] 黄保红，周春燕，黄海，等. 目睹家庭暴力对儿童认知和行为的影响[J]. 中国学校卫生，2018，39(10)：1591-1595.

[10] Allen N E, Wolf A M, Bybee D I, et al. Diversity of children's immediate coping responses to witnessing domestic violence[J]. Journal of Emotional Abuse, 2003, 3(1-2): 123-147.

[11] Kilpatrick K L, Williams L M. Potential mediators of post-traumatic stress disorder in child witnesses to domestic violence[J]. Child Abuse & Neglect, 1998, 22(4): 319-330.

[12] Levendosky A A, Bogat G A, Martinez-Torteya C. PTSD symptoms in young children exposed to intimate partner violence[J]. Violence against women, 2013, 19(2): 187-201.

[13] Levendosky A A, Huth-Bocks A C, Semel M A, et al. Trauma symptoms in preschool-age children exposed to domestic violence[J]. Journal of Interpersonal Violence, 2002, 17(2): 150-164.

[14] Schiff M, Plotnikova M, Dingle K, et al. Does adolescent's exposure to parental intimate partner conflict and violence predict psychological distress and substance use in young adulthood? A longitudinal study[J]. Child abuse & neglect, 2014, 38(12): 1945-1954.

[15] Skeer M, McCormick M C, Normand S L T, et al. A prospective study of familial conflict, psychological stress, and the development of substance use disorders in adolescence[J]. Drug and alcohol dependence, 2009, 104(1-2): 65-72.

第六章 家庭社会经济地位对个体心理健康的影响

第一节 概述

贫困是影响整个生命周期健康和发育不良的最一致和最具影响力的风险因素之一。即使考虑到诸如医疗保健、饮食和营养、社会支持和健康行为等因素，但仍然普遍发现社会经济地位对健康结果的研究有很大的影响。因此，我们必须回答这样一个问题："社会经济地位本身对儿童和成年期的健康有什么影响？"在美国，超过20%的18岁以下儿童被官方认定为"贫困"，这意味着他们生活在收入水平低于联邦贫困线的家庭；另外20%的儿童"接近贫困"，他们的家庭收入为联邦贫困线的100%到200%。学者使用了美国共病研究复制青少年补充样本发布的心理障碍的终生患病率数据，该样本包含1万多名13~18岁的青少年。任何情绪障碍的患病率为14.3%，任何焦虑障碍的患病率为31.9%，ADHD的患病率为8.7%，对立违抗性障碍的患病率为12.6%，品行障碍的患病率为6.8%，以及任何物质使用障碍的患病率为11.4%。这个具有全美代表性的样本是估计家庭社会经济地位(SES)对精神病理学发生率的影响的最佳样本之一。在多元分析中，在考虑到家庭收入、父母婚姻状况、年龄、性别、种族和城市化程度的多元分析中，父母的教育水平低于大学学历会增加发生上述精神障碍的风险。这意味着，即使考虑到许多潜在的混淆因素，来自低经济地位家庭的孩子符合精神障碍诊断标准的可能性是父母受过大学教育的孩子的可能性的1.6倍。不贫困使儿童面临负面生活后果的风险并不是一个新观点。关于这一话题的第一波心理学研究开始于20世纪60年代，当时恰逢反贫困战争。这项研究主要集中在智商和如何提高贫困儿童的智商和生活机会上。在20世纪80—90年代，研究扩展到社会情绪结果。1994年出版了关于儿童与贫困问题的儿童发展专刊，编制了第一期心理学学术汇编，涵盖了贫困对儿童健康的影响、情境调节的因素、家庭调解员和干预措施的研究，证明了儿童5岁前的家庭收入、邻里构成和家庭结构对5岁儿童的内化和外化问题的重大影响。自特刊出版以来，关于儿童贫困问题的研究蓬勃发展，在过去几十年里出现了几篇评论文章，这些评论文章关注的结果略有不同，但结论大体相同——贫困和收入状况对智商和成就有很大影响，对儿童早期的精神病理也有实质性影响。尽管在过去几十年里，遗传学对内化和外化病理的贡献在病因学理论中获得了突出的地位，但大多数研究仍然支持低SES、低收入和/或贫困在病因学中发挥重要作用。贫穷和低社会经济地位的影响既表现为坚实的主效应，也与气质等遗传特征相互作用。

第二节　内化症状

一、幼儿时期

很少有专门研究儿童早期贫穷和内化症状之间关系的研究；相反，有几项研究在很大的年龄范围内证明了贫穷与内化症状之间的关系，尽管没有计算分离儿童早期内化症状的发生率，例如，与未生活在贫困社区的2~19岁的年轻人相比，生活在贫困社区的同年龄段的年轻人是否报告了更高水平的焦虑和共病抑郁。结果显示：那些生活在贫困社区的年轻人报告了更高水平的总体焦虑、社交焦虑、躯体焦虑症状和共病抑郁症状。然而，这些发现并不是儿童早期特有的，因此不能清楚地证明贫困与儿童早期内化症状之间的联系。

少数研究贫穷对儿童早期内化症状表现的影响的研究显示，贫穷与内化症状之间存在正相关。这些发现在各种贫困衡量标准中是一致的。有学者通过家庭水平贫困和社区水平贫困的衡量标准发现，与从0~5岁持续生活在贫困中的青少年比从未生活在贫困中的青少年有更高水平的内化症状。同样，通过研究儿童早期家庭的住房状况（即有住房与无家可归）发现，经历过无家可归事件的儿童在临床范围内的内化问题量表得分比例明显高于低收入但有住房的青少年。同时有研究报告在第一次评估（大约4岁）时，家庭收入高于平均水平的儿童的抑郁症发病率低于家庭收入处于平均水平的儿童。以上这些结果表明，随着收入的增加，儿童抑郁症的发病率会下降。这一结论与先前和最近的研究一致，这些研究说明了贫穷对儿童早期内化症状的负面影响。

其他研究表明，在儿童早期经历持续贫困对青少年有短期和长期的影响，尽管积极或消极影响的结果有些混杂，例如，持续的和近期的贫困都与内化症状呈正相关，家庭最近陷入贫困或长期处于贫困状态的青年比非贫困同龄人报告的悲伤、焦虑和依赖性程度更高。研究发现，儿童早期持续贫穷对内化症状的出现和持续表现有显著影响。童年早期（如产前、6个月、5岁）的多重家庭贫困经历，显著增加了童年后期焦虑和抑郁的概率；相反，随着儿童成熟到童年中期，贫困和抑郁症状之间的正相关会随着时间的推移而减弱。这些对比鲜明的研究结果表明，虽然贫困对儿童期内在症状的负面影响已经确立，但这种影响的长期性质却不太确定。

二、童年中期

许多针对学龄儿童的研究发现，贫困与内化症状之间存在正相关。纵向研究特别有价值，因为它们能够阐明贫困状况和贫困模式是否能够预测儿童内化症状随时间的变化。纵向研究通常在两个时间点对儿童进行检查，但有几项研究在三个或更多的时间点对儿童进行了评估，这些时间点跨越包括童年中期在内的发育阶段，例如，每两年对不同种族的学龄儿童和5年级学生样本进行一次评估，结果显示，即使在控制了最初的症状水平的情况下，3年级和5年级贫困儿童具有更高水平的内化症状。

针对学龄儿童的研究因其贫困的概念和衡量方式有所不同，这反过来又会影响结果。

最常见的是，贫困状况是根据父母报告的家庭收入来定义的，并计算收入与需求的比率；然而，有人是通过领取福利、经济压力或财务压力或者贫困相关变量（如福利收据、单亲身份、教育和住房过度拥挤）的组合来定义贫困状态的。在儿童5岁时测量的与贫困相关的变量组合，不能预测第二年内化症状的变化，这表明与收入更密切相关的贫困指标可以更好地预测儿童的内化症状。其他研究发现，与贫困相关的压力与内化症状和诊断有关，福利和无法履行财务义务都独立地促成了内化症状。这些发现表明，贫困的不同特征对内化症状的预测有不同的贡献，为了进一步阐明这些模式，应在同一研究中对多个特征进行独立检查。

几项研究考察了贫困与学龄儿童内化之间的关系，这些研究从发展精神病理学的角度考察了儿童发展不同阶段的贫困模式，例如，儿童早期的贫困史与儿童4~5岁时的内化症状没有关联，但确实可以预测10岁时症状的更高轨迹；此外，这些研究还发现，4~10岁之间的贫穷史与内化症状无关。这些发现表明，儿童早期的贫困对整个儿童期内化症状的过程具有潜在但重要的影响。相比之下，从6个月到14岁的长期贫困仅预测了父母和儿童报告中的女孩内化症状。这两项研究的贫困定义和年龄范围不同，这可能在一定程度上解释了他们发现的差异。

贫困与内化症状之间关系的强度也取决于如何衡量内化症状。大多数测量学龄儿童这种关系的研究，使用的是父母报告的症状问卷；而有的研究使用的是用父母和孩子报告的症状、教师报告的症状或父母报告的抑郁症状创建的复合变量。使用诊断访谈的少数研究表明，贫困与临床疾病和症状严重程度有关。未来对这一发育时期的儿童的研究，应侧重于利用儿童的自我报告，这些自我报告在年仅8岁的儿童中可以可靠地获得。

三、青春期

几项研究表明，社区贫困与青少年内化症状之间存在显著关系。在对社区贫困与青少年发展关系的全面综述中发现，社区贫困对青少年内化症状的直接影响得到了一些文献的支持，例如，来自低社会经济地位家庭的青年报告的抑郁症状水平高于未生活在低社会经济地位家庭的青年。相比之下，一些研究结果并没有表明贫困与青少年的内化症状之间存在显著关系，例如，在对社区不利条件（通过社区贫困指标衡量）和青少年内化症状之间关系的中介因素的调查中，并未发现居住在弱势社区与所报告的青少年内化症状有关。这些对比鲜明的调查结果表明，贫困与内化症状之间的联系可能因青年经历的贫困水平（社区与个人）和/或与家庭贫困水平相结合而有所不同。

与儿童早期的研究类似，贫困经历的时间长度对青少年内化症状的表现有显著影响，例如，在两个时间点（基线4~14岁和随访5~16岁）调查了持续贫困对儿童的影响，并发现在随访中那些家庭报告有持续粮食不安全的青少年出现内化症状的可能性是正常青少年的1.5倍。研究还发现了青少年中贫困和内化症状之间的其他动态关系。在高度贫困的社区，有令人惊讶的发现，即贫困的减少与男性内化症状的增加有关；而在中度贫困的社区，贫困的增加与男性内化症状的增加有关，在女性青少年中没有发现类似的影响。

四、成年时期

首尔大学预防医学院和健康服务研究所分析了在2010年无抑郁症状的20岁以上的

9645个个体，随后在2011—2013年做跟踪调查，发现之后有16.1%的受访者患有抑郁症，进一步研究发现，对儿童期和现有社会经济条件作高中低等级排列，并作交叉匹配，与中-中组个体相比，低-低组个体抑郁症发病率是其1.88倍，高-高组个体抑郁症发病率是其0.45倍，并且对于大学以上学历的受访者，现有社会经济条件的影响并不显著。与此研究结果相似，来自美国的两项研究（OR分别为1.28、2.38）也证实童年期早期的贫穷与高比例的重度抑郁相关。芬兰的研究结果与此略有不同，虽然童年期社会经济地位和成人后的社会心理功能相关，但只影响敌对和绝望方面，抑郁症状只与受访者的现有职位和收入相关。

另外，少数研究显示，童年期早期的贫困可以有效预测后期的外部行为障碍。例如，魁北克（Quebec）1998—2006年儿童发展纵向研究数据表明，贫困可以有效预测儿童的多动、敌对、身体攻击等行为问题。美国康奈尔大学研究表明，个体从出生到9岁贫穷，成年后会表现出更多的外部化症状和习得性无助。加拿大阿尔波塔大学研究表明，独立于抑郁影响，2岁时处于低经济收入家庭会导致其14岁时反社会行为的增加。

第三节　外化症状

一、幼儿期

许多关于幼儿精神病理学的研究主要集中在行为和情绪失调上，而不是精神科诊断上。在许多研究中，家庭低收入儿童样本中幼儿和学龄前儿童行为问题发生率明显更高。这种关联存在于诸如行为问题和不受控制的行为等总括术语的研究中，也存在于更具体的行为如攻击性、不服从、多动和对抗的研究中。例如，在731名青少年样本中，研究了2~4岁儿童抑制控制（防止外化问题）增长的预测因子，极端家庭贫困预测抑制控制的增长明显较慢。怀孕期间的环境风险（例如贫困）可以预测儿童随后0~2岁时的行为失调（多动、行为问题和情绪困难的组合）；儿童出生后头2年的环境风险可以预测随后4岁时的行为失调。研究估计了早期启智计划参与者（0~3岁）中外化症状预测因子的潜在生长曲线模型，这一人群外化症状的主要启动途径是贫困，作者发现父母的压力和抑郁是这一途径的中介。在21255名幼儿园幼儿纵向研究样本中检验了收入和物质剥夺对社交情绪功能的差异预测能力，发现家庭收入和物质困难的结合是儿童能力（由内化症状、外化症状和社交技能组成的潜在因素）的最强预测因素。

一些研究集中在幼儿和学龄前儿童临床外在症状升高的存在和稳定性，例如，研究发现2岁时的低SES是4岁和5岁时外化症状临床水平长期升高的重要预测因素。这种类型的外化症状升高的慢性过程，被称为早期启动途径，往往在低SES家庭中更频繁地发生。破坏性行为障碍的早期启动途径是特别令人不安的，它预示着终身障碍。一般来说，幼儿通常会从事具有高水平的攻击性的、反社会的行为，随着时间的推移，随着他们拥有更好的沟通能力和处理冲突和负面情绪的方式，这些行为往往会停止。然而，有一小部分儿童不会随着时间的推移而停止这些行为，而是会一直保持到儿童中期及以后，最终达到破坏性行为障碍的诊断标准。贫困和低SES是这一早期启动途径成员的有力预测因素。例如，研究发现一个生态风险指标（包括家庭经济困境和养育压力）预测了早期儿童的行为问题随着时间的推移而增加的概率是预期的2倍，特别适用于不安全依恋的儿童。

研究越来越多地使用严格的准实验和遗传信息设计来分离贫困和社会经济地位对外化问题发展的因果关系，例如，在估计家庭收入对4岁儿童行为问题的因果影响时，将目标儿童与基因相关和不相关儿童的比较纳入其中，排除了各种未测量的环境和基因混淆因素。这些研究发现了支持家庭收入与行为问题呈负相关和因果关系的强有力的证据，尤其对男孩而言。

二、儿童期

在学龄期间，儿童被诊断为外化障碍的比率上升，部分原因是儿童入学和越来越多的依从性要求。学校也经常创造这样一种环境，其中有些潜在的责任，会给同伴、老师和父母带来额外的问题，这可能会导致进一步的行为问题。研究发现，在585名有或没有身体虐待史的儿童社区样本中，随着时间的推移，从幼儿园到8年级，低SES对外化症状轨迹的发展具有一致的影响；同样，通过一年的随访，发现了食品不安全（与贫困高度相关）对2810名4~14岁儿童外化问题具有很大的影响。使用脆弱家庭项目的数据在5000多名高危儿童样本中测试了儿童行为问题的各种预测因素，结果表明：家庭贫困水平是行为问题的有力预测指标，即使同时考虑社区经济地位、性别、养育子女和父母压力。

使用美国的全国青年纵向调查中3259个家庭共计5808名儿童的数据，研究了同时贫困及儿童早期贫困对儿童中期外化行为问题的影响，发现儿童早期贫困对随后的外化症状有负面影响，而这种影响不由当前的育儿行为介导。一项具有全国代表性的大型英国出生队列（由5~12岁的2232名儿童组成）研究了不同时期SES对反社会行为的影响，发现反社会行为的发生率确实显示了一种由SES决定的模式，例如，SES“被剥夺”的儿童的反社会行为发生率明显高于SES中等的儿童，后者的反社会行为发生率又明显高于SES较高的儿童。这些差异从5岁持续到12岁，并随着时间的推移而扩大，因此，被剥夺的SES组和较富裕的SES组之间反社会行为水平的平均差异从5岁时的0.38增加到12岁时的0.51。支持性养育在邻里和家庭水平的SES与儿童反社会行为之间的关系中起到中介作用。

最后，对10组儿童进行了为期6年的跟踪调查，检查了他们从2岁到11岁身体攻击问题的轨迹，并确定了3个儿童亚组，其中第一组和第二组儿童体现了一种正常的发展模式，即随着时间的推移，身体攻击不频繁且下降；第三组儿童主要是来自贫困家庭的男孩，这些男孩表现出一种不正常的发展模式，即更频繁和更稳定地使用身体攻击。

三、青春期

不良环境对青少年破坏性行为问题发展的影响是不可否认的。有几项研究对儿童从婴儿期或学步期到青春期进行了跟踪调查。这些研究，为SES和外化病理学之间的因果关系提供了强有力的支持。学者研究了行为问题轨迹到青少年早期的儿童早期预测因素，发现与没有经历过贫困或只经历过暂时贫困的儿童相比，在童年早期经历过稳定贫困的儿童被归类为慢性行为问题组的风险显著增加。对1364名早期保育儿童进行的从2岁到12岁的研究发现，高水平的社会人口风险（产妇受教育程度低、收入低）预测高水平和持续的行为问题。使用同样的数据来研究家庭收入与外在症状之间的儿童内部关联，发现长期贫困对外化症状有较大的影响，而低收入对外化症状的影响较小，但重要的是，长期贫困和低收入相互作用，使得长期贫困放大了低收入对外化症状的影响。最后，使用了全国青少年儿童补充的纵向研究，样本为 7143 名 4~14 岁的儿童，以考察低收入及其随时间的变化对儿童反社会行为的动态影响。其研究表明，刚开始研究时的低收入与最初的高水平的反社会行为及随着时间的推移反社会行为的水平和变化率的增加有关。此外，收入的增加与反社会行为的减少有关，反之亦然。

在 11~13 岁的大样本(N=5781)儿童中，考察了 SES 的几种不同指标在预测外化障碍方面的影响，发现每个 SES 指标都能一致地预测外化障碍。对从出生到 21 岁的 3103 名儿童进行研究的数据显示，贫困对持续性攻击和不良行为有非常强的影响，在 14 年的随访中经历的家庭贫困预测了在 21 年的随访中会出现持续的攻击性行为、犯罪行为、吸烟和饮酒行为，且对反复经历家庭贫困的儿童影响最大。一项引人注目的研究，使用几种不同类型的 SES 指标检查了身体心理健康问题的发生率，发现外化问题与 SES 呈负相关。该研究的一个特征和发现是，与在 SES 中捕捉单调层次的度量相比，涉及 SES 的分类表征的关联更普遍且更强。

在特定的高风险儿童群体中对低 SES 和贫困的影响进行研究，例如，在对父母患有抑郁症的儿童的研究中发现，经济上的劣势可以预测外化症状。养育的中断是这种影响的显著调节因素。父母被监禁的儿童在 5 年级到 10 年级之间的问题行为水平一直高于父母没有被监禁的儿童，这种联系的强度随着时间的推移而增加。

越来越多的研究表明，社区层面的贫困或弱势也与青少年的攻击性、暴力和犯罪行为的发展密切相关。接触不正常的同伴和缺乏集体效能被认为是这种影响的潜在机制，而性别有时被发现可以调节这些效应。在“增加健康”项目的对 2434 名儿童兄弟姐妹样本的研究中，使用行为遗传学方法估计了遗传和环境因素对攻击性和犯罪行为的影响。首先，研究发现弱势社区的攻击性和青少年犯罪率明显高于优势社区的攻击性和青少年犯罪率。此外，研究发现，环境对攻击性和犯罪行为有显著的共同影响，但仅在弱势社区环境中，“为弱势社区环境直接影响青少年攻击性的发展的观点提供了普遍支持”。邻里劣势和社会混乱都预测着男孩在 2.5 年以上的攻击轨迹，而只有邻里劣势能预测女孩的攻击轨迹。

第四节 贫困对精神病理影响的中介和调节因素

其他结构如压力和应对，可能在儿童剥夺和心理健康之间的关系中发挥作用。大部分研究都集中在有助于解释强大的 SES-儿童期精神病理学联系的潜在途径或介质上。在儿童中，SES-精神病理学联系的三个主要中介因素是父母养育的中断、压力的升高和执行功能的改变。其他结构因素作为调节因素或变量，改变了儿童对剥夺的脆弱性。性别、种族和应对策略是 SES 与儿童心理健康关系中被研究最多的三个调节因素。甚至有一些罕见的调节中介因素表明，将 SES 和儿童精神病理联系起来的潜在途径受到一些其他变量的调节。例如，研究表明，将 SES 与精神病理学联系起来的主要途径是由长期的贫困相关压力造成的并加剧了养育问题。社会支持可以改变这条途径的轨迹。

一、父母养育方式

SES 低的父母往往对他们的孩子更严厉，反应也更慢，理论和实证模型表明，这些养育问题不一定反映潜在的养育缺陷(尽管在某些情况下可能是)，而是反映了他们生活在贫困中的压力和混乱会干扰他们提供温暖的能力和反应能力。养育子女的这些特征与儿童当前和未来的心理健康问题密切相关。大量研究支持压力，特别是经济压力和家庭冲突来解释了 SES 和养育子女之间的联系。从早期研究大萧条时期经济困难对儿童发展的作用开始，大量研究发现了对该模型的支持。有研究对该模型进行了扩展，认为与家庭收入不足的财务压力会导致父母的情绪困扰及父母间的不和，这两者都会导致更多的消极养育。也有少量的研究表明，家庭收入的提高可以提高父母提供温暖的能力和反应能力，这可能是通过减少与贫困相关的压力达到的。

在近 50 项关于家庭 SES、父母养育和青年发展的研究中，发现贫困对消极父母养育的总体效应大小为 $d=0.48$(横截面证据)和 $d=0.55$(纵向证据)。分析表明，贫困对儿童和青少年的内化症状和外化症状都有直接和间接的影响。此外，低 SES 的童年的影响很可能是由于暴露于多种危险因素的累积。有充分的证据表明，还有其他平行的中介因素，这些因素的作用类似于消极的父母养育，也能够解释贫穷对儿童心理健康的一些不良影响。

母亲抑郁症是儿童消极心理健康结果的一个关键风险因素。低收入的成年人，尤其是女性，患抑郁症的概率更高。大量文献表明，母亲的抑郁情绪和贫困都与父母的反应能力下降有关，需要做更多的工作来研究父母的心理健康，特别是母亲抑郁在儿童贫困和儿童发展之间的关系中的潜在关键作用。经历更大经济压力的父母会遭受更大的情绪困扰，包括抑郁症状。研究表明，在 1 年级学生中，SES 和外化症状之间的负相关是由母亲的反应能力和提供温暖的能力介导的。SES 与父母养育之间的大部分负协变是由母亲抑郁程度升高引起的。在年龄较小(28~50 个月)的儿童的样本中，SES 对行为适应的不利影响在那些母亲更抑郁的儿童中更为突出。

这种 SES、父母养育和儿童心理健康模型在种族和性别方面也是显著的，例如，一个具有全美代表性的大型数据集的研究表明，非洲裔美国家庭与白人或西班牙裔美国家庭相比，贫困与缺乏教养的联系更为密切。更有趣的是，一项加拿大国家队列的研究表明，由于更多的积极的父母育儿方式，近期移民家庭中的儿童可能会受到一些保护，特别是针对其外化症状。

在社会经济地位或收入水平对儿童精神病理学的直接影响方面，种族差异似乎也没有任何明确的模式。一项针对 2~4 年级儿童的四年纵向研究表明，非洲裔美国儿童表现出更多的内化症状作为持续贫困的功能，而白人美国儿童表现出更多的外化症状。与非洲裔美国儿童相比，白人美国儿童的贫困和精神病理学之间存在更强的联系。另外，将家庭和邻里贫困及与贫困共同发生的其他几个风险因素结合起来的累积风险指数也与白人美国儿童的内化和外化症状的相关性更强；然而，在青少年中发现了相反的模式，非洲裔美国青少年的外化症状受收入的影响更大。

此外，一些研究表明，由于更严厉的养育方式，长期贫困对男孩的影响可能比女孩更明显。将性别作为 SES 对精神病理的直接影响的调节因素时，研究结果通常是薄弱的或相互矛盾的。在对小学儿童样本的贫困持续时间和精神病理学的纵向研究中，发现在性别上贫困对内化症状没有影响，但男孩更容易受到外化症状的影响。有研究却发现了相反的效应，女孩在贫困中度过的时间越长，表现出的外化症状就越多。在一份从出生到青春期的澳大利亚青年样本中，童年早期暴露于贫困的女孩表现出更多的内化症状。一项针对 9~17 岁儿童的纵向研究发现，在生理压力、自我和父母对儿童心理健康的评定及心理健康的行为调查中，没有发现性别差异的证据。同样，研究发现儿童对社区贫困的内化或外化反应没有性别差异，青少年对家庭收入的外化反应没有性别差异。

总而言之，在社会经济地位、父母养育和精神病理学方面的研究表明，SES 或收入对精神病理学的直接影响逐渐增大，没有明确的模式说明作为种族或性别功能的可变脆弱性。但这并不是说这些因素在考虑贫困、儿童和青年的心理健康时不重要。目前，我们还没有明确的迹象表明这一途径是否因性别或种族而异。当前的数据优势表明，早期贫困或低 SES 对儿童及青少年的影响似乎在不同种族和性别之间是相似的。

一些研究表明，高水平的社会支持可以缓冲贫困对养育子女的不良影响；更强烈的宗教信仰可能有类似的保护作用。尽管社会支持和宗教信仰可能会缓解贫困对养育子女的不良影响，但混乱可能会产生相反的效果。混乱是反映家庭中噪声、拥挤、干扰、常规和结构的综合指数。混乱的家庭环境强调了消极养育对学龄前和小学儿童问题行为的影响。与贫困相关的多种风险因素加剧了混乱对学龄前母亲执行功能的负面影响。因此，值得思考的不仅是低 SES 对父母的直接影响，它反过来可以改变关键的育儿行为，如父母提供温暖的能力和反应能力，及可能削弱父母资源的因素。一些与贫困和剥夺相关的条件，如混乱的生活环境、较低水平的社会支持或粮食不安全，也可能侵蚀父母的应对资源，从而可能改变重要的亲子互动及家庭的整体气氛。

二、压力

低 SES 家庭中的儿童报告了与贫困相关的高水平压力，包括诸如经济压力、家庭冲突、家庭破裂和变化、歧视和暴力。许多研究表明，在低 SES 的儿童中，那些经历了与贫困相关的更大压力的儿童也有更高的内化和外化症状。此外，研究发现低 SES 的样本中与贫困相关的压力也与先前的心理健康症状相互作用，且随着时间的推移其严重程度加重。在前瞻性纵向设计中，与贫困相关的压力对青少年心理健康症状的影响比那些对压力有更强反应的人严重。

来自低 SES 家庭的儿童和青少年中与贫困相关的高水平压力的描述性数据，与较低 SES 儿童和中等 SES 儿童的数据相匹配。与中等 SES 的同龄人相比，低 SES 的儿童和青少年暴露于更多的社会心理压力源，如家庭冲突和动荡、家庭组成的变化、暴力、父母的严厉和低反应及能够产生压力的更糟糕的物理条件（如有毒物质、噪声、拥挤和不合标准的住房）。低 SES 的儿童和青少年所处环境的一个方面似乎特别成问题，那就是暴露在多种压力源或累积风险因素下的程度升高。大量文献表明，相对于单一风险因素，暴露于累积风险因素会导致更糟糕的发育结果，包括精神病理学、生理压力和更差的认知发展。来自低收入家庭的儿童从出生到青春期后期更有可能暴露在大量累积风险因素中，他们也更有可能暴露在混乱的生活条件下，因为他们的日常生活的结构、稳定性、常规和可预测性程度较低。SES 与健康的一个重要研究领域是将慢性压力的生理指标作为解释儿童和成人健康中的 SES 梯度的候选机制。在青春期之前，较低的 SES 与较高的血压有关。许多研究还表明，儿童期的 SES 与儿童的应激激素（包括皮质醇、肾上腺素和去甲肾上腺素）、代谢障碍（如葡萄糖代谢效率低下、胆固醇和低密度脂质水平升高）及表明免疫功能紊乱的炎症反应升高呈负相关。适应负荷是跨多个反应系统（即 HPA 轴、交感肾上腺髓质轴、代谢功能、炎症和免疫功能）失调的标志物，有证据表明，身体磨损的标记物比单一的应激标记物更能预测身体和心理发病率。来自低 SES 背景的儿童具有更高水平的适应负荷。

综上所述，有大量证据表明家庭 SES 与社会心理和身体应激源暴露呈负相关。与条件优越的同龄人相比，低 SES 的儿童和青少年更有可能遇到过多的风险因素，包括心理社会因素（如家庭动荡、消极的父母养育）和环境因素（如不合标准的住房、有毒物质）。最后，相对于中等 SES 的儿童，低 SES 的儿童表现出持续升高的、慢性的生理压力模式。

尽管有新的研究表明，伴随低 SES 童年时期的慢性压力可能有助于解释随后生活中身体疾病的病因，但很少有研究直接研究 SES–压力–心理健康途径。在美国幼儿园一个具有全国代表性的儿童大型样本中，家庭收入与认知技能和社会情绪能力之间的负相关部分受到暴露于物质困难的综合指数的调节。物质困难包括粮食不安全、居住不稳定、医疗保健不足及儿童出生后经济困难的持续时间。较高水平的累积风险暴露在很大程度上调节了小学儿童贫困与生理压力和心理压力的升高之间的关系。累积风险包括以下指标：不符合标准的住房、居住噪声、居住拥挤、家庭动荡、儿童与家庭分离及遭受暴力。研究表明，中学生的 SES 与内在症状的多种测量之间的负相关是由压力事件、家庭支持气氛和学校归属感介导的。同样，来自低 SES 家庭的 8 年级学生药物滥用率更高。这一发现在一定程度上受到多重风险暴露的综合指数的介导（例如，父母支持不足、高负面生活事件、青少年能力不足及与药物滥用的同龄人接触）。对早期青少年的大样本研究指出，SES 与内化和外化症状之间的负相关是由青少年个人无法控制的负面生活事件（如住房和邻里问题、家庭成员严重疾病/受伤）介导的。有学者设计了一个青少年适应综合指数，包含了内化、外化、课外/社区参与及与家庭收入负相关的学业表现。然而，当模型中包括累积风险因素的暴露时，这种显著的关联降低到接近于零。母亲能力、养育子女、家庭结构、家庭社交网络、同伴异常暴露和邻里社交资本等方面的大量累积风险被纳入累积风险暴露模型。来自较贫困家庭的非洲裔美国青少年（9 年级和 11 年级）经历了更高水平的抑郁症。而对于女孩，这些关系是由更高水平的家庭压力（例如，未婚家庭成员怀孕，近亲死亡）介导的。最后，累积风险暴露似乎是童年剥夺与慢性生理应激指标（如血压升高、应激激素、适应负荷）之间的密切关系的潜在重要因素。

三、执行功能和应对

鉴于 SES 与儿童的压力水平相关的证据，至少有三个原因可以探究执行功能和应对机制，这些机制可能有助于阐释 SES 和精神病理学之间的关系。其一，大量研究表明，动物和人类模型中慢性压力都能损害执行功能。执行功能是一个复杂的结构，通常包括自我调节、注意力控制、工作记忆、行为抑制、延迟满足和计划。执行功能被认为在遇到压力源时，为应对策略的后续发展和维持奠定了早期基础，并且在各种精神病理学发展的理论和研究中发挥着越来越重要的作用。其二，低 SES 儿童在生命早期遇到的许多风险都是混乱的并且在很大程度上是无法控制的，这两个关键条件都可以破坏其应对技能的发展。其三，压力领域的大量文献表明，应对策略可以缓和儿童和青少年的压力体验。因此，我们预计，儿童如何应对贫困及其伴随的一些风险因素会对心理健康结果产生影响。

评估执行功能的标准方法是使用神经认知测试，显示在前额叶皮层有明显的大脑关联。在一项关于儿童 SES 和神经认知发展的研究项目中，执行功能是通过标准的神经认知测试来评估的，包括抑制控制的测量，比如在数字 Stroop 任务上的反应时间，以及侧翼任务。他们还发现了工作记忆方面的缺陷。学者们运用由工作记忆、经典的 Stroop 任务和计划的指标来综合测量执行功能，发现家庭收入与 3.5 岁儿童的执行功能呈负相关，但这并没有影响他们从蹒跚学步到 6 岁的改善速度。来自低 SES 家庭的 4~7 岁儿童在侧翼任务中的表现更差。来自低 SES 家庭的 3~5 岁儿童在适用于学龄前儿童的两项类似 Stroop 的测量中，表现出较差的执行功能。在儿童 48 个月大的时候，利用综合执行功能测试(工作记忆、注意力控制、抑制控制)，可以发现前 3 年的家庭收入处于或低于贫困线的次数预测了 4 岁时的执行功能。他们还发现，感知到的财务压力的平行指数与执行功能有相似的前瞻性关联，但在后一种情况下，财务压力与执行功能之间的关联受到婴儿情绪反应指数的调节，只有情绪反应指数高的婴儿表现出早期剥夺经历和执行功能缺陷的预期负相关。

来自低 SES 家庭的 6~14 个月大的婴儿在注意力控制任务上的技能较低，在这项任务中，他们必须在最初放置或放置在新位置的地方寻找隐藏的物体。这项任务需要工作记忆和注意力控制。来自低 SES 家庭的 5~6 岁儿童在抵抗有趣的视觉干扰物，以及在视觉注意任务中保持表现的同时，更难以抵抗有趣的视觉干扰。还有研究考察了执行功能在整个学前和幼儿园期间的发展与收入的关系。在最初的评估中，低收入家庭的 4~5 岁的孩子在反应抑制任务中表现更差，但有趣的是，这些孩子在学前班的后半年获得了更多的抑制技能。然而，母语不是英语的低收入家庭儿童并没有表现出这种抑制技能的快速增长。值得注意的是，尽管低收入家庭的学龄前儿童和幼儿园儿童总体上的进步更快，但他们的执行功能技能在幼儿园结束时并没有赶上家庭更富裕的同龄人。利用母亲对儿童抑制控制的评分(例如，当儿童被告知不可以时，可以很容易地停止一项活动)，2~3 岁儿童的执行功能技能与家庭贫困无关，但贫困幼儿在 2 年期间的执行技能成熟速度比非贫困幼儿慢。

一些研究直接研究了应激源暴露在 SES 和执行功能之间的联系中的可能作用。一系列横向和纵向研究表明贫穷都与幼儿和 9 岁儿童的延迟满足能力及教师对小学儿童在课堂上评定的自我调节能力缺陷有关。贫困-延迟满足之间的联系分别由累积的风险暴露和混乱生活条件介导。在低收入家庭学龄前儿童样本中采用了不同的测量方法，发现 SES 和延迟满足之间没有关系。儿童早期贫困和年轻人的工作记忆之间的前瞻性关系是由儿童期的适应负荷水平提高所决定的。由工作记忆、抑制控制和注意力控制任务组成的执行功能测试，表明生命早期贫穷(7~24 个月)与 3 岁时执行功能技能较差前瞻性相关。此外，这种关系部分由同一个贫困时期皮质醇水平升高介导。SES 与 8~12 岁儿童工作记忆指标的负相关部分由家庭中的认知丰富介导，而 Stroop 表现由父母回应和家庭陪伴介导。在前瞻性纵向设计中检验了一个累积风险指数，其中包括与青少年晚期(16~18 岁)内化和外化症状相关的多种因素，如贫困、单亲状况、高中辍学、家庭动荡和暴力。累积风险对外化症状而非内化症状的不利影响是由自我调节的多方法指标介导的。较高的风险导致较低的自我调节能力，这反过来又导致更多的行为问题。

有限的数据表明，SES 和不良发育结果(包括心理困扰和行为障碍)之间的联系可以部分由执行功能缺陷来解释。更积极的家庭情绪表达及父母纪律的一致性预示着低收入家庭幼儿园学龄前儿童更好的情绪调节技能。在一项对佐治亚州农村的低收入和工薪阶层非洲裔美国家庭的研究中，首次探索了执行功能和应对在与早期剥夺相关的儿童心理健康方面的潜在作用。在一个样本中，9~12 岁儿童的家庭收入与儿童自我调节能力的标准指数呈正相关，该指数很大程度上取决于他们的计划能力和反思能力(提前思考自己行为的后果)；反过来，自我调节能力又调节了贫穷对内化和外化症状的不利影响。类似的测量方法表明，在 6~9 岁非洲裔美国儿童的家庭中，父母感知到的经济压力也与较差的自我调节能力有关。与之前的研究一样，自我调节技能的缺陷介导了剥夺和心理健康之间的联系。另一项研究重点关注了 7~15 岁生活在单亲家庭的低收入非洲裔美国儿童，发现更积极的课堂过程与更积极的育儿过程有助于更好地提高自我调节技能，进而使儿童更好地适应生活。在儿童 54 个月时，父母对儿童自我调节行为(保持专注和任务及在任务中抑制不当反应的能力)的评分，以及在幼儿园中类似的教师评分，都与家庭收入和母亲的受教育程度显著相关。母亲受教育程度低和家庭收入低对小学 1 年级数学、阅读和词汇成绩的不利影响部分由两个发展阶段的自我调节行为评分调节。一个全国大型异质性的样本表明，婴儿时期的贫困预示着学龄前儿童随后在计划任务方面的缺陷。河内塔的计划任务要求参与者将木环重新排列到垂直的柱子上，从每个柱子顶部直径最小的环到底部直径最大的环，一次只能有一个环从一个极点转移到另一个极点。这项计划任务表现的前瞻性纵向分析，反过来，又与 5 年级数学和阅读标准化考试成绩相关联。

少数研究表明，执行功能增强可以作为一种资源，使低 SES 儿童获得比预期更好的心理健康结果。在注意力控制较好的 3~5 年级儿童中，贫困带来的不良心理健康后遗症较轻。对低收入家庭儿童和青少年(8~17 岁)的心理弹性是否会部分受到更好的执行功能技能的影响，研究者使用了 Q 排序评分，且由训练有素的临床医生进行评分，这些临床医生对每个参与者都非常熟悉，以便量化执行功能(例如，是否专注和能够集中注意力)。心理弹性是根据一系列标准工具评估的良好心理健康、学业成绩和综合能力来定义的。有心理弹性的低收入家庭青年执行功能分数明显更高。此外，较高的执行功能分数预测了 2 年内的社会情绪和学业成绩。

相对于中等 SES 的儿童，低 SES 的儿童的执行功能和受损-执行功能往往是一种基本的资源，有助于调节和管理压力。与贫困环境相关的慢性压力的直接、不利影响可能解释了 SES 和执行功能之间的一些协变。一些研究也表明，执行功能本身可以调节儿童贫困的一些心理健康后遗症。对于年龄较大的儿童，执行功能可能更普遍地发挥调节作用，提供一些保护，防止剥夺对儿童心理健康的不良影响。

正如自我调节技能可以帮助我们理解低 SES 的童年可能导致精神病理的一些方式，也有证据表明应对策略可以改变低 SES 对心理健康结果的影响。相对于中等收入家庭的青少年，低收入家庭青少年(16~18 岁)，在处理一个重要的、近期的压力源时，他们更可能依赖于脱离式的应对策略(例如，拒绝和回避)，而不是采取诸如解决问题或调动社会支持等策略。大多数应对和 SES 研究检查了低 SES 样本中不同的应对策略和心理健康之间的关系。少数研究人员还调查了应对策略是否有助于解释与贫困相关的压力和心理健康结果之间的关系。

4 年级和 6 年级的低收入家庭儿童，在良好的行为适应方面更有弹性，与没有弹性的同龄人相比，他们表现出更有效的人际关系解决能力，并且更依赖积极的应对技巧，如自力更生和寻求支持。研究人员调查了以生活在市中心的低收入家庭、主要是非洲裔美国青少年和西班牙裔青少年(12～16岁)样本中各种应对策略和心理健康结果之间的关系。从横向研究数据来看，主要依赖解决问题的青少年和安静的药物使用者(依赖于通过药物滥用来逃避、但总体上较低的应对水平)内化症状较少；与此同时，横向研究数据还显示，以情绪为中心的应对方式，以及严重依赖药物滥用来逃避，但也发泄情绪的青少年(情绪药物使用者)，有更高水平的外化症状。1年后，以情绪为中心的药物滥用者都表现出外化症状的最大增长。安静药物使用者的内化症状也显著增加。一个在类似环境下(贫穷、市中心，主要是非白人)的年轻青少年样本(7～8年级)，发现积极的应对和分心分别缓冲了女孩家庭压力和行为问题之间的关系；积极的应对对男孩的抑郁也有同样的效果。来自低收入家庭的青少年使用参与性应对策略(例如，解决问题、情绪调节、分散注意力、认知重组)来应对与贫困相关的压力源，往往在心理上比那些更依赖脱离策略(例如，回避或否认)的低收入家庭同龄人表现得更好。

进一步的分析还表明，与贫困相关的压力对青少年内化和外化症状的一些不良影响是部分通过参与策略的应对策略来调节的，特别是辅助控制技术，如认知重组和分心，有助于减少负面影响。有趣的是，对父母来说，更多地参与缓冲而不是调节与贫困相关的压力对他们自身心理健康结果呈负相关。对父母而言，脱离策略产生了相反的效果，加剧了与贫困相关压力与心理困扰之间的负相关。青少年应对策略的中介作用及成年人应对策略与贫困压力的交互作用的研究结果表明，与儿童和青少年相比，老年人的应对策略可能具有较低的可塑性。然而，在一项针对低收入家庭初、高中学生的前瞻性纵向研究中，发现了贫困压力与主要控制策略之间的相互作用。贫困压力较高的青年在8个月期间内化症状增加，但如果他们依靠主要控制应对策略，这种症状就会大大减轻。然而，与贫困相关的压力和主要控制应对策略之间的这种相互作用，是在应对策略和贫困压力之间的几种可能的相互作用中发现的唯一调节因素。

然而，在低SES的中学样本中，确实发现了各种压力来源(家庭、同伴、社区)和应对心理健康结果之间的相互作用。积极的应对和分散注意力都能缓冲家庭压力对女孩行为的不利影响；对男孩来说，同伴压力和社区压力对抑郁的影响分别因更积极的应对方式而加剧。本书作者认为，那些试图积极应对顽固的、长期的压力源(如同伴或社区暴力)的男孩，可能会因求助于工具性应对策略而感到沮丧，而事实上适应可能更适合需求的性质。学者们研究了认知重评和对伴随低SES的童年的压力源的调整如何影响健康和幸福感。与中等SES的同龄人相比，低SES的年轻人更可能将模糊的社会交往归因于威胁或敌对意图；这些归因反过来又与生理应激反应的升高有关。同时，学者们发起了一系列研究，探讨应对策略、转变和坚持作为低收入家庭儿童的潜在保护过程。转变是指通过认知重组等情绪调节策略来调整个体对压力源的反应的能力。坚持是指通过在困难的情况下寻找意义或保持乐观等策略来反映承受逆境的能力。在一个全国中年人样本中，童年SES与适应负荷呈负相关。然而，来自贫困背景的成年人，如果他们从事的工作具有更多的转换和坚持属性，那么他们的适应负荷分数并不比来自高经济地位背景的同龄人高。

另一个似乎能够缓冲儿童贫困对心理健康的不良影响的应对资源是社会支持。如前所述，其中一个原因可能是因为支持似乎减少了压力对低收入家庭父母养育行为的负面影响。大量的文献证明了母亲反应性对儿童社会情绪发展的保护作用。通常，对贫困环境下心理弹性强的儿童的研究发现，与成人照料者建立牢固、积极的纽带是最具保护性的因素之一。母亲的反应性减轻了儿童期剥夺中的一些不利影响，包括青少年的适应负荷水平升高、中年人的代谢综合征(一组预测糖尿病、脑卒中和心血管疾病的危险因素)及25~40岁健康人群的促炎过程。响应式育儿与儿童自身适应性应对反应的发展之间可能存在联系。在多种问题(例如，贫困)的家庭中长大的孩子，如果他们的父母有更积极的反应和养育能力，他们的自我调节能力就会增强。他们还可能了解到寻求他人的支持是有效的。鉴于有充分证据证明SES与社会支持之间的负相关关系，争取这种支持可能尤其重要。低SES的儿童和他们的父母通常可以利用的社会资源较少。

执行功能和应对都是涉及SES与儿童精神病理学关系的核心心理过程。一项强有力的发现是，主要依靠逃避或否认等脱离策略来应对与贫困有关的压力的儿童和青少年的心理健康结果更差。解决问题、调节情绪、寻找意义、保持乐观及寻求社会支持，似乎是有助于对抗贫困对心理健康的不良影响的适应性策略。

四、大脑结构与功能

来自较低SES背景的儿童PFC发育迟缓，PFC是负责执行功能的主要皮层区域，例如行为的自我调节和情绪控制。有研究表明，儿童期的SES与更好的执行功能呈正相关。PFC被认为是一个自上而下的行为调节器，使个体能够抑制强烈的情绪反应，并在考虑行动时反思各种应对策略。在检查第18、第30和第48个月儿童的脑电波活动时发现，相对于中等SES家庭的儿童，来自低SES家庭的儿童的PFC的延迟成熟。相对于高SES的同龄人，低SES儿童的早期过度注意敏感成分和新奇性事件相关电位有所减弱，而且他们在执行功能的几个神经认知测量方面也有更多的困难。与中等SES家庭相比，来自低SES家庭的3~8岁的儿童和中学阶段的儿童似乎需要更大的努力来选择性地关注听觉刺激，同时排除干扰背景刺激。脑电图研究表明，低SES儿童的注意力能力已耗尽，这与之前回顾的几项执行功能研究非常吻合，这些研究表明，低SES儿童的注意力、控制能力受损。

来自与SES相关的大脑结构和功能成像研究也表明，儿童期的SES与大脑发育有关。与SES和大脑活动的电生理学研究类似，来自较低SES家庭的8~12岁儿童在一项反应辨别任务的学习过程中表现出更多困难，即似乎与右侧额中回的一部分PFC的更大激活有关。这一区域的神经活动增加可能反映了在学习规则方面付出了更多的努力或效率更低，而这些规则是在任务中发挥最佳作用所必需的。在一系列研究中，相对于中等SES个体，低SES的个体的大脑发育结构和功能变化，都可能对心理健康产生深远的影响。认为自己相对社会地位较低的成年人的前扣带皮层灰质体积较低，这是一个主要参与情绪调节及对压力源的反应的大脑边缘区域。前扣带皮层的体积减小与情绪障碍和抑郁有关。

如前所述，童年时期经历了低SES的儿童和成人的自我调节和执行控制功能似乎受到损害。来自低SES童年的成人被证明与奖赏敏感性和冲动控制有关的PFC、眶额区和纹状区之间的连接减少。在相对社会地位较低的家庭中长大的成年人，其杏仁核对具有情绪威胁性的面孔的反应较高，但他们与来自社会地位平均或高于平均的家庭背景的同龄人，对中性和非威胁性面孔的反应相似。同样，来自低SES家庭的青少年对威胁性情绪面孔表现出的杏仁核和背内侧PFC的激活更大。在询问大学毕业生时，在成长过程中他们的家庭面临多大的经济压力，则他们在社会排斥任务中，表现出较高水平的感知财务压力与较大的社会失调和较低水平的右腹外侧 PFC 活动相关。在网络接球任务中，参与者认为自己在与另外两位玩家进行接球游戏，实际上，参与者是与一台计算机交互，并使参与者面临两种不同的条件：参与接球游戏（实验排除阶段的基线对比）和排除在接球游戏中。神经成像研究发现，当面对充满情绪的刺激时，低收入家庭青年表现出更大的威胁激活，这表明低收入家庭青年更容易将威胁和敌对意图归因于模棱两可的人际交往。

大脑的另一个区域海马体，有助于将有关充满情感的信息与过去的经历和背景信息整合在一起，从而使有机体能够更好地适应具有挑战性的情况。大量的动物实验表明，慢性应激在细胞水平上对海马体造成损伤，同时使灰质体积减小。不同的研究团队发现，5~17岁、9~11岁、中年和老年人的较低 SES 童年与更小的海马体体积有关。将这些大脑和自我调节行为的发现与压力研究的结果结合，发现在贫困中长大的成年人 PFC 激活减小，杏仁核在他们必须调节负面情绪的任务中的效率降低。此外，儿童期的慢性应激源暴露介导了贫困与 PFC 活动之间的关联。

综上所述，这些关于 SES 和大脑的文献似乎很有希望揭示有助于将童年贫困和剥夺经历转化为不良的心理健康结果的潜在生物学机制。与此同时，来自较低 SES 背景的人似乎有一个不太发达的自上而下的调节 PFC 系统来控制这些快速、自动的情绪反应。因此，在低 SES 环境中成长的个体在应对不良经历时可能会面临三重危险。第一，他们可能会遇到更多具有威胁性的社会心理和身体风险因素；第二，他们对威胁事件反应过度或敏感；第三，他们对威胁和其他负面情绪唤起情况的快速、充满情绪的反应的监控、管理和修改能力也较弱。迄今为止，关于 SES 的所有神经科学工作的一个主要缺点是，缺乏直接证据来证明大脑的结构或功能变化作为中介或直接解释 SES 和精神病理学之间已确立的联系的潜在解释机制。我们目前还没有证据证明这一完整的路径，即低 SES→大脑改变→精神病理学改变。

参考文献

[1] Aber L, Chaudry A. Low-Income Children, Their Families and the Great Recession: What Next in Policy? [M]. Washington: Urban Institute (NJ1), 2010.

[2] Merikangas K R, He J, Burstein M, et al. Service utilization for lifetime mental disorders in US adolescents: results of the National Comorbidity Survey-Adolescent Supplement (NCS-A)[J]. Journal of the American Academy of Child & Adolescent Psychiatry, 2011, 50(1): 32-45.

[3] Duncan G J, Brooks-Gunn J, Klebanov P K. Economic deprivation and early childhood development[J]. Child development, 1994, 65(2): 296-318.

[4] Bradley R H, Corwyn R F. Socioeconomic status and child development[J]. Annual review of psychology, 2002, 53(1): 371-399.

[5] Beidas R S, Suarez L, Simpson D, et al. Contextual factors and anxiety in minority and European American youth presenting for treatment across two urban university clinics[J]. Journal of Anxiety Disorders, 2012, 26(4): 544-554.

[6] Park J M, Fertig A R, Allison P D. Physical and mental health, cognitive development, and health care use by housing status of low-income young children in 20 American cities: A prospective cohort study[J]. American journal of public health, 2011, 101(S1): S255-S261.

[7] Strohschein L. Household income histories and child mental health trajectories[J]. Journal of Health and Social Behavior, 2005, 46(4): 359-375.

[8] Eamon M K. Structural model of the effects of poverty on externalizing and internalizing behaviors of four-to five-year-old children[J]. Social Work Research, 2000, 24(3): 143-154.

[9] Najman J M, Hayatbakhsh M R, Clavarino A, et al. Family poverty over the early life course and recurrent adolescent and young adult anxiety and depression: a longitudinal study[J]. American journal of public health, 2010, 100(9): 1719-1723.

[10] Chen E, Langer D A, Raphaelson Y E, et al. Socioeconomic status and health in adolescents: The role of stress interpretations[J]. Child development, 2004, 75(4): 1039-1052.

[11] Kim P, Evans G W, Angstadt M, et al. Effects of childhood poverty and chronic stress on emotion regulatory brain function in adulthood[J]. Proceedings of the National Academy of Sciences, 2013, 110(46): 18442-18447.

[12] Spence S H, Najman J M, Bor W, et al. Maternal anxiety and depression, poverty and marital relationship factors during early childhood as predictors of anxiety and depressive symptoms in adolescence[J]. Journal of Child Psychology and Psychiatry, 2002, 43(4): 457-469.

[13] McBride Murry V, Berkel C, Gaylord-Harden N K, et al. Neighborhood poverty and adolescent Development[J]. Journal of Research on adolescence, 2011, 21(1): 114-128.

[14] Wickrama K A S, Bryant C M. Community context of social resources and adolescent mental health[J]. Journal of Marriage and Family, 2003, 65(4): 850-866.

[15] Deng S, Lopez V, Roosa M W, et al. Family processes mediating the relationship of neighborhood disadvantage to early adolescent internalizing problems[J]. The Journal of Early Adolescence, 2006, 26(2): 206-231.

[16] Slopen N, Fitzmaurice G, Williams D R, et al. Poverty, food insecurity, and the behavior for childhoodinternalizing and externalizing disorders[J]. Journal of the American Academy of Child & Adolescent Psychiatry, 2010, 49(5): 444-452.

[17] Leventhal T, Brooks-Gunn J. Changes in neighborhood poverty from 1990 to 2000 and youth's problem behaviors[J]. Developmental psychology, 2011, 47(6): 1680-1698.

[18] Mazza J R, Boivin M, Tremblay R E, et al. Poverty and behavior problems trajectories from 1.5 to 8 years of age: Is the gap widening between poor and non-poor children? [J]. Social psychiatry and psychiatric epidemiology, 2016, 51(8): 1083-1092.

[19] Moilanen K L, Shaw D S, Dishion T J, et al. Predictors of longitudinal growth in inhibitory control in early childhood[J]. Social development, 2010, 19(2): 326-347.

[20] Barker E D, Copeland W, Maughan B, et al. Relative impact of maternal depression and associated risk factors on offspring psychopathology[J]. The British Journal of Psychiatry, 2012, 200(2): 124-129.

[21] Henninger IV W R, Luze G. Moderating effects of gender on the relationship between poverty and children's externalizing behaviors[J]. Journal of Child Health Care, 2013, 17(1): 72-81.

[22] Gershoff E T, Aber J L, Raver C C, et al. Income is not enough: Incorporating material hardship into models of income associations with parenting and child development[J]. Child development, 2007, 78(1): 70-95.

[23] Hill A L, Degnan K A, Calkins S D, et al. Profiles of externalizing behavior problems for boys and girls across preschool: the roles of emotion regulation and inattention[J]. Developmental psychology, 2006, 42(5): 913-928.

[24] Keller T E, Spieker S J, Gilchrist L. Patterns of risk and trajectories of preschool problem behaviors: A

person-oriented analysis of attachment in context[J]. Development and psychopathology, 2005, 17(2): 349-384.

[25] D'Onofrio B M, Goodnight J A, Van Hulle C A, et al. A quasi-experimental analysis of the association between family income and offspring conduct problems[J]. Journal of abnormal child psychology, 2009, 37(3): 415-429.

[26] Lansford J E, Malone P S, Stevens K I, et al. Developmental trajectories of externalizing and internalizing behaviors: Factors underlying resilience in physically abused children [J]. Development and psychopathology, 2006, 18(1): 35-55.

[27] Church II W T, Jaggers J W, Taylor J K. Neighborhood, poverty, and negative behavior: An examination of differential association and social control theory[J]. Children and Youth Services Review, 2012, 34(5): 1035-1041.

[28] Hao L, Matsueda R L. Family dynamics through childhood: A sibling model of behavior problems[J]. Social Science Research, 2006, 35(2): 500-524.

[29] Odgers C L, Caspi A, Russell M A, et al. Supportive parenting mediates neighborhood socioeconomic disparities in children's antisocial behavior from ages 5 to 12[J]. Development and psychopathology, 2012, 24 (3): 705-721.

[30] Côté S, Vaillancourt T, LeBlanc J C, et al. The development of physical aggression from toddlerhood to preadolescence: A nationwide longitudinal study of Canadian children [J]. Journal of abnormal child psychology, 2006, 34(1): 68-82.

[31] Schonberg M A, Shaw D S. Risk factors for boy's conduct problems in poor and lower-middle-class neighborhoods[J]. Journal of Abnormal Child Psychology, 2007, 35(5): 759-772.

[32] Fanti K A, Henrich C C. Trajectories of pure and co-occurring internalizing and externalizing problems from age 2 to age 12: findings from the National Institute of Child Health and Human Development Study of Early Child Care[J]. Developmental psychology, 2010, 46(5): 1159-1175.

[33] Dearing E, McCartney K, Taylor B A. Within-child associations between family income and externalizing and internalizing problems[J]. Developmental psychology, 2006, 42(2): 237-252.

[34] Bøe T, Øverland S, Lundervold A J, et al. Socioeconomic status and children's mental health: results from the Bergen Child Study[J]. Social psychiatry and psychiatric epidemiology, 2012, 47(10): 1557-1566.

[35] Najman J M, Clavarino A, McGee T R, et al. Timing and chronicity of family poverty and development of unhealthy behaviors in children: a longitudinal study[J]. Journal of Adolescent Health, 2010, 46(6): 538-544.

[36] Boyce W T, Den Besten P K, Stamperdahl J, et al. Social inequalities in childhood dental caries: the convergent roles of stress, bacteria and disadvantage[J]. Social science & medicine, 2010, 71 (9): 1644-1652.

[37] Reising M M, Watson K H, Hardcastle E J, et al. Parental depression and economic disadvantage: The role of parenting in associations with internalizing and externalizing symptoms in children and adolescents [J]. Journal of child and family studies, 2013, 22(3): 335-343.

[38] Kjellstrand J M, Eddy J M. Parental incarceration during childhood, family context, and youth problem behavior across adolescence[J]. Journal of offender rehabilitation, 2011, 50(1): 18-36.

[39] Harrington Cleveland H. The influence of female and male risk on the occurrence of sexual intercourse within adolescent relationships[J]. Journal of Research on Adolescence, 2003, 13(1): 81-112.

[40] Karriker-Jaffe K J, Foshee V A, Ennett S T, et al. Sex differences in the effects of neighborhood socioeconomic disadvantage and social organization on rural adolescents' aggression trajectories [J].

American journal of community psychology, 2009, 43(3): 189-203.

[41] Elder G H. Children of the great depression[M]. Chicago, IL: University of Chicago Press, 1974.

[42] Conger R D, Donnellan M B. An interactionist perspective on the socioeconomic context of human development[J]. Annual review of psychology, 2007, 58: 175-199.

[43] Harnish J D, Dodge K A, Valente E, et al. Mother-child interaction quality as a partial mediator of the roles of maternal depressive symptomatology and socioeconomic status in the development of child behavior problems. Conduct problems prevention research group[J]. Childdevelopment, 1995, 66(3): 739-753.

[44] Petterson S M, Albers A B. Effects of poverty and maternal depression on early child development[J]. Child development, 2001, 72(6): 1794-1813.

[45] Bradley R H, Corwyn R F, Burchinal M, et al. The home environments of children in the United States Part II: Relations with behavioral development through age thirteen[J]. Child development, 2001, 72 (6): 1868-1886.

[46] Georgiades K, Boyle M H, Duku E. Contextual influences on children's mental health and school performance: The moderating effects of family immigrant status[J]. Child development, 2007, 78(5): 1572-1591.

[47] Bolger K E, Patterson C J, Thompson W W, et al. Psychosocial adjustment among children experiencing persistent and intermittent family economic hardship[J]. Child development, 1995, 66(4): 1107-1129.

[48] Costello E J, Keeler G P, Angold A. Poverty, race/ethnicity, and psychiatric disorder: A study of rural children[J]. American Journal of Public Health, 2001, 91(9): 1494-1498.

[49] Santiago C D C, Wadsworth M E, Stump J. Socioeconomic status, neighborhood disadvantage, and povertyrelated stress: Prospective effects on psychological syndromes among diverse low-income families [J]. Journal of Economic Psychology, 2011, 32(2): 218-230.

[50] Wolff B C, Santiago C D C, Wadsworth M E. Poverty and involuntary engagement stress responses: Examining the link to anxiety and aggression within low-income families[J]. Anxiety, Stress & Coping, 2009, 22(3): 309-325.

[51] Gershoff E T, Aber J L, Raver C C, et al. Income is not enough: Incorporating material hardship into models of income associations with parenting and child development[J]. Child development, 2007, 78(1): 70-95.

[52] Evans G W, English K. The environment of poverty: Multiple stressor exposure, psychophysiological stress, and socioemotional adjustment[J]. Child development, 2002, 73(4): 1238-1248.

[53] Felner R D, Brand S, DuBois D L, et al. Socioeconomic disadvantage, proximal environmental experiences, and socioemotional and academic adjustment in early adolescence: Investigation of a mediated effects model[J]. Child development, 1995, 66(3): 774-792.

[54] Amone-P'Olak K, Burger H, Ormel J, et al. Socioeconomic position and mental health problems in pre- and early-adolescents[J]. Social psychiatry and psychiatric epidemiology, 2009, 44(3): 231-238.

[55] Hammack P L, Robinson W L V, Crawford I, et al. Poverty and depressed mood among urban African-American adolescents: A family stress perspective[J]. Journal of child and Family Studies, 2004, 13(3): 309-323.

[56] Hughes C, Ensor R, Wilson A, et al. Tracking executive function across the transition to school: A latent variable approach[J]. Developmental neuropsychology, 2009, 35(1): 20-36.

[57] Mezzacappa E. Alerting, orienting, and executive attention: Developmental properties and sociodemographic correlates in an epidemiological sample of young, urban children[J]. Child development, 2004, 75(5): 1373-1386.

[58] Raver C C, Blair C, Willoughby M. Poverty as a predictor of 4-year - olds' executive function: new perspectives on models of differential susceptibility[J]. Developmental psychology, 2013, 49(2): 292-304.

[59] Blair C, Granger D A, Willoughby M, et al. Salivary cortisol mediates effects of poverty and parenting on executive functions in early childhood[J]. Child development, 2011, 82(6): 1970-1984.

[60] Sarsour K, Sheridan M, Jutte D, et al. Family socioeconomic status and child executive functions: The roles of language, home environment, and single parenthood [J]. Journal of the International Neuropsychological Society, 2011, 17(1): 120-132.

[61] Doan S N, Fuller-Rowell T E, Evans G W. Cumulative risk and adolescent's internalizing and externalizing problems: the mediating roles of maternal responsiveness and self - regulation [J]. Developmental psychology, 2012, 48(6): 1529-1539.

[62] Brody G H, Yu T, Chen Y, et al. Cumulative socioeconomic status risk, allostatic load, and adjustment: a prospective latent profile analysis with contextual and genetic protective factors [J]. Developmental psychology, 2013, 49(5): 913-927.

[63] Brody G H, Flor D L. Maternal psychological functioning, family processes, and child adjustment in rural, single-parent, African American families[J]. Developmental psychology, 1997, 33(6): 1000-1011.

[64] Brody G H, Dorsey S, Forehand R, et al. Unique and protective contributions of parenting and classroom processes to the adjustment of African American children living in single - parent families [J]. Child development, 2002, 73(1): 274-286.

[65] Sektnan M, McClelland M M, Acock A, et al. Relations between early family risk, children's behavioral regulation, and academic achievement[J]. Early childhood research quarterly, 2010, 25(4): 464-479.

[66] Crook S R, Evans G W. The role of planning skills in the income-achievement gap[J]. Child development, 2014, 85(2): 405-411.

[67] Lengua L J, Bush N R, Long A C, et al. Effortful control as a moderator of the relation between contextual risk factors and growth in adjustment problems[J]. Development and psychopathology, 2008, 20 (2): 509-528.

[68] Buckner J C, Mezzacappa E, Beardslee W R. Characteristics of resilient youths living in poverty: The role of self-regulatory processes[J]. Development and psychopathology, 2003, 15(1): 139-162.

[69] Tolan P H, Gorman-Smith D, Henry D, et al. The relation of patterns of coping of inner-city youth to psychopathology symptoms[J]. Journal of Research on Adolescence, 2002, 12(4): 423-449.

[70] Gonzales N A, Tein J Y, Sandler I N, et al. On the limits of coping: Interaction between stress and coping for inner-city adolescents[J]. Journal of Adolescent Research, 2001, 16(4): 372-395.

[71] Wadsworth M E, Berger L E. Adolescents coping with poverty-related family stress: Prospective predictors of coping and psychological symptoms[J]. Journal of Youth and Adolescence, 2006, 35(1): 54-67.

[72] Gonzales N A, Tein J Y, Sandler I N, et al. On the limits of coping: Interaction between stress and coping for inner-city adolescents[J]. Journal of Adolescent Research, 2001, 16(4): 372-395.

[73] Chen E, Miller G E, Lachman M E, et al. Protective factors for adults from low childhood socioeconomic circumstances: The benefits of shift-and-persist for allostatic load[J]. Psychosomatic medicine, 2012, 74 (2): 178-186.

[74] Otero G A. EEG spectral analysis in children with sociocultural handicaps[J]. International Journal of Neuroscience, 1994, 79(3-4): 213-220.

[75] Sheridan M A, Sarsour K, Jutte D, et al. The impact of social disparity on prefrontal function in childhood [J]. PloS one, 2012, 7(4): e35744.

[76] Gianaros P J, Horenstein J A, Cohen S, et al. Perigenual anterior cingulate morphology covaries with perceived social standing[J]. Social cognitive and affective neuroscience, 2007, 2(3): 161–173.

[77] Yoshikawa H, Aber J L, Beardslee W R. The effects of poverty on the mental, emotional, and behavioral health of children and youth: implications for prevention[J]. American psychologist, 2012, 67(4): 272–284.

第七章 欺凌行为对个体发展的影响

根据 Bronfenbrenner 生态系统理论，人类发展受到多种环境(例如，家庭、学校/工作、社区)和这些环境内部及其相互之间发生的社会互动(例如，近端过程)的影响。在 Bronfenbrenner 的整个职业生涯中，生态系统理论不断被修正，第三个也是最后一个版本，即过程-人-情境-时间(P-P-C-T)模型。该模型也被称为生物生态学理论和人类发展的生物生态学模型。该模型通过强调发展中的个体和他/她的环境之间的相互作用，为理解人类随着时间的发展提供了一个框架。P-P-C-T 模型与以前的生态系统理论的不同之处在于，它主要关注的是近端过程(即社会互动或过程)而不是环境。这些过程是指个体与其环境之间的互动，包括与家庭和同龄人之间的社会互动(称为近端过程)；这些过程是发展的主要催化剂，但因人而异。因此，人是指影响发展的个人属性(例如，心理健康、神经生物学)；情境包括家庭、学校、工作等周围环境；时间指的是影响发育结果的年龄、事件或历史因素。

欺凌是同龄人之间的一种非常消极的社交互动；欺凌的社会过程可以阻止受害者参与积极的社会关系，并导致整体消极的同伴关系。被欺凌受害者的其他负面后果发生在个人层面，包括心理健康状况不佳和神经生物学过程中断；此外，由于欺凌通常发生在学校环境中，受害者往往对学校有负面的看法；最后，考虑欺凌的持续时间对受害者的影响是重要的。青少年被欺凌致死的案例时有报道：日复一日遭受身体骚扰和言语骚扰的儿童和青少年最终无法再忍受下去，选择了死亡而不是继续在同龄群体中遭受痛苦。各个年龄段受欺凌的青少年都可能选择自杀：底特律一名 7 岁的男孩由于在学校受到持续的欺凌而在双层床上上吊自杀；11 岁的泰·斯莫利在多次被塞进储物柜并受到辱骂的折磨后，用手枪开枪自杀；13 岁的瑞恩·哈里根在忍受多年的欺凌后上吊自杀；15 岁的阿曼达·卡明斯在遭受持续的校园欺凌和网络欺凌之后，撞公交车自杀；17 岁的泰勒·朗在他的同学多次向他的食物吐口水，称他为“基佬”，并偷走他的财物后，将自己吊死在卧室的壁橱里。无论年龄大小，被欺凌受害者都有遭受严重负面后果的风险。

根据美国心理学会(American Psychological Association，APA)的研究，被欺凌受害的共同特征有：无助、焦虑、抑郁、逃避家庭和学校的活动、想要一个人待着、害羞、胃痛、头痛、惊恐发作、不能入睡、尿床、睡得太多、精力耗尽、噩梦等。欺凌也会伤害旁观者及被欺凌者。旁观者担心他们可能成为下一个受害者，即使他们为受害者感到难过，他们也会避免参与进来以保护自己，因为他们不知道该怎么做。那些知道自己可以用此来逃避暴力和攻击的孩子在成年后仍然会这样做。他们在未来的生活中更有可能陷入约会攻击、性骚扰和犯罪行为。由欺凌和骚扰引起的压力和焦虑会使孩子们变得更难学习。它会导致注意力难以集中，从而影响他们记忆所学知识的能力。欺凌是痛苦和羞辱的，被欺凌的孩子会感到尴尬和羞愧，有些孩子甚至会成为欺凌者。持续的欺凌会导致社会孤立、排斥、恐惧和抑郁，这些都可能导致自杀。

加州大学洛杉矶分校(UCLA)对洛杉矶 11 所中学的 2300 名学生进行的一项研究发现，在 3 年的中学期间，高水平的欺凌与较低的成绩有关，被评为最受欺负的学生在学业上的表现明显比同龄人差。另一项由挪威的科学家领导的纵向研究调查了欺凌对青少年的长期心理影响，研究结果表明，在青春期参与欺凌的所有群体，无论是欺凌者还是受害者，在成年期都经历了不利的心理健康后果。尽管受害者在成年后表现出高度的抑郁症状，但两组人因精神健康障碍而住院的风险都有所增加。经常被欺负是一种创伤经历。当孩子经常成为被欺凌的对象时，会影响他们的社会、情感和心理发展。老师、家长和同龄人应该认真对待欺凌行为，因为对儿童欺凌的早期干预可以帮助防止其长期的不良心理健康后果。

第一节　欺凌行为的预测因素

欺凌行为的风险因素已被广泛研究，常见的研究发现是，有参与欺凌或攻击性/反社会行为的历史会增加未来参与欺凌行为的可能性，例如，先前参与的攻击本身被认为是欺凌的一种亚型，在 2 年后进行测量时，可以预测校园欺凌和网络欺凌的行为。此外，在第 7 年成为校园欺凌的受害者或欺凌者可以预测第 9 年的欺凌行为。对 153 项探索儿童和青少年欺凌的研究进行的元分析结果显示，外化行为(如越轨、攻击性、破坏性和不顺从的反应)是欺凌者的最强个体水平预测因素。学生中的欺凌行为与暴力相关行为之间存在强烈的关联，如携带武器、频繁打架和在打架中受伤等。当远离学校环境后，这些学生成为欺凌者并参与这些行为的概率尤其高。

虽然已发现外化行为可以预测成为欺凌者，但也有证据表明，诸如抑郁症状等内化问题与欺凌行为有关。欺凌他人和抑郁程度之间的联系在男孩和女孩中是不同的，这种联系可能与男孩尤其相关。纵向研究支持将抑郁症确定为欺凌的预测因素，发现 8 岁时经历高水平的抑郁症状预示着 16 岁时的欺凌行为，男性尤其如此。从学校层面来看，在一个有正面氛围的学校上学并与学校保持联系，可以降低学生参与欺凌行为的风险。休学也可能与欺凌行为有关，因为在 12 个月的随访中，休学被证明会增加其他暴力行为和反社会行为的可能性，并且独立于其他已知的风险因素。研究人员还强调了学习成绩差与校园欺凌等问题行为之间的联系，在 7 年级被发现学习成绩不佳可以预测 9 年级的传统欺凌行为。

家庭冲突也是青少年暴力和身体攻击的既定预测因素之一。7 岁时的家庭冲突被认为是 2 年后传统欺凌行为的预测因素，这些研究结果表明，生活在以冲突为特征的家庭环境中的青少年可能在其他情况下参与问题行为，包括欺凌行为。有研究进一步证实了这一点，遭受家庭暴力的人往往会成为欺凌者，尤其是当母亲对父亲施暴时。此外，在家庭背景下，父母的高度支持与网络欺凌行为呈负相关，而与监护人的情感联系不佳会增加参与网络欺凌行为的可能性。家庭管理不善(表现为缺乏明确的规则和对学生的监督)也是暴力和反社会行为的潜在风险因素。

研究发现，同伴对欺凌有影响，特别是影响年轻人适应性的同伴影响(例如，与反社会的朋友交往和参与反社会的团体活动)被认为是儿童和青少年欺凌行为的重要预测因素。

第二节 欺凌行为的后果

欺凌他人会带来许多不良后果，如行为和社会心理后果。许多研究表明，在学校参与欺凌会增加未来参与外化行为的可能性，如反社会行为、暴力或冒犯行为。在一项研究中探索了维多利亚中学中后期学生中传统欺凌行为的短期纵向社会心理后果，发现10年级的传统欺凌行为在一年后评估时预测了多种未来的社会心理结果，如盗窃、暴力行为和酗酒。此外，儿童和青少年恃强凌弱的欺凌者日后犯罪和再次犯罪的风险更高。在一项纵向研究中，发现在6~9年级被归类为欺凌者的年轻人中，超过一半的人在24岁时被判有罪，其中35%~40%的欺凌者被判为刑事犯罪。横向研究还强调，在多个欧洲国家、美国和加拿大进行评估时，年轻人实施欺凌行为与医疗治疗的伤害风险增加有关。此外，研究还发现校园欺凌者比未参与欺凌的同龄人更容易出现健康问题、情绪调节困难、社会和学校适应问题以及酗酒；这一发现在许多欧洲国家、美国和加拿大得到了一致的印证。还有更多的证据表明，在学校经常欺凌他人会增加产生自残想法的风险，特别是自杀想法。

传统的欺凌行为也与其他一些长期的心理健康逆境有关，其形式类似于欺凌受害者的内化问题。研究指出了13~15岁欺凌行为的长期后果，包括16~30岁的心理健康和适应问题。与那些没有欺凌行为的人相比，在青春期欺凌他人的人在16~30岁时更容易出现内化问题(重度抑郁症、自杀意念、自杀企图)、酒精和非法药物依赖，以及外化问题(暴力犯罪、财产犯罪和逮捕/定罪)。此外，在学校参与欺凌行为的年轻人更有可能随着时间的推移产生更多的攻击行为。

第三节 欺凌受害的预测因素

一系列因素可以预测青少年受欺凌的可能性。这些因素跨越了个人、家庭、同伴和学校等多个领域。心理健康因素，例如，经历内化问题和外化行为，经常被认为是欺凌受害的预测因素。特别是那些经历过内化问题(如情绪问题等)的年轻人，通常更有可能遭受欺凌。研究发现，儿童和早期青少年的内化问题(即退缩和焦虑抑郁)在1年的时间内导致了欺凌受害。同样，与同龄人相比，在5~7岁时被认定为欺凌受害者的学生在遭受欺凌之前经历了更多的内化问题。8岁时高水平的抑郁症状等内化问题也与之后8年的欺凌受害有关。

外化行为也与欺凌受害有关。研究发现，学龄前(17个月大的幼儿)的身体攻击可以预测儿童同伴受害的轨迹。此外，5~7岁成为欺凌受害者的年轻人比他们的同龄人经历了更多的外化问题(攻击性和犯罪)，但这种关联只适用于女孩。横向研究的结果还表明，在学校和校外受到欺凌与携带武器、打架和躯体冲突等暴力行为有关。由于这些发现是基于横向研究的数据，因此这些因素的时间顺序是值得怀疑的。

众所周知，家庭影响也会影响年轻人的行为和经历，包括他们遭受欺凌的经历。因此，了解家庭在预防欺凌受害方面所发挥的作用，对制定系统性和整体性的方法来解决欺凌问题至关重要。居住在以暴力和婚姻冲突为特征的家庭环境中即暴露于家庭/父母间暴力的儿童及在家中受到虐待的儿童在学校受到同龄人欺凌的风险更大。如前所述，年轻人遇到的心理健康问题是欺凌受害的主要预测因素。同样，抑郁症等父母的心理健康问题也与青少年校园欺凌有关。这些家庭层面因素和欺凌受害之间的关联是基于横向研究的数据。除了个人和家庭的影响外，学校经历长期以来一直与欺凌有关，因为学校环境是欺凌发生的一个重要背景。学校因素被认定为是预测成为欺凌的受害者的重要因素。学校氛围能预测儿童和青少年的欺凌受害情况。据报道，与正常同龄人相比，被欺凌的年轻人通常早年在学校更不开心。

同伴因素与欺凌受害相关并不奇怪，因为欺凌通常是在与同伴的社会互动中发生的，并且欺凌通常被定义为关系问题。此外，由于欺凌经常发生在学校环境中的同伴之间，因此可以预期同伴关系会影响欺凌经历。在 153 项研究中，对 13 个通常被提到的欺凌的个人和情境预测因素进行的元分析发现，同伴状况(儿童和青少年与同伴关系的质量)在预测儿童和青少年的受害状况方面具有最强的效应。同伴排斥也被认为与同伴受害有关。“社会能力”在成为受害者方面也有相对较大的影响。同样，社交技能较差的年轻人更容易遭受同伴欺凌，尤其是当他们的自我评价较低时。

虽然已经注意到个人、家庭、学校和同龄人等因素会增加年轻人遭受欺凌的风险，但这也可能导致年轻人因成为欺凌的受害者而进一步经历同样的适应困难，例如，研究发现自我关注(同伴社会能力)可以预测欺凌受害，但欺凌受害也可以预测后来自我感知的同伴社会能力。第二项研究也发现了类似的结果，内化问题、身体虚弱和同伴排斥预示着 1 年后的受害。此外，受害还可以预测 1 年后的内化问题和同伴排斥。这些发现表明，在生命早期经历过适应问题的年轻人可能会陷入一个恶性循环，包括早期的适应问题导致被欺凌，然后由于被欺凌而进一步适应困难。很少有研究考虑随着时间的推移对这种相互关系进行实证检验，因为检验这些关系所需的纵向数据通常很少。尽管如此，重要的是要考虑欺凌的前因后果，才能真正了解这一发生在学校的社会问题的复杂性。

第四节　欺凌受害的后果

欺凌行为往往会影响受害者的身体、社会和情感健康。欺凌在本质上可能是严重的暴力行为，因此，欺凌会对被欺凌受害者的身体健康造成有害的后果。还有大量证据表明，遭受欺凌的年轻人在短期和长期内也会面临适应问题和心理健康问题。横向和纵向研究的结果都强调了儿童期和青春期被欺凌受害与一系列心理健康问题之间的联系，其中包括自残行为、暴力和精神病症状。然而，当依赖于横向研究时，这些关系的时间顺序有时是值得怀疑的。我们专注于描述纵向研究的结果，这些研究强调了欺凌受害和后来的心理健康问题之间的关联。

那些被欺凌的受害者倾向于在未来经历内化问题(例如，退缩、躯体不适、焦虑/抑郁）的风险增加。研究发现，在第 8 学年（13 岁）受害与前一年的焦虑和抑郁症状有关。这种纵向的关联在后来的学年中得到了检验。在第 10 学年成为受害者（通过传统的欺凌方法）与第 11 学年的抑郁症状相关。同样，抑郁可能被认为是在学校被长期欺凌的后果。还有进一步的证据表明，在生活的后期（31～51 岁）进行评估时，在学校受到欺凌（回顾性评估）与在生命后期（31～51 岁）进行评估时被诊断为抑郁症的可能性更大。

在 13～15 岁被欺凌的学生中，16～30 岁时的内化和外化问题的发生率都较高，其中包括重度抑郁症、焦虑障碍、酒精依赖、非法药物依赖、品行障碍/反社会型人格障碍、暴力犯罪、财产犯罪、逮捕/定罪等。除了欺凌受害和内化问题之间的联系外，欺凌受害还与经历外化问题的风险增加有关，尤其是对女孩而言。

鉴于欺凌行为的社会性质，有研究表明，被欺凌的人在社交上也会受到影响，随着时间的推移，许多人遭受同伴排斥的风险会增加。研究发现，在 7 年级时被欺负的年轻人在 10 个月后出现社会问题的风险增加。同样，有人认为，在 5～7 岁遭受欺凌的学生在 7 岁时表现出更少的亲社会行为。此外，学校经历，比如与学校和同龄人的幸福感会受到欺凌受害经历的影响。

长期遭受欺凌也可能是致命的，世界各地年轻人因受欺凌而自杀的报道就证明了这一点。此外，在 16～30 岁的参与者中测量这些结果时，在 13～15 岁被欺负的学生中，自杀意念和自杀企图的比率要高于那些没有被欺负的学生。这些被欺凌的严重后果强调了学校必须采取适当的措施来支持和教育年轻人如何有效地应对欺凌，以尽量减少欺凌经历的影响。

第五节　欺凌-受害的预测因素

家庭和同伴因素也被认为是欺凌-受害者地位的相关因素。研究发现，与那些既不欺负人也不被欺负的年轻人相比，被父母拒绝（表现出敌意和惩罚）等育儿特征对在学校成为欺凌-受害者的影响更大。此外，父母对精神病理的脆弱性，特别是外部性障碍，与孩子在学校成为欺凌-受害者有关。同伴因素，如同伴地位和同伴影响，也被认为是儿童和青少年时期成为欺凌-受害者的强烈的环境预测因素。此外，据报告，年轻人对欺凌-受害者同伴（与欺凌者、受害者、未参与者或其他年轻人相比）的回避行为水平更高。

与同龄人相比，欺凌-受害者拒绝上学和脱离学校的行为的比例也更高。他们经历的人际关系问题（包括对抗疲劳、孤独、社会兴趣减少、身体担忧）和效率低下（包括悲观、自我贬低、学业困难、自责、优柔寡断）的程度高于同龄人。这些来自多项研究的结果表明，欺凌-受害者面临着一系列的心理和社会困难。因此，扮演欺凌-受害的角色可能会对这些年轻人产生严重的后果。

第六节　欺凌-受害的结果

有人认为，与在欺凌中只扮演单一角色的同龄人相比，承担着欺凌他人且本身也是受害者的双重角色的年轻人经历了更大程度的适应困难。研究发现与未参与欺凌-受害行为的学生相比，8 岁的欺凌-受害者有更高水平的精神症状，其在 15 岁时越轨的风险更高。与此相一致的是，研究还发现，7 年级和 8 年级的欺凌-受害者在 10 个月后经历攻击和外化问题的风险要大得多，这些后果的优势比分别为 4.9 和 4.6。童年时期成为欺凌-受害者的长期后果包括在 16~20 岁时参与多种刑事犯罪的可能性增加，其中交通犯罪最有可能发生在这一群体中。与没有参与欺凌的同龄人和欺凌受害者相比，儿童期(5~7 岁)被归类为欺凌-受害者的年轻人经历了更多的外化问题，表现出更差的亲社会行为。

尽管外化行为问题通常被认为是成为欺凌-受害者的后果，但这一问题也与短期和长期的内化问题有关。与未参与欺凌或遭受欺凌的同龄人相比，青春期早期(13 岁)的欺凌-受害者在 2 年后的评估中被发现，他/她会经历更高水平的内化问题，例如抑郁、低自尊、失败预期和自伤。欺凌-受害者持续自杀意念的风险更高。研究发现，欺凌-受害者会遇到学校适应困难。例如，与仅被视为受害者或根本不参与欺凌的学生相比，7 岁时的欺凌-受害者的学习成绩和阅读效率较低。此外，与同龄人相比，欺凌-受害者在学校似乎也不那么快乐。

参考文献

[1] Brofenbrenner U. The ecology of human development[M]. Cambridge, MA: Harvard University Press, 1979.

[2] Wolpert S. Victims of bullying suffer academically as well[M]. UCLA psychologists, 2010.

[3] Sigurdson J F, Undheim A M, Wallander J L, et al. The long-term effects of being bullied or a bully in adolescence on externalizing and internalizing mental health problems in adulthood[J]. Child and adolescent psychiatry and mental health, 2015, 9(1): 1-13.

[4] Hemphill S A, Kotevski A, Tollit M, et al. Longitudinal predictors of cyber and traditional bullying perpetration in Australian secondary school students[J]. Journal of Adolescent Health, 2012, 51(1): 59-65.

[5] Cook C R, Williams K R, Guerra N G, et al. Predictors of bullying and victimization in childhood and adolescence: A meta-analytic investigation[J]. School psychology quarterly, 2010, 25(2): 65.

[6] Nansel T R, Overpeck M D, Haynie D L, et al. Relationships between bullying and violence among US youth[J]. Archives of pediatrics & adolescent medicine, 2003, 157(4): 348-353.

[7] Sourander A, Helstelä L, Helenius H, et al. Persistence of bullying from childhood to adolescence — a longitudinal 8-year follow-up study[J]. Child abuse & neglect, 2000, 24(7): 873-881.

[8] Williams K R, Guerra N G. Prevalence and predictors of internet bullying[J]. Journal of adolescent health, 2007, 41(6): S14-S21.

[9] Baldry A C. Bullying in schools and exposure to domestic violence[J]. Child abuse & neglect, 2003, 27(7): 713-732.

[10] Sourander A, Elonheimo H, Niemela S, et al. Childhood predictors of male criminality: aprospective population-based follow-up study from age 8 to late adolescence[J]. Journal of the American Academy of Child & Adolescent Psychiatry, 2006, 45(5): 578-586.

[11] Olweus D, Limber S, Mihalic S F. Blueprints for violence prevention, book nine: Bullying prevention program[J]. Boulder, CO: Center for the Study and Prevention of Violence, 1999, 12(6): 256-273.

[12] Pickett W, Schmid H, Boyce W F, et al. Multiple risk behavior and injury: an international analysis of

young people[J]. Archives of pediatrics & adolescent medicine, 2002, 156(8): 786-793.

[13] Gibb S J, Horwood L J, Fergusson D M. Bullying victimization/perpetration in childhood and later adjustment: Findings from a 30-year longitudinal study[J]. Journal of Aggression, Conflict and Peace Research, 2011, 3(2): 82-88.

[14] Hodges E V E, Perry D G. Personal and interpersonal antecedents and consequences of victimization by peers[J]. Journal of personality and social psychology, 1999, 76(4): 677-685.

[15] Barker E D, Boivin M, Brendgen M, et al. Predictive validity and early predictors of peer-victimization trajectories in preschool[J]. Archives of general psychiatry, 2008, 65(10): 1185-1192.

[16] Arseneault L, Walsh E, Trzesniewski K, et al. Bullying victimization uniquely contributes to adjustment problems in young children: A nationally representative cohort study[J]. Pediatrics, 2006, 118(1): 130-138.

[17] Cook C R, Williams K R, Guerra N G, et al. Predictors of bullying and victimization in childhood and adolescence: A meta-analytic investigation[J]. School psychology quarterly, 2010, 25(2): 65.

[18] Egan S K, Perry D G. Does low self-regard invite victimization? [J]. Developmental psychology, 1998, 34(2): 299.

[19] Arseneault L, Bowes L, Shakoor S. Bullying victimization in youths and mental health problems: Much ado about nothing? [J]. Psychological medicine, 2010, 40(5): 717-729.

[20] Bond L, Carlin J B, Thomas L, et al. Does bullying cause emotional problems? A prospective study of young teenagers[J]. Bmj, 2001, 323(7311): 480-484.

[21] Ttofi M M, Farrington D P, Lösel F, et al. Do the victims of school bullies tend to become depressed later in life? A systematic review and meta-analysis of longitudinal studies[J]. Journal of aggression, conflict and peace research, 2011, 3(2): 63-73.

[22] Lund R, Nielsen K K, Hansen D H, et al. Exposure to bullying at school and depression in adulthood: A study of Danish men born in 1953[J]. The European Journal of Public Health, 2009, 19(1): 111-116.

[23] Kim Y S, Leventhal B L, Koh Y J, et al. School bullying and youth violence: causes or consequences of psychopathologic behavior? [J]. Archives of general psychiatry, 2006, 63(9): 1035-1041.

[24] Berger K S. Update on bullying at school: Science forgotten? [J]. Developmental review, 2007, 27(1): 90-126.

[25] Veenstra R, Lindenberg S, Oldehinkel A J, et al. Bullying and victimization in elementary schools: a comparison of bullies, victims, bully/victims, and uninvolved preadolescents [J]. Developmental psychology, 2005, 41(4): 672.

[26] Kumpulainen K, Räsänen E. Children involved in bullying at elementary school age: their psychiatric symptoms and deviance in adolescence: an epidemiological sample[J]. Child abuse & neglect, 2000, 24(12): 1567-1577.

[27] Özdemir M, Stattin H. Bullies, victims, and bully-victims: A longitudinal examination of the effects of bullying-victimization experiences on youth well-being[J]. Journal of Aggression, Conflict and Peace Research, 2011, 3(2): 97-102.

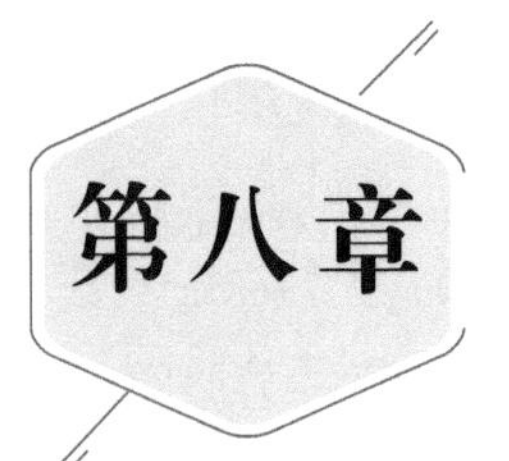

第八章 早期成长逆境对个体身体健康状况的影响

在过去的几十年里，大量证据表明不良的童年经历与整个发育谱系中的身体健康受损有关；事实上，各种形式的童年逆境与许多慢性健康状况的概率增加有关。虽然有一些研究结果相互矛盾，但大多数证据都证实了早期成长逆境对身体健康的负面影响。在本章中，我们首先提供了早期成长逆境和不良身体健康之间联系的潜在机制的概述，其次我们总结了有关儿童逆境经历后身体健康不良的性质和中介的证据。

第一节 潜在机制

童年逆境导致身体健康状况不佳的潜在机制与连接童年逆境和精神病理学的途径重叠。慢性和/或极端应激源，如不良童年经历，可能会导致生理、心理、行为失调，从而对身心健康产生负面影响。研究人员提出了两个重要的概念来描述应激如何对身体健康产生负面影响，即适应负荷和生物嵌入。这些概念被描述并随后概述了所涉及的特定心理、行为和生物学过程。

一、适应负荷与生物嵌入

适应负荷是指应激反应系统(包括神经系统和内分泌系统)长期或反复激活的生理后果。慢性应激会影响神经和内分泌系统的结构和功能，改变这些系统在休息时的运作方式以及未来面对压力和威胁时的反应。由于身体系统相互关联，神经和内分泌系统的变化会导致身体其他系统的额外变化，特别是免疫系统。适应负荷会导致身体磨损，从而增加对多种身体健康状况的易感性，包括代谢和心血管疾病。

适应负荷的概念并不是针对早期生活压力对身体健康的影响而言的；相反，它描述了在整个生命周期中应激对身体健康的负面影响。为了更好地捕捉早期逆境的独特特征并解释早期生活压力如何导致晚年健康状况不佳，研究人员越来越多地考虑将适应负荷与生物嵌入结合起来。当生活经历使个体生物学和发展轨迹的长期稳定性发生变化时，就会发生生物嵌入，而生物嵌入反过来又会影响身体健康、情绪健康和行为。基于生物嵌入的概念，Miller、Chen 和 Parker 提出了童年逆境模型的生物嵌入方法。根据这一模型，儿童期所经历的压力会“渗入皮肤”，并导致与行为倾向相互作用的生物学变化，从而增加整个生命周期对疾病的易感性。换句话说，随着时间的推移，早期逆境会通过行为和生物过程影响身体健康。

二、行为和相关的心理过程

不良经历与参与高风险健康行为的倾向增加有关，如饮食失调和物质使用。这种关系似乎遵循一种剂量-反应模式，即经历过不良经历的频率越高，预测从事危险健康行为的可能性就越大。研究人员假设，童年经历过逆境的人更经常地从事危险健康行为，因为行为冲动增加并倾向于依赖不适应(例如，自责、脱离)而不是适应(例如，积极应对、情感支持、计划、重构)应对策略。冲动和适应不良的应对策略与消极的认知风格和消极的自我图式(即消极地评价自己)有关，这两者都与灾难性思维、不良的情绪调节，以及一系列的不良行为和心理障碍有关，这相当于一个相互促进的恶性循环。

在一般人群中，饮食习惯和物质使用等健康行为可以预测各种原因(如高血压、肥胖和糖尿病)的发病率和死亡率。在经历过童年逆境的成年人样本中，那些从事更多促进健康的行为(如体育活动、戒烟)的人报告他们的身体健康状况更好，他们觉得，与那些较少从事促进健康行为的人相比，自己的身体健康状况不佳的情况更少。尽管童年不良经历、健康行为和身体健康之间存在关联，但从事较少促进健康的行为和更多高风险健康行为的倾向并不能完全解释童年经历和不良身体健康结果的关联。事实上，许多研究在控制了健康行为的条件下，仍然能观察到童年逆境和身体健康状况不佳之间的联系。

三、生物过程

如前所述，适应负荷会促进神经系统和内分泌系统的改变，随着时间的推移，会对身体健康产生负面影响。这些变化和相关后果可能来自各种形式的慢性压力，包括童年逆境；然而，值得注意的是，由不良童年经历引起的生理变化和随后的身体健康状况不佳，并不适用于所有的慢性压力源。虽然一生中发生的慢性压力和生物变化与身体健康结果有关，但许多经验支持的模型假设，童年逆境有独特的生理后果，因为压力发生在发育的敏感时期。例如，童年逆境模型的生物嵌入假设，敏感时期的压力导致身体系统以不同方式运作，这种现象被称为生物编程。该模型强调免疫细胞的生物编程，影响内分泌系统和自主神经系统的功能，导致慢性炎症状态。

在所有与不良童年经历相关的生物学改变中，对免疫系统失调的支持是最有力的。研究人员已经证明，与没有经历过不良童年经历的人相比，童年经历过逆境的个体表现出更高的炎症生物标志物基线水平，且在应对压力时炎症生物标志物水平也更高。此外，童年逆境史也与老年人炎症基因表达增加有关。炎性生物标志物的浓度增加的确切时间仍然是一个有争议的话题(即浓度是否在儿童期增加，还是仅在成年时期增加)。

不良童年经历后炎症生物标志物增加的发现，促使研究人员得出结论：童年逆境会导致促炎症表型增加，从而增加健康状况不佳的概率。炎症是多种慢性身体健康状况的风险因素，包括癌症、心血管疾病和代谢紊乱等。有趣的是，炎症可以通过减少端粒长度而加速细胞衰老。端粒是保护染色体末端的帽子，随着细胞年龄的增长而缩短。关于不良童年经历和端粒长度的研究支持了儿童期逆境与端粒长度缩短相关的假设。

早期逆境也与内分泌系统的破坏有关，特别是 HPA 轴。HPA 轴失调被认为是通过诱导代谢不足和增加适应负荷而导致的健康状况不佳。HPA 轴失调的确切性质尚不清楚，因为研究提供了过度活动和活动减少的证据。一组研究人员提出了一个双通路模型，以解释早期逆境对 HPA 轴功能影响的差异结果。根据该模型，童年逆境时催产素和血清素浓度可以调节压力对 HPA 轴功能的影响。其他提出的可以解释早期逆境后 HPA 轴活动的调节变量包括早期逆境的性质和数量、是否在以后的生活中发生创伤事件，以及家庭精神病史。

早期逆境与影响身体健康的生物、行为和心理失调有关。经验支持的模型提出，儿童早期逆境会影响免疫细胞功能，导致慢性炎症状态影响全身，增加适应负荷，使个体更容易受到慢性炎症状态的影响。此外，具有不良经历的个体更多地从事高风险的健康行为和较少的健康促进行为，倾向于依赖消极的应对策略，并具有消极的认知方式，进一步增加了不良健康结果的风险。

第二节　特定的身体健康状况和风险因素

研究表明，不良童年经历与整体身体健康状况较差有关。前瞻性研究表明，经历多次童年逆境与过早死亡的风险增加 57%~80%有关。经历童年逆境的成人更有可能出现身体疾病、报告更多的身体不良症状、有更多的医疗疾病诊断、整体健康状况更差。Felitti 及其同事在 1998 年进行的最初的 ACE 研究是第一次大规模研究童年逆境对未来身体健康的影响。该研究评估的身体健康状况包括缺血性心脏病、卒中、糖尿病、慢性阻塞性肺疾病(COPD)、肝病、癌症和骨折等。研究发现，与没有经历过童年逆境的成年人相比，经历过 4 次或更多的童年逆境的成年人明显更有可能出现身体健康状况不良的情况。结果表明，在调整了社会人口学变量后，童年经历与大多数身体健康状况之间存在很强的剂量-反应关系，更多地暴露于童年逆境与除卒中和糖尿病外的所有身体健康问题的可能性增加相关。

一、心血管疾病

有充分的证据能证明童年逆境和心血管疾病之间的关联。对原始童年逆境研究数据的进一步分析表明，除父母婚姻不和谐外，所有类型的童年逆境都与患缺血性心脏病的风险增加有关。此外，缺血性心脏病的风险随着童年经历逆境数量的增加而增加。一项比较二战期间与父母分离并被疏散到国外临时寄养的个人的研究结果表明，儿童期被疏散的人患心血管疾病的可能性是未疏散的人的 2 倍。荟萃分析发现儿童期虐待与心血管疾病之间存在中等程度的关联，有 4 次或 4 次以上不良经历的成年人患心血管疾病的可能性是正常人的 2 倍。纵向数据确定童年逆境和成年心血管疾病风险之间的关联是由健康行为、缺乏医疗或专科护理、经济压力、与母亲的关系和母亲受教育程度介导的。

二、代谢紊乱

关于不良童年经历和代谢紊乱的研究表明，童年逆境与成年期患 2 型糖尿病和肥胖症的风险增加有关，支持最初的童年逆境研究的结论。研究人员对 41 项关于童年逆境和肥胖的研究进行了荟萃分析，结果显示，童年经历过逆境的人成年后肥胖的可能性是童年未经历过逆境的人的 1.36 倍，且这种关联不能归因于成人的健康行为(如吸烟、体育活动)。

进一步的荟萃分析研究表明，包括肥胖和糖尿病在内的代谢状况之间的关联程度从小到中等不等。另一项荟萃分析证实了 ACE 的研究结果，显示童年逆境对成人心脏代谢疾病有显著影响。早期接触生活压力源的儿童不仅更容易患中耳炎、病毒感染、哮喘、皮炎、荨麻疹、肠道传染病和尿道感染等儿童常见病，而且自我报告健康状况不佳的风险更高，患糖尿病、自身免疫性疾病与过早死亡的概率也更高。

三、其他身体健康状况

在童年逆境的文献中，对其他各种身体健康状况的实证关注较少。研究表明，儿童期虐待与神经系统疾病密切相关，而儿童期虐待与患胃肠道疾病的风险具有中度关联。在特别研究了多次不良经历对身体健康的影响后发现，有 4 次或更多早期不良经历的个体患性传播疾病、癌症和消化系统疾病与肝脏疾病存在包含关系的可能性明显增加。最初童年逆境研究的随访医疗记录数据表明，童年逆境的数量与因自身免疫性疾病住院的可能性呈正相关。儿童逆境研究的初步数据也显示，有 5 次或以上早期逆境的成年人患 COPD 的可能性是正常成年人的 2.5 倍。同样，有 4 次或以上不良经历的成年人患呼吸系统疾病的可能性是正常成年人的 3 倍，呼吸系统疾病与儿童期虐待之间存在中等程度的关联。最后，经验证据支持童年逆境与肌肉骨骼疾病之间的关联；然而，根据具体的结果变量，效应量从中等到强不等。

四、健康状况不佳的风险因素

一些研究人员认为，不良童年经历会成为影响身体健康的多种风险因素。研究表明，经历过逆境的青少年早期心率、BMI 和腰围更高，有不良经历的成年人更容易患高血压。一项前瞻性研究的结果表明，暴露于更多的童年逆境与成年早期出现更多与年龄相关的疾病（如高血压、高胆固醇血症、超重）的代谢风险因素相关。与之相反，研究成年女性样本时发现，童年逆境与心血管疾病风险因素（如 BMI、血压）无关。

不一致的结果可能归因于调节变量（如性别或儿童期经历的逆境的频率、严重性、长期性和类型），与遭受较轻形式虐待（例如，仅轻度身体或性虐待）的女性相比，经历过更严重虐待（例如，童年和青少年时期遭受严重性虐待和身体虐待）的女性似乎更容易患高血压。在检查身体健康状况不佳的风险因素时，结果不一致的另一种可能解释是，在单独考虑风险因素时很难发现影响。对累积风险测量的研究可能提供更一致的证据，证明不良经历与身体健康风险增加之间存在关联。例如，一项针对中年女性的前瞻性研究检查了虐待儿童和代谢综合征（MetS）的发病率，并收集了心血管疾病和糖尿病的风险因素，如果一个人至少有以下三种疾病，则被诊断为患有 MetS：中枢性肥胖、高血压、高血糖和异常的胆固醇或甘油三酯水平。研究人员认为，在基线水平上，儿童期虐待与 MetS 诊断的可能性增加无关。在 7 年的随访中，儿童期性虐待和精神虐待也与 MetS 的发生无关；然而，童年经历过身体虐待的女性患 MetS 的可能性是同龄的童年未经历过身体虐待的女性的 2 倍。此外，一些研究人员结合多种生理指标（如血压、皮质醇浓度、BMI）创建了一个适应负荷指数，以评估整体的生物失调。回顾性研究和一项 30 年前瞻性研究的结果表明，儿童期虐待与成年后适应负荷增加有关。关于其他形式的童年不幸的类似研究还没有展开。

五、总结

早期逆境通常与身体健康状况不佳的可能性增加以及许多特定慢性身体疾病的风险增加有关。研究表明，早期逆境与年龄相关的身体健康状况（如心血管疾病和代谢紊乱）风险增加之间的联系是一致的。值得注意的是，在研究创伤后应激障碍和身体健康结果之间关联的文献中也出现了类似的发现。对不良经历和慢性身体健康状况风险因素的研究结果不太一致，这可能是由于调节变量的影响，或者是由于单独考虑某种风险因素而不是使用累积风险衡量。

参考文献

[1] McEwen B S. Protective and damaging effects of stress mediators[J]. New England journal of medicine, 1998, 338(3): 171-179.

[2] Hertzman C. The biological embedding of early experience and its effects on health in adulthood[J]. Annals of the New York Academy of Sciences, 1999, 896(1): 85-95.

[3] Hertzman C. Putting the concept of biological embedding in historical perspective [J]. Proceedings of the National Academy of Sciences, 2012, 109(supplement_2): 17160-17167.

[4] Miller G E, Chen E, Parker K J. Psychological stress in childhood and susceptibility to the chronic diseases of aging: moving toward a model of behavioral and biological mechanisms[J]. Psychological bulletin, 2011, 137 (6): 959.

[5] Lovallo W R. Early life adversity reduces stress reactivity and enhances impulsive behavior: Implications for health behaviors[J]. International journal of psychophysiology, 2013, 90(1): 8-16.

[6] Helitzer D, Graeber D, LaNoue M, et al. Don't step on the tiger's tail: A mixed methods study of the relationship between adult impact of childhood adversity and use of coping strategies[J]. Community mental health journal, 2015, 51(7): 768-774.

[7] Dube S R, Felitti V J, Rishi S. Moving beyond childhood adversity: Associations between salutogenic factors and subjective well-being among adult survivors of trauma[J]. Hurting memories and beneficial forgetting: Posttraumatic stress disorders, biographical developments and social conflicts, 2013: 139-153.

[8] Elwenspoek M M C, Kuehn A, Muller C P, et al. The effects of early life adversity on the immune system [J]. Psychoneuroendocrinology, 2017, 82: 140-154.

[9] Chung H Y, Cesari M, Anton S, et al. Molecular inflammation: underpinnings of aging and age-related diseases[J]. Ageing research reviews, 2009, 8(1): 18-30.

[10] Nemeroff C B. Paradise lost: the neurobiological and clinical consequences of child abuse and neglect[J]. Neuron, 2016, 89(5): 892-909.

[11] Ridout K K, Levandowski M, Ridout S J, et al. Early life adversity and telomere length: a meta-analysis [J]. Molecular psychiatry, 2018, 23(4): 858-871.

[12] Strüber N, Strüber D, Roth G. Impact of early adversity on glucocorticoid regulation and later mental disorders[J]. Neuroscience & Biobehavioral Reviews, 2014, 38: 17-37.

[13] Mersky J P, Topitzes J, Reynolds A J. Impacts of adverse childhood experiences on health, mental health, and substance use in early adulthood: A cohort study of an urban, minority sample in the US[J]. Child abuse & neglect, 2013, 37(11): 917-925.

[14] Felitti V J, Anda R F, Nordenberg D, et al. Relationship of childhood abuse and household dysfunction to many of the leading causes of death in adults: The Adverse Childhood Experiences (ACE) Study[J]. American journal of preventive medicine, 1998, 14(4): 245-258.

[15] Alastalo H, Räikkönen K, Pesonen A K, et al. Cardiovascular health of Finnish war evacuees 60 years later [J]. Annals of medicine, 2009, 41(1): 66-72.

[16] Hughes K, Bellis M A, Hardcastle K A, et al. The effect of multiple adverse childhood experiences on health: a systematic review and meta-analysis[J]. The Lancet Public Health, 2017, 2(8): e356-e366.

[17] Doom J R, Mason S M, Suglia S F, et al. Pathways between childhood/adolescent adversity, adolescent socioeconomic status, and long-term cardiovascular disease risk in young adulthood[J]. Social science & medicine, 2017, 188: 166-175.

[18] Danese A, Tan M. Childhood maltreatment and obesity: systematic review and meta-analysis[J]. Mol Psychiatry, 2014, 19(5): 544-554.

[19] Jakubowski K P, Cundiff J M, Matthews K A. Cumulative childhood adversity and adult cardiometabolic disease: A meta-analysis[J]. Health Psychol, 2018, 37(8): 701-715.

[20] Flaherty E G, Thompson R, Dubowitz H, et al. Adverse childhood experiences and child health in early adolescence[J]. JAMA Pediatr, 2013, 167(7): 622-629.

[21] Pretty C, O'Leary D D, Cairney J, et al. Adverse childhood experiences and the cardiovascular health of children: a cross-sectional study[J]. BMC Pediatr, 2013, 13(1): 1-8.

[22] Anderson E L, Fraser A, Caleyachetty R, et al. Associations of adversity in childhood and risk factors for cardiovascular disease in mid-adulthood[J]. Child Abuse Negl, 2018, 76: 138-148.

[23] Midei A J, Matthews K A, Chang Y F, et al. Childhood physical abuse is associated with incident metabolic syndrome in mid-life women[J]. Health Psychol, 2013, 32(2): 121-127.

[24] Barboza Solís C, Kelly-Irving M, Fantin R, et al. Adverse childhood experiences and physiological wear-and-tear in midlife: Findings from the 1958 British birth cohort[J]. Proc Natl Acad Sci U S A, 2015, 112 (7): E738-E746.

[25] Widom C S, Horan J, Brzustowicz L. Childhood maltreatment predicts allostatic load in adulthood[J]. Child Abuse Negl, 2015, 47: 59-69.

第九章 早期成长逆境加速大脑衰老的机制

早期逆境是成人精神病理的一个潜在风险因素。身体、性和情感虐待及父母忽视/丧失、父母/照顾者药物滥用和监禁等早期应激源会破坏生理和心理功能，从而导致适应不良的健康状况。动物模型试图捕捉由早期压力引起的分子、细胞、神经内分泌、结构、功能和行为变化，从机制上深入了解早期逆境如何影响精神脆弱性。虽然多个生理系统都会受到早期压力的影响，但大脑仍然是压力目标的核心参与者，并且自上而下控制压力反应途径。早期逆境可加剧衰老引起的端粒侵蚀，为增加发病率和死亡率奠定了病理生理学基础。此外，临床文献还表明，暴露于早期压力的个体更有可能过早死亡。

第一节 早期逆境的动物模型

早期逆境的动物模型涉及子宫内或产后早期生命窗口内的压力暴露，这会引起情绪相关行为的持续改变，在压力停止后很长时间内都可以被注意到。妊娠应激包括对母畜施加慢性应激，或暴露于子宫内的炎症环境。在母亲免疫激活模型中，妊娠应激会导致后代焦虑抑郁行为的持续变化。在出生后的生命窗口，大多数早期逆境的啮齿动物模型都利用了母畜-幼犬互动的扰动和母畜分散的照顾行为。这些行为包括不安的舔舐、梳理毛发和拱背护理行为(perturbed licking，grooming，and arched back nursing behavior，LGABN)、母爱剥夺(maternal deprivation，MD)、母体分离(maternal separation，MS)、母体分离结合不可预测的母畜压力(maternal separation combined with unpredictable stress to the dam，MSUS)，或获得被褥和筑巢的机会有限(limited access to bedding and nesting，LBN)。这些模型的共同特点是后代的焦虑-抑郁行为增强，通常伴随着认知、奖励和社会行为的紊乱。早期逆境可能会破坏应激反应性神经内分泌通路，驱动神经炎症状态，引发表观遗传变化，并导致调节焦虑抑郁行为的神经回路(包括海马、PFC、杏仁核和脑干单胺能核)的结构和功能变化。

第二节 大脑衰老的标志性特征

衰老的特征是分子、细胞、结构和功能完整性的时间依赖性损失，导致内稳态受损。

随着所有器官系统的衰老引起的损耗，“大脑衰老”还表现出标志性特征，即在结构和功能上出现稳定且持续的下降，从与萎缩相关的认知衰退到运动缺陷。“大脑衰老”的特征包括线粒体功能障碍、氧化应激、神经元生物能量学受损、蛋白质内稳态受损、DNA 修复受干扰、细胞内信号传导改变及神经炎症状态的累积。不同的大脑区域在与衰老相关神经元损失的易损性程度上存在个体差异，据报道，海马体、大脑皮质和小脑同时表现出突触和细胞磨损，并伴有突触可塑性受损。这些变化的关键驱动因素被认为是与衰老相关的神经炎症，它似乎也会对大脑中特定的脆弱细胞群产生不同的影响。与这些变化相关的是线粒体的结构/功能完整性受损、功能失调蛋白的累积和未展开的蛋白质反应。此外，内质网（ER）应激标志物未能有效清除活性氧（ROS）和氧化损伤，覆盖在神经炎症变化的基线基质上，即细胞因子环境破坏和小胶质细胞的激活。虽然这些变化相互重叠并相互作用，但它们之间的因果关系仍不清楚。然而，一些研究表明，这些变化，即增强的氧化应激和神经炎症状态，以及受损的 DNA 修复和线粒体功能障碍，可能在驱动与衰老相关的突触、结构和功能损伤方面发挥重要作用。尽管这些分子和细胞变化是决定衰老轨迹的重要驱动因素，但它们还进一步受到遗传背景和生命历程因素的影响。早期生活经历是至关重要的生命历程因素，它可以对生物体的衰老轨迹和健康寿命产生长期的影响，特别是影响大脑的机能。一项可行的假设表明，早期逆境建立了一种潜在的“适应负荷”，影响大脑正常衰老的生理机能，创造出加速和损害大脑衰老轨迹的有利条件。

大多数关于早期逆境对大脑衰老轨迹影响的文献都是基于啮齿类动物模型，因此应考虑对啮齿类动物和人类的等效年龄阶段进行比较。围产期是指从妊娠 23 周左右到 2 岁左右的生命窗口期。尽管很难直接比较，但发育里程碑的出现表明啮齿动物出生后第 1～10 天相当于人类妊娠的 23～40 周，出生后第 10～21 天相当于从出生到 3 岁的人类年龄。根据发育指数，人类 2～11 岁的儿童期窗口被认为与啮齿类动物出生后第 20～35 天具有等效性。在啮齿类动物模型中，其出生后第 35～49 天被认为与人类的青春期（12～18 岁）相当，出生后 60 天开始被认为与人类成年期（18 岁以后）相当。人的中年和老年窗口通常被认为分别从 40 岁和 60 岁开始，在啮齿类动物模型中，中年和老年窗口分别从 9～15 个月和 18 个月以上开始。

第三节　线粒体功能失调与氧化应激

线粒体是感知、适应和驱动细胞应激反应的综合中枢，可塑造对应激的稳态适应。线粒体可以动态响应应激信号提示和线粒体因子，调整结构和功能，以快速适应改变的能量需求。线粒体协调细胞应激反应的能力是“弹性”表型的关键组成部分，而这种缓冲能力的下降与细胞衰老有关。据推测，早期应激会通过影响有丝分裂而降低线粒体的应激缓冲能力，从而加速衰老和神经元损伤，这是大脑衰老的累积后果。

使用碎片化产妇护理模型的研究表明，大脑边缘区域和外围的线粒体功能发生了短期（产后第 9 天）和长期（10～12 个月）的变化。有 LBN 病史的成年后代在下丘脑中表现出电子传递链（electron transport chain，ETC）活动紊乱，并在 1 岁之前改变了海马中线粒体融合/裂变相关基因表达改变。

MS 动物引起 PFC 中线粒体去乙酰化酶的失调，并持续到动物中年(15 个月)，在 MS 动物停止运动后 8 个月观察到外周(即肌肉)的线粒体质量显著下降。此外，MS 动物在外周单核细胞中表现出对氧化应激的敏感性增强，直到 18 个月大时才被观察到。在进行 MS 动物成年(2 个月)检查时，在其肠道上皮细胞中也有相关报道。在成年(2~6 个月)MS 动物的 PFC、中腹(raphe)和海马也报道了钙稳态受损、活性氧增强和氧耗率(OCR)或 ATP 生成下降的情况，这表明在多个系统中存在广泛的线粒体功能障碍。跨越 12~24 周龄的各种早期应激模型的蛋白质组学研究表明 PFC 和海马中线粒体能量代谢相关的蛋白质失调，一项具体研究表明，在出生后第 21 天和 LBN 后 3~4 个月可注意到这些效应的时间变化，同时伴随着在这些时间点海马蛋白组的性别特异性表达差异。此外，在大约 3 个月大时，MS 调节了乙二醛酶的酶促机制，这可能导致促氧化剂甲基乙二醛的积累，这是与神经退行性变有关的晚期糖基化终产物的前体。早在出生后第 20 天就观察到 MD 的早期应激还降低了海马和 PFC 中超氧化物歧化酶和过氧化氢酶的活性，并持续到青年成年期(2 个月)，这可能会加剧脆弱的边缘神经回路中的氧化应激。总体来说，大多数关于早期应激后线粒体功能障碍的报道局限于青年成年期(2~4 个月大)，仅有少数例外研究了产后早期生活或 8~15 个月的中年生活的后果。仔细分析早期应激对神经元回路内线粒体个体发育的影响，以及与性别和遗传背景等变量的相互作用仍有待进一步探索。此类研究是至关重要的，因为单一快照无法捕捉早期逆境后线粒体功能变化的连续体。当适应性尝试转变为不适应结果时，器官系统和大脑区域很可能会表现出具有不同拐点的不同时间线。到目前为止，研究人员提出了一种有趣的可能性，即早期逆境后累积的线粒体适应负荷可能会播下加速与年龄相关损伤的种子。

第四节 蛋白质内平衡受损和自噬

据推测，早期逆境会改变蛋白质内稳态，触发异常的未折叠蛋白反应(unfolded protein responses，UPR)，并驱动受损的细胞自噬，从而为衰老相关神经病理学建立基础。保持有效的蛋白质质量是一个从合成、适当折叠和构象稳定到周转的多步骤过程，对不具备细胞置换范围以维持蛋白质组的神经元至关重要。由蛋白酶体依赖性降解机制和自噬过程组成的蛋白酶稳态网络对维持功能蛋白组的完整性至关重要。蛋白质稳态网络效率的衰老依赖性渐进式下降与神经退行性变的建立有关。MS 引起了海马体中泛素-蛋白酶体系统和自噬-溶酶体通路成分表达的显著破坏。这些破坏在青年期(3 个月)出现变化，并在中年期(16 个月)持续发生特定变化。有趣的是，这些变化似乎仅限于海马，而在新皮质中没有观察到，这表明神经元回路存在不同程度的脆弱性。最近的一份报告表明，MIA 引发了一种性别特异性的综合应激反应，在第 14.5 天和第 18.5 天的胚胎期男性胎儿皮层中引起蛋白质内稳态破坏，这与通过细胞因子依赖机制出现的社交紊乱和刻板行为有关。早期逆境可能加剧衰老诱发的 UPR，特别是在线粒体蛋白的背景下，并作为加速神经元损伤的早期分子特征出现。产后代谢压力导致 3 个月大时海马和下丘脑的 UPR 受到扰动，这增加了一种有趣的可能性，即早期逆境和代谢损伤的毒性组合可能是一种强有力的损伤，早在成年期就破坏了动物的健康大脑并加速其老化。早期逆境是神经退行性变的一个风险因素，这与6~12个月大的阿尔茨海默病遗传小鼠模型中受到LBN影响的蛋白质内稳态受损和淀粉样蛋白生成过程的紊乱有关，LBN可以提高6~12月大雄性动物的海马Aβ40和Aβ42水平，这是淀粉样斑块的主要成分。此外，在阿尔茨海默病的遗传小鼠模型中，妊娠应激、MS和LBN会增加斑块负担，导致9~12个月大的小鼠的认知能力下降，并缩短预期寿命。然而，也有与之相矛盾的报道，其中LBN并不改变8~10个月大的遗传性阿尔茨海默病动物模型的认知或神经源性衰退的过程。尽管有几份报告将早期逆境与线粒体功能障碍联系起来，但仍缺乏详细的报告来研究早期逆境对大脑中蛋白质内稳态、UPR和自噬的影响，尤其是整个生命周期中的这类影响。

第五节　表观遗传和转录失调

调节早期逆境持续影响的最重要的候选者之一是受干扰的表观遗传，从而推动了加速衰老诱发的转录变化。在早期暴露于逆境的动物中，认知能力下降最早在12个月时就出现了，并与海马体和PFC表观基因组的改变相关。几项研究表明，表观遗传机制的表达和应激反应基因启动子区域的表观遗传修饰发生了改变，如糖皮质激素受体(GR)和BDNF，只有少数报告研究了整个生命周期中的这些变化。早期逆境引起的一些表观遗传和转录变化是与性别有关的。MS与组蛋白修饰酶“书写器”和“擦除器”以及DNA修饰酶的表达失调有关，在特定情况下，这些酶会贯穿整个生命周期，一直持续到中年(15个月)。这可能会导致大脑边缘的整体转录发生变化，特别是在15个月大时观察到的海马体区。15个月大的MS动物表现出与钙稳态、神经炎症、突触发生、自噬、蛋白酶体功能和细胞对应激反应相关的基因表达紊乱。早期逆境诱发的转录失调的性质因年龄而异，这突出了寿命研究的重要性。GR是早期逆境的关键靶向基因之一，它在介导应激反应和HPA轴的调节中起着关键作用。多种早期逆境模型显示，年轻人海马中的GR启动子处表现为促CpG甲基化增强，导致GR表达减少并破坏了HPA轴的负反馈调节。这将提高循环皮质类固醇水平，从而导致神经元萎缩和认知能力下降。衰老与循环皮质类固醇增加有关，会对海马神经元的结构和功能产生负面影响。在早期逆境之后，动物的基线、昼夜节律和应激诱发的皮质类固醇水平提高，导致海马细胞结构/功能受损，认知能力下降。GRs和BDNF均在早期逆境中发生失调，对线粒体产生了深刻影响。GRs转位到线粒体中，可调节与核编码和线粒体基因表达相关的氧化磷酸化，并影响生物能量。研究显示，在15个月大的动物遭受早期应激时，BDNF在海马和PFC中表现出严重下降，可影响线粒体生物发生和运输。BDNF-GR信号的破坏可影响从线粒体结构/功能改变到树突萎缩的细胞变化，从组织水平上扰乱神经内分泌环境并驱动神经退行性衰退。之前的一项研究表明，在40岁后衰老的人类新皮质中，抗氧化反应和DNA修复基因的表达显著降低，早期逆境可能会增强对DNA、RNA、蛋白质和脂质的氧化损伤。这一结论得到了4~5岁经历了儿童期创伤的儿童中发现的加速端粒磨损的证据的支持，并在早期逆境的动物模型中进行了表型复制。在早期逆境中，导致DNA损伤和端粒缩短的相关介质包括糖皮质激素诱发的氧化应激、线粒体功能障碍、质子泄漏增强和神经炎症的毒性混合物。

第六节 神经炎症、结构和认知衰退

早期应激触发神经免疫反应，从而导致长期的、病理性的和适应性不良的神经炎症。早期应激诱发的神经炎症状态已经被广泛研究，证据指向炎症细胞因子、星形胶质细胞增生和小胶质细胞激活。大多数研究检查了出生后或成年生活中早期逆境的后果，但没有发现神经炎症的长期后果。其中一份报告表明，MS 增加了 10 个月大的动物小胶质细胞数量/激活，而实际上很少有研究跟踪具有早期逆境史的动物以解决神经炎症的出现时间和回路特异性问题。然而，值得注意的是，在一些早期应激(MIA)模型中，神经炎症变化似乎并不会导致突触萎缩和认知能力下降。在有 MIA 史的 22 个月大的动物中，没有报告小胶质细胞或反应性星形胶质细胞发生变化。经历过零散的孕产妇护理生活史的成年雌性，往往表现出逆向学习缺陷，这表明早期逆境对认知的影响存在性别差异。

老化的大脑有几个标志性特征，包括脆弱的神经元群体萎缩和明显的认知障碍。早期逆境引起的这些变化中的一些已经被证明与性别有关。在暴露于青春期前应激的大鼠中，成年雄性海马神经发生了改变，但雌性没有。此外，在暴露于 MS 的大鼠中，雌性大鼠表现出更精细的树突形态，并且 mPFC 的下边缘锥体神经元中的细脊柱密度降低，而在出生后第 40 天检查时，雄性大鼠没有观察到这种情况。其中一些变化与氧化应激增强、线粒体功能障碍、蛋白质内稳态受损、神经炎症特征以及导致生长因子减少和炎性细胞因子表达增强的表观遗传环境相关。早期应激与海马体和/或 PFC 的长期 BDNF 失调有关，且在 15 个月大和 22 个月大的老年生活中很明显，据报道，在 10 个月大和 15 个月大时，海马神经发生急剧下降。早期逆境对神经递质和生长因子的影响被认为是性别依赖性的。神经干细胞随着年龄的增长而逐渐趋于静止，但在激活后仍表现出类似的增殖能力。早期应激被认为会削弱衰老神经干细胞的这种增殖能力，抑制修复能力。几种早期应激模型(MS、LBN、MIA 和 MD)在中老年生活中表现出明显的认知障碍。使用早期应激模型的文献报道了表观遗传、转录、线粒体、蛋白酶抑制、神经炎症、细胞结构和行为水平上的变化，其优势充其量是相关的，但到目前为止，还没有证据证明机制上不同组织水平变化之间的明确因果关系驱动了由早期逆境引起的加速衰老表型。

总之，早期的逆境会破坏促进适应性应激反应的关键生理过程的功能，激发一种累积的“适应负荷”，从而改变健康大脑衰老的性质和时间线。此外，早期逆境也可能影响关键的神经发育里程碑，这可能会改变神经回路的最佳功能，从而为破坏大脑衰老轨迹奠定基础。从暴露于早期压力源到最终的大脑老化结果的过渡时期，为干预方法提供了一个重要的时间窗口，包括生命过程中的因素，如锻炼、饮食、环境丰富、表观遗传和药物干预等，这些因素可能逆转或改善早期逆境对大脑衰老的负面影响。

参考文献

[1] González-Pardo H, Arias JL, Gómez-Lázaro E, et al. Sex-specific effects of early life stress on brain mitochondrial function, monoamine levels and neuroinflammation[J]. Brain Sci, 2020, 10(7): 447.

[2] Colich N L, Rosen M L, Williams E S, et al. Biological aging in childhood and adolescence following experiences of threat and deprivation: A systematic review and meta-analysis[J]. Psychol Bull, 2020, 146(9): 721-764.

[3] Schmidt M V, Wang X D, Meijer O C. Early life stress paradigms in rodents: potential animal models of depression? [J]. Psychopharmacology (Berl), 2011, 214(1): 131-140.

[4] Brown D W, Anda R F, Tiemeier H, et al. Adverse childhood experiences and the risk of premature mortality[J]. Am J Prev Med, 2009, 37(5): 389-396.

[5] Orso R, Creutzberg K C, Wearick-Silva L E, et al. How early life stress impact maternal care: A systematic review of rodent studies[J]. Front Behav Neurosci, 2019, 13: 197.

[6] Walker C D, Bath K G, Joels M, et al. Chronic early life stress induced by limited bedding and nesting (LBN) material in rodents: critical considerations of methodology, outcomes and translational potential[J]. Stress, 2017, 20(5): 421-448.

[7] Birnie M T, Kooiker C L, Short A K, et al. Plasticity of the reward circuitry after early-Life adversity: mechanisms and significance[J]. Biol Psychiatry, 2020, 87(10): 875-884.

[8] Oschwald J, Guye S, Liem F, et al. Brain structure and cognitive ability in healthy aging: a review on longitudinal correlated change[J]. Rev Neurosci, 2019, 31(1): 1-57.

[9] Mattson M P, Arumugam T V. Hallmarks of Brain Aging: Adaptive and pathological modification by metabolic states[J]. CellMetab, 2018, 27(6): 1176-1199.

[10] Fan W J, Yan M C, Wang L, et al. Synaptic aging disrupts synaptic morphology and function in cerebellar purkinje cells[J]. Neural Regen Res, 2018, 13(6): 1019-1025.

[11] Uddin M S, Yu W S, Lim L W. Exploring ER stress response in cellular aging and neuroinflammation in alzheimer's disease[J]. Ageing Res Rev, 2021, 70: 101417.

[12] Pluvinage J V, Wyss - Coray T. Systemic factors as mediators of brain homeostasis, ageing and neurodegeneration[J]. Nat Rev Neurosci, 2020, 21(2): 93-102.

[13] Ancelin M L, Carrière I, Artero S, et al. Structural brain alterations in older adults exposed to early-life adversity[J]. Psychoneuroendocrinology, 2021, 129: 105272.

[14] Epel E S, Prather A A. Stress, telomeres, and psychopathology: Toward a deeper understanding of a triad of early aging[J]. Annu Rev Clin Psychol, 2018, 14: 371-397.

[15] Wang S, Lai X, Deng Y, et al. Correlation between mouse age and human age in anti-tumor research: Significance and method establishment[J]. Life Sci, 2020, 242: 117242.

[16] Eisner V, Picard M, Hajnóczky G. Mitochondrial dynamics in adaptive and maladaptive cellular stress responses[J]. Nat Cell Biol, 2018, 20(7): 755-765.

[17] Daniels T E, Olsen E M, Tyrka A R. Stress and psychiatric disorders: The role of mitochondria[J]. Annu Rev Clin Psychol, 2020, 16: 165-186.

[18] Zitkovsky E K, Daniels T E, Tyrka A R. Mitochondria and early-life adversity[J]. Mitochondrion, 2021, 57: 213-221.

[19] Ruigrok S R, Yim K, Emmerzaal T L, et al. Effects of early - life stress on peripheral and central mitochondria in male mice across ages[J]. Psychoneuroendocrinology, 2021, 132: 105346.

[20] Perry C J, Campbell E J, Drummond K D, et al. Sex differences in the neurochemistry of frontal cortex: Impact of early life stress[J]. JNeurochem, 2021, 157(4): 963-981.

[21] Grigoruta M, Chavez - Solano M, Varela - Ramirez A, et al. Maternal separation induces retinal and peripheral blood mononuclear cell alterations across the lifespan of female rats[J]. Brain Res, 2020, 1749: 147117.

[22] Nold V, Sweatman C, Karabatsiakis A, et al. Activation of the kynurenine pathway and mitochondrial respiration to face allostatic load in a double-hit model of stress[J]. Psychoneuroendocrinology, 2019, 107: 148-159.

[23] Abelaira H M, Veron D C, de Moura A B, et al. Sex differences on the behavior and oxidative stress after ketamine treatment in adult rats subjected to early life stress[J]. Brain Res Bull, 2021, 172: 129-138.

[24] Eagleson K L, Villaneuva M, Southern R M, et al. Proteomic and mitochondrial adaptations to early-life stress are distinct in juveniles and adults[J]. Neurobiol Stress, 2020, 13: 100251.

[25] Saulnier R J, Best C, Kostyniuk D J, et al. Chronic social stress alters protein metabolism in juvenile rainbow trout, oncorhynchus mykiss[J]. J Comp Physiol B, 2021 May; 191(3): 517-530.

[26] Kalish B T, Kim E, Finander B, et al. Maternal immune activation in mice disrupts proteostasis in the fetal brain[J]. Nat Neurosci, 2021, 24(2): 204-213.

[27] Chen N, Zhang Y, Wang M, et al. Maternal obesity interrupts the coordination of the unfolded protein response and heat shock response in the postnatal developing hypothalamus of male offspring in mice[J]. Mol Cell Endocrinol, 2021, 527: 111218.

[28] Hoeijmakers L, Amelianchik A, Verhaag F, et al. Early-life stress does not aggravate spatial memory or the process of hippocampal neurogenesis in adult and middle-aged APP/PS1 mice[J]. Front Aging Neurosci, 2018, 10: 61.

[29] Palma-Gudiel H, Fañanás L, Horvath S, et al. Psychosocial stress and epigenetic aging[J]. Int Rev Neurobiol, 2020, 150: 107-128.

[30] Seo M K, Kim S G, Seog D H, et al. Effects of early life stress on epigenetic changes of the glucocorticoid receptor 17 promoter during adulthood[J]. Int J Mol Sci, 2020, 21(17): 6331.

[31] Mourtzi N, Sertedaki A, Charmandari E. glucocorticoid signaling and epigenetic alterations in stress-related disorders[J]. Int J Mol Sci, 2021, 22(11): 5964.

[32] Parel S T, Peña C J. Genome-wide signatures of early-life stress: Influence of sex[J]. Biol Psychiatry, 2022, 91(1): 36-42.

[33] Usui N, Ono Y, Aramaki R, et al. Early life stress alters gene expression and cytoarchitecture in the prefrontal cortex leading to social impairment and increased anxiety[J]. Front Genet, 2021, 12: 754198.

[34] Suri D, Bhattacharya A, Vaidya V A. Early stress evokes temporally distinct consequences on the hippocampal transcriptome, anxiety and cognitive behaviour[J]. Int J Neuropsychopharmacol, 2014, 17(2): 289-301.

[35] Karanikas E, Daskalakis N P, Agorastos A. Oxidative dysregulation in early life stress and posttraumatic stress disorder: A comprehensive review[J]. Brain Sci, 2021, 11(6): 723.

[36] Nettis M A, Pariante C M, Mondelli V. Early-life adversity, systemic inflammation and comorbid physical and psychiatric illnesses of adult life[J]. Curr Top Behav Neurosci, 2020, 44: 207-225.

[37] Criado-Marrero M, Gebru N T, Gould L A, et al. Early life stress and high FKBP5 interact to increase anxiety-like symptoms through altered AKT signaling in the dorsal hippocampus[J]. Int J Mol Sci, 2019, 20(11): 2738.

[38] Andersen S L. Neuroinflammation, early-life adversity, and brain development[J]. Harv Rev Psychiatry, 2022, 30(1): 24-39.

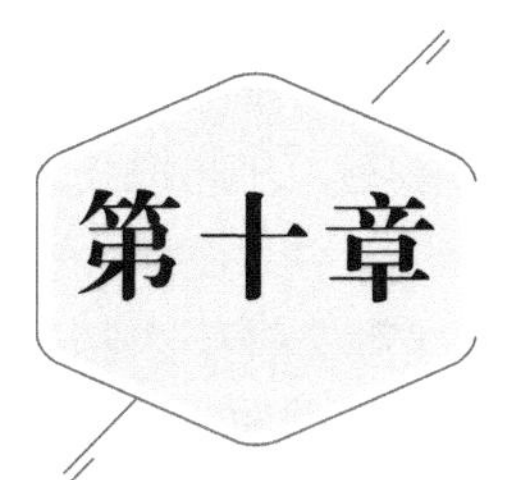

第十章 早期成长逆境对个体大脑发育、认知和情绪功能的影响

儿童早期的逆境已经被证明会对心理健康产生不利影响，最终导致行为和认知问题。人类和动物研究表明，童年逆境会对大脑结构和功能产生持久的影响。出生后的早期阶段是神经元功能和行为编程正常发育的关键时期。个体发育的产后环境依赖于许多社会和经济因素，这些社会和经济因素与大脑发育和认知功能相关，例如，大脑发育与所处的社会和经济环境与语言和执行功能相关。在出生后的早期阶段，个体特别依赖父母的照顾，这对人类后代的认知发展非常重要。例如，更高质量的产妇护理与日后生活中更安全的依恋类型的发展有关。儿童、青少年正处于脑结构与功能发育及其适应性受到经验的塑造这一具有高度可塑性的敏感期，成长逆境将给多系统(包含内分泌系统、免疫系统、脑结构与功能等)造成广泛、持久的影响，从而导致认知、社会和情感功能受损和适应负荷增加(即慢性生理损伤)。

第一节　大脑发育与早期成长逆境

人类大脑的发育是一个漫长的过程，从第 3 孕周开始，伴随着神经祖细胞的分化，并至少延续到青春期后期，可以说贯穿整个生命周期。人类的神经生长始于胚胎期第 42 天，到妊娠中期基本完成。成熟的大脑由超过 1000 亿个神经元组成。随着它们的产生，神经元迁移到不同的大脑区域，在那里它们开始与其他神经元连接，从而建立起基本的神经网络。两个神经元之间的连接点称为突触。神经元群通过从单个神经元的细胞体延伸出来的两种类型的纤维相互连接：一种是接收来自其他神经元和轴突的电化学输入信号的短纤维，另一种是包裹在称为髓磷脂的脂肪物质中的长连接纤维。大脑发育涉及不同的过程，如神经元产生、神经元迁移和分化、突触发生和髓鞘形成等。除了这些涉及神经元素增生的事件外，还有两个涉及神经元素大量损失的重要事件：细胞凋亡和修剪。细胞凋亡是一种自然发生的细胞死亡，它导致大脑区域内 50%或更多的神经元的正常损失。这一事件在生产时期是正常的，而胶质细胞群的凋亡则发生在产后。

在出生后的早期阶段，机体会产生大量的过量连接(突触旺盛)，随后会系统地消除多达 50%的连接(修剪)。细胞凋亡和修剪都反映了非病理事件，这些事件在生长发育中的大脑的复杂网络中发挥了重要作用。特别是，产前期间发生的事件有助于建立发育中的神经系统的核心区室，从脊髓和后脑到端脑的皮质结构。这些早期事件还在大脑每个主要分支中提供了初始模式，但这种早期模式，特别是在新皮质中，既具有不确定性又具有可塑性。新皮层的成熟组织在出生后的一段较长的时间内出现，需要多种形式的输入。此外，正常大脑组织的发育主要需要感觉系统的输入。当缺乏特定的输入时，可能会出现大脑组织的替代组织模式。这些替代的组织模式反映了神经竞争模式改变的影响，并捕捉到了哺乳动物大脑发育的一个基本属性：可塑性适应的能力。

在动物研究中，改变环境经验的两种简单方法是丰富和剥夺。两者对发育中大脑的结构和功能都有显著的影响。研究已经表明，简单地在贫困环境（标准的实验室笼子）或丰富环境（具有有趣的、不断变化且有多窝同伴的大型围场）中饲养动物，会影响广泛的大脑结构和功能的发育。在丰富的环境中，饲养的动物表现出更高密度的皮层突触，出现更多的脑支持细胞，甚至增加了脑血管系统的复杂性。感觉剥夺会对特定的皮质感觉系统产生更多的选择性影响。产后早期的单眼视觉剥夺可以显著改变初级视觉皮层（PVC）内组织的基本模式。在典型的初级视觉通路中，两只眼睛的输入均从视网膜到丘脑再到 PVC 隔离。在 PVC 中，来自两只眼睛的输入形成一种独特的条纹图案，称为眼优势柱（ocular dominance columns，ODC），这使 PVC 的输入层呈现出条纹状外观。当通过缝合眼睑来阻止来自一只眼睛的图案输入时，这种改变对 ODC 组织的影响是显著的。代表活动眼睛的条带变宽并扩大到被剥夺视力的眼睛的区域，而代表被剥夺视力的眼睛的条带则收缩成细条纹。缝合过程中引入的单眼活动减少改变了来自两只眼睛输入的竞争平衡。来自活动眼睛的输入侵入了通常会从被剥夺的眼睛接收输入的区域。

考虑到上述大脑发育的机制，早期逆境可以被认为是一种导致复杂发育障碍的经历、一种严重影响正常大脑发育所必需的感官输入。在儿童中，机动车事故、欺凌、恐怖主义、战争、儿童期创伤（身体、性和情感上的虐待或忽视）及家庭和社区暴力都是常见的儿童期创伤类型，它们会导致身体的生物应激反应系统过度激活。应激反应系统可能导致 PTSD、创伤后应激症状（PTSS）、抑郁、焦虑、反社会行为，以及更高的酒精和物质使用障碍风险。生物应激反应系统是由不同的相互作用的系统组成的，它们共同工作，是将身体的注意力转移到个体免受环境威胁对生命和健康的影响，从而将代谢资源从稳态转移到“战斗或逃跑”反应。具体来说，与创伤事件相关的压力源由身体的感觉系统通过丘脑处理，丘脑是大脑中的一个小结构，然后激活杏仁核，这是大脑恐惧检测和焦虑回路的核心组成部分。通过对杏仁核的激活，恐惧信号会到达前额叶皮层、下丘脑和海马体的神经元。此外，主要的生物应激反应系统，即边缘-下丘脑-垂体-肾上腺（LHPA）轴的激活，导致应激激素（皮质醇和儿茶酚胺）水平的升高，从而导致心率、代谢率、血压和警惕性的变化，最终激活其他生物应激系统。LHPA 轴的激活可以触发下丘脑分泌 CRH。CRH 通过与垂体前叶中 CRH 受体结合，刺激 ACTH 的释放。反过来，ACTH 与肾上腺皮质中的跨膜受体结合，刺激皮质醇的分泌，皮质醇是一种在整个中枢神经系统中起重要作用的糖皮质激素。皮质醇可以激活糖皮质激素受体和盐皮质激素受体，这些受体表达于整个大脑。通过负反馈，皮质醇可以控制自身分泌，抑制下丘脑释放 CRH 和垂体释放 ACTH，从而使身体回到稳定状态而不是唤醒状态。糖皮质激素对正常的大脑成熟很重要，包括末端成熟的起始，轴突和树突的重塑，以及影响细胞存活。糖皮质激素水平的抑制和升高都会影响大脑的发育和功能。在大脑成熟过程中，压力和应激激素和神经递质水平的升高可能通过凋亡，髓鞘形成的延迟，发育异常、不适当的修剪，抑制神经发生，或压力诱导的大脑生长因子的减少而导致不良的大脑发育。此外，糖皮质激素可损害神经元的可塑性。

这解释了为什么具有特别高密度糖皮质激素受体并以出生后发育阶段延长为特征的大脑区域(如PFC、海马体)更容易受到干扰。有趣的是，LHPA轴的功能涉及多种中介和调节机制。它们包括遗传和表观遗传因子及启动效应(或致敏作用，定义为对压力的神经内分泌、自主神经和行为反应增强)和垂体CHR受体的下调。对这些机制的详细研究有助于解释应激反应(脆弱性或弹性)的个体差异并识别不同的表型。虽然LHPA轴是研究最多的应激反应系统，但个体的生物应激反应是由不同的系统整合形成的，这些系统紧密交织在一起，表现出可以被早期创伤经历破坏的调节机制。这些综合系统包括蓝斑(LC)-去甲肾上腺素/交感神经系统(SNS)/儿茶酚胺系统、血清素系统、催产素系统和免疫系统。简而言之，LPHA轴通过应激源从下丘脑释放CHR，通过杏仁核间接激活LC-去甲肾上腺素/SNS和免疫系统，从而使去甲肾上腺素的分泌增加，最终导致焦虑症状出现。同样，LC也将增加控制“战斗”响应的SNS活动。然而，我们对早期的创伤经历是如何通过特定的神经生物学途径影响认知功能和情绪健康的仍然知之甚少。

第二节　早期成长逆境对神经心理功能和认知发展的影响

在经历过早期创伤事件(包括早期收容、忽视或各种形式的虐待)的儿童中，观察到智力受损、学习成绩下降及对个性化教学方案的更大需求。同时，童年时期遭受的创伤也与执行缺陷有关。此外，除了创伤暴露的影响外，创伤后应激障碍的发展也可能会增加儿童出现神经发育不良的风险。具体来说，PTSD是一种可能由单一创伤事件引起的精神障碍，尽管文献中报道了剂量-反应关系或“构建块效应”，但累积创伤暴露使个体发展为障碍的风险增加。这种疾病的特征是出现与创伤相关的症状，包括侵入性记忆、闪回或带有与创伤相关内容的噩梦、创伤后唤醒和反应的改变，以及创伤后认知和情绪的缺陷。重要的是，早期创伤经历的后遗症取决于逆境的类型、复发的次数，特别是年龄和发生的时间。

首先，对逆境的类型，一项Meta分析表明，与非家庭创伤相比，家庭创伤暴露对神经发育的危害更大，特别是因为幼儿依赖他/她的父母/照顾者生存并学习如何调节他/她的情绪。相比之下，遭受非家庭创伤的儿童可能有机会从父母/照顾者那里寻求安慰，并从这种关系中获得安全感，从而减少了经历创伤的影响。事实上，遭受非家庭创伤的儿童只有在PTSD症状出现时才会出现缺陷。其次，暴露于家庭创伤的儿童认知功能较差的原因不仅是PTSD，也可能是其他精神病理的结果，可能与额外的神经功能障碍[包括额外的躯体、认知、情感、行为、关系和人格障碍(比如慢性情感失调、自尊心低下、人际不信任、分裂、情感麻木、自残、身份混乱和冲动)]有关。最后，虽然家庭创伤可能比非家庭创伤对认知有更大的影响，但暴露于家庭创伤的儿童也更容易出现先前存在的认知缺陷，并且更有可能经历创伤。根据这一假设，一项研究检查了两个具有代表性的人口出生队列，发现儿童暴力受害与后来的认知之间的关联在很大程度上是非因果关系。具体来说，他们发现有童年受伤害史的青少年和成年人在临床相关的认知功能方面普遍存在缺陷，包括一般智力、执行功能、加工速度、记忆力、知觉推理和语言理解等。然而，这些认知缺陷在很大程度上可以通过儿童受害观察期之前已经发生的改变及儿童社会经济劣势的非特异性影响来解释。因此，作者建议将认知障碍视为受害者的个体危险因素，以及治疗过程中潜在的并发症。此外，逆境类型也应该被认为是加工和传递厌恶体验的途径（听觉、视觉和躯体感觉皮层），它们特别涉及大脑发育过程中发生的适应性变化。有趣的是，儿童期创伤暴露和 PTSD 似乎与大脑右半球发育的变化有关。这并不奇怪，特别是因为大脑右半球是感知/视觉空间功能的中心，并在调节 HPA 轴和交感-肾上腺髓质活动及在依恋和情绪调节过程中起主导作用，由于早期的家庭创伤暴露，它们经常被破坏。

首先，研究人员对“敏感期”进行了广泛的研究，强调早期创伤经历的时间可能特别影响那些当时正在经历特定生长突增的大脑区域，而产后发育延长的大脑区域特别容易受到长期压力的影响。其次，在发育过程中达到完全成熟的最后一个大脑区域，包括背外侧前额叶皮层（DLPFC）、OFC、颞叶和顶上小叶，这些区域与更高级、更复杂的技能有关，在早期生活逆境中受损的风险更大。最后，在大脑中观察到了性别差异，男性的平均脑容量比女性大，尽管达到灰质峰值的时间比女性晚 1~3 年。此外，在选择性大脑区域也观察到性别差异，主要是在那些含有类固醇受体的区域（如下丘脑）或与类固醇受体密度高的区域（如杏仁核、终纹部分）。由于男性和女性的发展轨迹不同，同时发生的早期不良经历可能会导致不同的结果。综上所述，慢性创伤暴露可能导致生理应激反应的持续激活，而 PTSD 可能起源于在没有实际创伤的情况下维持激活的不适应应激反应。

这两种情况所涉及的神经结构和网络即使不完全相同，也可能相似。此外，证据似乎还表明，认知缺陷可能是遭受了儿童期创伤的一个预先存在的风险因素。相比之下，文献中的证据表明，不同的高阶认知-情感功能，如奖励加工、情感感知和调节，可能会对报告早期创伤事件和表现为常见精神障碍（如 PTSD、抑郁和焦虑）的成年人产生影响。尽管这些过程的改变在早期不良的护理环境中被认为具有适应性价值，但它们也会带来长期风险。

第三节 早期成长逆境对大脑发育和形态的影响

如上所述，逆境经历诱发了一系列压力介导的激素和神经递质效应，这可能会影响大脑脆弱区域的发育。然而，更容易受到儿童期逆境影响的是那些出生后发育迟缓、糖皮质激素受体密度高和某种程度的产后神经新生的大脑结构。

一、海马体

海马体参与记忆的形成和提取，尤其是外显记忆。它密集地分布着糖皮质激素受体，临床前研究表明，过度暴露于糖皮质激素会导致海马体亚区的锥体细胞树突可逆性萎缩，并抑制齿状回（包裹在海马体周围的独立结构）的神经发生。有趣的是，与男性相比，女性的海马体体积减少不太明显，这主要是因为雌激素潜在的神经保护作用使她们表现出了更强的弹性。此外，有令人信服的证据表明，有虐待史的成年人的海马体比未受虐待的对照组受试者更小。然而，在涉及儿童和青少年的研究中，儿童期虐待与海马体体积之间的关系尚不明确。海马体体积的减少似乎随着时间的推移而出现，并取决于创伤的类型和持续时间。这符合一个假设项，即在遭受虐待和明显的神经生物学差异之间可能有一段沉默期。一项对年轻成年女性的研究发现，双侧海马体积的减少与 3~5 岁和 11~13 岁的性虐待有关。同样，对具有不安的依恋和暴露于情感虐待和忽视的混合性别纵向样本的横断面分析中，右侧海马体在 7 岁和 14 岁时对虐待最敏感。

另一个有趣的理论认为，较小的海马体体积可能是脆弱的表现，而不是心理创伤的结果。与第一次经历创伤暴露后没有发展为 PTSD 的退伍军人相比，第一次经历创伤暴露后患上 PTSD 的退伍军人的左海马体体积更小。事实上，这两种理论都有可能是正确的：较小的海马体可能是 PTSD 的易感因素，而在创伤暴露后，PTSD 会导致海马体体积更小。事实上，八种不同的精神疾病都与海马体体积的减少有关，虐待是这些疾病的主要危险因素。无论是否存在精神疾病，虐待似乎对海马体的发育产生了重要影响。这一点很重要，因为在考虑海马体异常在精神障碍发病机制中的作用之前，需要考虑儿童期虐待的混合影响。

二、杏仁核

杏仁核是另一个关键的边缘结构，参与内隐情绪记忆的编码及对突显刺激的检测和反应，如面部表情和潜在威胁。与海马体类似，杏仁核具有压力敏感锥体细胞上的高密度的糖皮质激素受体，在 11 岁达到发育的顶峰，随后逐渐下降。然而，与海马体不同的是，在杏仁核中，心理应激源和应激激素刺激树突分支和锥体细胞形成新脊柱，最终导致体积的增加，并可在应激源停止后持续很长时间。探索杏仁核体积与儿童期创伤之间关系的研究是具有高度异质性的。有几项研究报道，早期受到情绪或身体忽视的受试者杏仁核体积显著增加。相反，其他对在整个发展过程中暴露于多种形式的虐待的成年人的研究报告显示，杏仁核体积显著减少；然而，有必要指出的是，研究表明，杏仁核体积显著减少的参与者年龄更大，精神病理程度更高，在童年时期受到多种类型的虐待。此外，也有报道称，早期遭受虐待或忽视可能导致杏仁核体积最初增加，在儿童期尤为明显。然而，过早暴露也可能使杏仁核进一步对压力敏感，这可能导致青春期晚期或成年期杏仁核体积大幅减小。后一种假设进一步得到了两项纵向研究的支持。对 87 名在 13 岁之前遭受创伤事件的退伍军人进行研究发现，儿童期创伤与杏仁核体积的非显著增加有关，并且与战斗暴露的程度有非常显著的交互作用。早期的创伤暴露似乎会使杏仁核变得敏感，从而在随后的压力暴露中导致体积减小。此外，对 139 名儿童/青少年进行的纵向研究提供了证据，表明早期暴露于虐待可能会增加杏仁核体积，而后期暴露于虐待会导致灰质体积减小。

三、前额叶皮质(PFC)

前额叶区域的发育持续到成年早期。对有童年虐待史的个体的研究发现，他们的大脑体积整体缩小，其中前额叶区域的缩小更为明显。对有童年虐待史、被忽视或早期剥夺经历的个体的形态测量学研究显示，ACC、DLPFC 和 OFC 的体积减少。PFC 的这三个部分似乎在决策和情绪调节中发挥了重要作用。此外，这些结构的功能和连通性的神经可塑性变化似乎是导致成瘾的关键因素。事实上，对动物和人类的研究一致表明，这些结构是一个广泛分布的网络的一部分，该网络支撑着成瘾循环的关键要素，包括渴望和抑制控制。这并不奇怪，特别是因为这些区域在认知和情绪过程的调节中发挥着关键作用，如果这些过程被破坏，可能会改变对药物的反应并增强对应激源的敏感性。有趣的是，这些结构中与虐待相关的改变是虐待影响大脑以提高成瘾风险的方式之一。此外，这三个前额叶区域(ACC、DLPFC 和 OFC)的萎缩在有儿童期虐待史但没有精神疾病史的成人中被广泛报道，最终表明，PFC 缺陷似乎在没有精神病理的情况下也存在于受虐待的受试者中。

四、感觉皮层和纤维通路

处理和传递虐待的不良感觉输入的大脑区域和纤维束可能会被特定地改变，这些改变代表修改或适应，而不是非特异性的损伤。使用弥散张量成像(DTI)和基于束的空间统计(TBSS)技术确定三个纤维束，这些纤维束在言语虐待受试者和健康对照组之间存在显著的统计学差异：左弓状束，连接颞上回和额叶皮层，连接布洛卡区和韦尼克区，并在人类语言中起重要作用；左扣带束，支持前额叶、顶叶和颞叶的相互作用，其完整性降低与抑郁和分离症状有关，而左穹窿则与焦虑和躯体化症状有关；其他使用基于体素的形态测量学(VBM)的研究发现，受到父母严重言语虐待的受试者听觉皮层灰质体积发生改变。此外，目睹家庭暴力的受试者表现出左侧下纵束的改变，这是视觉边缘通路的关键组成部分，参与情绪、学习和记忆功能。类似地，在对一组受试者进行的 VBM 研究中，这些受试者目睹了与先前报道的样本重叠的家庭暴力事件，笔者发现他们右舌回灰质密度显著降低，这是视觉系统的一个组成部分，涉及对形状的视觉记忆和对视觉材料的无意识加工。处理和传递不良感觉输入的大脑区域和纤维束可能会被特定地修改，特别是在暴露于单一类型的虐待的受试者中。相反，暴露于多种虐待的受试者可能更常见地出现参与情绪处理和压力反应的皮质边缘区域的改变。神经可塑性皮质适应可以保护儿童免受特定虐待经历的感觉加工。然而，体感皮层的变薄可能会导致行为问题的发展，并导致语言理解、视觉回忆和对目击事件的情绪反应能力的损害。

五、胼胝体

胼胝体(CC)是最大的白质束，在半球间通信中起着至关重要的作用。有趣的是，在受虐待的儿童和成人中，这一大脑区域的完整性下降是较普遍的发现之一。

在对 PTSD 儿童进行的第一项 MRI 研究中发现，CC 的正中矢状、中部和后部区域减少。PTSD 和分离症状与 CC 总容积和区域容积呈负相关。此外，与健康对照组相比，一组 28 名受虐待或被忽视的精神病住院患者儿童的 CC 横截面面积显著减少，且与其他诊断的精神病住院患者相比，其减少程度较轻；在这项研究中，这种 CC 的改变与女孩的性虐待有关，而在男孩中，CC 的减少(在其尾部)与忽视有关。笔者认为，这可以通过以下事实来解释，即 CC 的髓鞘化遵循吻端-尾端模式，而忽视通常发生在发育的早期阶段。此外，临床前研究发现 CC 在早期创伤经历的反应中存在显著的性别差异，具体来说，儿童期虐待导致的 CC 体积的减少在男孩中表现得比女孩更明显，这可能是因为男性的敏感期更早。此外，DTI 研究表明，患有虐待相关的 PTSD 儿童在 CC 的内侧和后部的脑白质完整性的定量指标各向异性分数(fractional anisotropy，FA)降低。值得注意的是，这个区域接收来自几个区域的半球间投射，这些区域与涉及情绪调节和记忆功能的前额叶区域有关。因此，CC 的内侧和后部的破坏可能解释了在有创伤史的个体经常观察到的核心缺陷，包括情绪失调和记忆障碍，这反过来又可以解释这些受试者经常观察到的分离症状、重复强迫、惊吓反应和过度反应。此外，他们还观察到一个线性趋势，CC FA 在有心理弹性的受试者中比对照组更大，而在易感受试者比对照组更大，最终表明，CC FA 的增大可能是暴露于早期应激后精神障碍发展的一个预先存在的保护因素。

DTI 和 TBSS 技术的发展可以确定与儿童期虐待相关的另外两个途径：连接边缘区和 OFC 的钩束，以及将身体部位的空间位置、视觉空间意识和躯体感觉信息传递给 PFC 并参与运动规划、工作记忆和语言部分的上纵束。事实上，有两项研究报道了早期被剥夺的孤儿钩束 FA 显著减少，这种减少与在孤儿院的生活时间呈负相关。在早期被剥夺的孤儿、遭受身体虐待、性虐待或目睹家庭暴力的青少年和经历童年逆境的住院治疗的双相情感障碍成年人中，都报告了上纵束的完整性降低。

六、小脑

小脑与海马体和杏仁核一样，具有高密度的糖皮质激素受体并表现为产后神经发育。几项研究对不同样本的儿童暴露于不同的创伤经历(遭受身体虐待、性虐待、目睹家庭暴力并伴有 PTSD 症状或诊断的来自罗马尼亚、俄罗斯、中国和其他东方国家的被收养者、有儿童期性虐待史的成年人、有不同程度的早期生活创伤和儿童期后创伤的具有 PTSD 弹性和易感的成人)都报告了脑部的显著改变，如小脑半球体积的显著缩小。

第四节　fMRI 研究证据

近年来，fMRI 研究通过使用特定的激活任务，将注意力转向受虐个体特定的认知和情绪功能的研究。这些研究表明，早期逆境与一系列认知和情绪系统的功能改变有关，包括威胁加工、奖励加工、情绪调节和执行控制。这些认知系统的改变本身并不会引起任何精神疾病的症状。相反，这些改变反映了一种复杂的表型，其特征是对社会情感和认知功能重要的高级系统的不适应调节，这可能是未来发展成精神疾病风险的指标。这些指标被称为“潜在脆弱性”。这种脆弱性理论上可能存在数月或数年，但临床症状可能只在某些条件下出现，也可能永远不会出现。

一、威胁加工

人类和动物研究表明，将大量的神经生物学和认知资源用于威胁检测和反应，主要是因为这些能力是生存的必要条件。

参与调节威胁刺激反应的大脑区域和通路包括丘脑、视觉皮层、ACC、腹内侧前额叶皮层、杏仁核和海马体。在这个回路中，杏仁核在显著刺激的检测中发挥着至关重要的作用，特别是在存在歧义的情况下。在这种情况下，收集额外的环境信息是有益的，同时也是至关重要的。因此，杏仁核将成为“信息收集系统”的关键组成部分。此外，杏仁核的激活重新引导了精神和身体资源，特别是通过参与下丘脑和其他脑干结构的活动，从而确定一个项目的重要性。因此，这个系统的改变可能会潜在地使个人面临更大的适应不良行为的风险，例如，主动回避威胁，增强威胁检测，以及更快速地识别恐惧刺激均可以被认为是逆境背景下的适应性修改；然而，这些功能适应可能会减少其他重要功能和探索行为的可用资源。大部分 fMRI 研究报告的杏仁核功能变化，集中在使用情绪面部加工范式来检测和响应威胁。这些研究大多探讨了消极效价情绪加工过程中杏仁核的激活，以提供该结构在威胁检测和响应中的作用的证据。

总的来说，这些研究报告了在那些经历了照顾者剥夺的孤儿中，杏仁核激活的增加。他们的反应程度似乎与早期逆境的严重程度有关，也可能与遗传差异有关。这些发现与以下观点一致，威胁反应的改变，即杏仁核(及相关结构)对生物威胁刺激的神经反应，代表了一种候选的神经认知受损过程，该过程赋予了早期逆境中暴露的儿童的潜在脆弱性。具有遗传易感性的个体，或同时具有遗传易感性和逆境经历的个体，在暴露于创伤之前可能存在较高的杏仁核激活基线水平。在一项全脑 fMRI 研究中，探究了儿童期虐待对青少年动态情绪加工过程中功能激活和连接的影响，受虐待的青少年对恐惧的反应比健康对照组更快，双侧腹内侧前额叶皮层(vmPFC)和 ACC 的激活增加。此外，受虐待的个体左侧 vmPFC 和脑岛之间的功能连接会减少。脑岛与恐惧加工有关，它被认为是将恐惧的皮层表征传递给杏仁核的组织。vmPFC-脑岛连通性降低可能导致 vmPFC 对脑岛自上而下的控制减弱，从而导致恐惧调节缺陷和恐惧敏感性增加。功能连接的减少与结构连接的发现相似：两项针对受虐个体的研究显示，左侧钩束(连接前额叶和包括杏仁核和岛叶在内的边缘区域的白质束)和扣带束(连接包括岛叶在内的边缘结构和包括扣带回在内的皮层区域)的完整性降低。杏仁核的体积在 10 岁左右达到峰值，而 PFC 在生命中相对成熟较晚，进入成年后其体积发生渐进式变化，并在 8 岁至 14 岁急剧增长。由于 PFC 的发育时间较长，与边缘结构相比，PFC 更容易受到诸如儿童期虐待等环境压力因素的影响。受虐待儿童通过增加参与努力控制的区域(如额上回、背侧前扣带皮层和额极)的激活来调节杏仁核的高反应性。尽管儿童期虐待似乎会提高负面情绪刺激的显著性，但在教授特定的情绪调节策略后，受虐待儿童似乎能够将杏仁核的激活调节到与未受虐待儿童相似的水平。这是因为他们在很大程度上利用了参与努力控制情绪的 PFC 区域。事实上，这些区域的更多参与可能反映了一个事实，即受虐待的儿童必须比未受虐待的儿童投入更多的认知资源来调节情绪反应，此外，认知重新评估策略的训练可能是减少这些受虐待儿童对负面情绪刺激的情绪反应的有效工具。

二、奖赏加工

奖赏加工在我们通过激励和加强目标导向的行为来成功适应环境的能力中起着核心作用。奖赏加工可以被理解为包含三个部分：喜欢、想要和学习。特别是，奖赏预期或“想要”被认为是腹侧纹状体的神经反应，是对多巴胺信号介导的奖赏相关线索的反应。相比之下，“喜欢”(反映收到奖赏的愉悦反应)被认为是由阿片和内源性大麻素系统介导的。fMRI 研究报告指出，在金钱激励延迟任务中，受虐个体的腹侧纹状体的活动会减少。这些结果在以下人群中均有报告：经历过早剥夺的孤儿、社区环境中受虐待的儿童、早期经历家庭逆境的成年人及遭受身体、性或情感虐待的成年人。对腹侧纹状体的活动减少及对威胁反应的增强，可能反映了在趋近-回避冲突情况下的适应性校准，从而向回避的方向倾斜。这种转变可能会增加在危险环境中生存的可能性。其不利的一面是，这种适应机制也可能导致抑郁/快感缺乏、焦虑和增加成瘾风险。与上述研究相比，一组至少经历过中度身体和/或性虐待的青少年与一组年龄和智商匹配的对照组青少年相比，在被动观看积极刺激时，相比中性刺激，左伏隔核和左壳核有更大的反应。这些不一致的结果可能反映了用来诱发神经奖赏反应的任务之间的差异。神经生物学证据支持这些奖赏加工阶段的差异，即“喜欢”阶段与苍白球的激活有更强的联系，而“想要”阶段则与腹侧纹状体的激活有更强的联系。童年的逆境似乎在这些离散的奖赏过程中对神经反应产生了不同的影响。事实上，早期暴露于逆境（以贫穷和社会劣势为指标）与预期奖赏期间腹侧和背侧纹状体的神经反应降低有关，而壳核、右侧苍白球和岛叶在奖励呈现时的反应更高。这表明，童年逆境可能与对积极结果的期望较低及积极事件发生时更大的惊喜或快乐有关。

在行为和神经生物学测量中，更大的奖赏反应调节了虐待和基线抑郁之间的联系。具体来说，与那些未配对奖赏的线索相比，与金钱奖赏配对的线索反应时间更短，并且左苍白球更活跃，这与受虐待的青少年较少的抑郁症状有关。从纵向上看，随着时间的推移，左壳核的活动增强调节了抑郁评分，因此更高水平的奖赏反应与受虐待青少年的抑郁症状恶化程度的降低有关。总之，对奖赏线索的高反应性（而不是对奖赏的预期）可能会赋予抑郁的复原力。

三、情绪调节

情感或情绪调节被认为是一个动态的、多方面的过程，可以在我们的意识内部或外部运作，它包括各种机制和策略，也包括认知重评价、情绪抑制和注意力调节等。神经影像学和病变研究表明，一个在功能和结构上相互连接的神经回路参与情绪调节。参与评估威胁、奖励和评估内部生理状态的皮层下/边缘区域（如纹状体、杏仁核和岛叶）被发现与额叶关联皮层（如前扣带皮层和外侧前额叶区域）紧密相连。在这个回路中，前额叶区域会对大脑皮质下结构产生自上而下的抑制作用。尽管几项 fMRI 研究采用不同的方式研究了受虐待儿童在情绪加工过程中的大脑活动，但结果是高度异质性的。具体来说，两项研究使用了面孔加工范式来检测杏仁核和额叶调节区域（腹侧前扣带和 mPFC）之间的功能连接；这两项研究都表明，与年龄匹配的对照组相比，先前被收容的儿童和青少年以及报告有言语虐待史的青少年中存在异常的功能连接模式。

对正常人类发展的研究表明，杏仁核和 mPFC 之间的调节联系在童年时期表现为正耦合模式，在青春期则转变为一种成熟的负耦合模式。有母亲剥夺史的儿童表现出成熟的连接模式（杏仁核-mPFC 负耦合模式），而对照组儿童表现出不成熟的连接模式（杏仁核-mPFC 正耦合模式），并假设在早期逆境的背景下，杏仁核的过度活跃加速了与 mPFC 的成熟连接的发展。

在情绪冲突任务中考察一组受过创伤的儿童和一组匹配的对照组儿童，该任务涉及对面部情感进行分类，同时忽略一个情绪词。这项研究并没有报告杏仁核和腹侧前扣带之间负连接的典型模式。相比之下，经历过创伤的青少年调节情绪冲突的能力较弱，并且在调节情绪冲突时使用杏仁核-前扣带回抑制回路。考虑到连接性改变的复杂模式，这些发现可以解释为暴露于早期逆境的个体的特征。事实上，这种模式受到发展阶段、所经历的逆境的性质及特定情绪加工任务的影响。

最后，其他四项 fMRI 研究调查了在一系列需要情绪调节的模式中受到虐待的儿童的大脑活动。其中两项研究发现 DLPFC 及背侧和腹侧前扣带回的活动增强的总体模式，而其他研究发现这些大脑区域活动的减少。有趣的是，这些截然不同的发现可能与使用的不同模式有关。事实上，在前两项研究中，参与者被要求明确调节他们对视觉或听觉呈现的刺激的情绪反应，额叶调节区域的激活增加反映了更大的努力，而在后一项研究中，参与者更偶然地加工厌恶性刺激，比如，在对负性刺激进行颜色命名时，额叶调节区域的激活减少反映出更大的回避。

四、执行控制

执行控制具有三个基本的认知功能：更新、抑制和任务转换。这些功能相互作用以进行有效的决策和适应行为，包括自我调节和监测性能以及检测错误（错误加工）的能力。有趣的是，只有两项 fMRI 研究探讨了暴露于收容或虐待的儿童和青少年的执行功能，并显示出执行控制受损，在错误监测和抑制中，内侧和外侧额叶区域（如背侧前扣带和额叶运动区域）活动增加。执行控制受损与情绪调节困难、反刍和社交技能降低有关，这些都是精神病理的预测因素。然而，在一项纵向研究中否认了童年创伤与认知功能障碍之间存在因果关系，该研究使用了两个具有代表性的出生人口队列，样本包括 3000 多人。该报告发现，暴露于儿童期创伤的成年人和青少年都存在与临床相关的普遍认知功能损害，包括一般智力、执行功能、加工速度、记忆、知觉推理和语言理解等。然而，在受害个体中观察到的认知缺陷，在很大程度上可以通过童年创伤之前的认知缺陷以及混淆的遗传和环境风险来解释。

参考文献

[1] Greenough W T, Black J E, Wallace C S. Experience and brain development[J]. Child Dev, 1987, 58(3): 539-559.

[2] Hubel D H, Wiesel T N. Ferrier lecture. Functional architecture of macaque monkey visual cortex[J]. Proc R SocLond B Biol Sci, 1977, 198(1130): 1-59.

[3] Malarbi S, Abu-Rayya H M, Muscara F, et al. Neuropsychological functioning of childhood trauma and posttraumatic stress disorder: A meta-analysis[J]. Neurosci Biobehav Rev, 2017, 72: 68-86.

[4] Danese A, Moffitt T E, Arseneault L, et al. The Origins of Cognitive Deficits in Victimized Children: Implications for Neuroscientists and Clinicians[J]. Am J Psychiatry, 2017, 174(4): 349-361.

[5] Teicher M H, Tomoda A, Andersen S L. Neurobiological consequences of early stress and childhood maltreatment: are results from human and animal studies comparable? [J] Ann N Y Acad Sci, 2006, 1071: 313-323.

[6] Andersen S L, Teicher M H. Stress, sensitive periods and maturational events in adolescent depression[J]. Trends Neurosci, 2008, 31(4): 183-191.

[7] Puetz V B, Kohn N, Dahmen B, et al. Neural response to social rejection in children with early separation experiences[J]. J Am Acad Child Adolesc Psychiatry, 2014, 53(12): 1328-1337.

[8] Yehuda R, Golier J A, Tischler L, et al. Hippocampal volume in aging combat veterans with and without posttraumatic stress disorder: relation to risk and resilience factors[J]. J Psychiatr Res, 2007, 41(5): 435-445.

[9] Kuo J R, Kaloupek D G, Woodward S H. Amygdala volume in combat-exposed veterans with and without posttraumatic stress disorder: a cross-sectional study[J]. Arch Gen Psychiatry, 2012, 69(10): 1080-1086.

[10] Whittle S, Dennison M, Vijayakumar N, et al. Childhood maltreatment and psychopathology affect brain development during adolescence[J]. J Am Acad Child Adolesc Psychiatry, 2013, 52(9): 940-952.

[11] Koob G F, Volkow N D. Neurocircuitry of addiction[J]. Neuropsychopharmacology, 2010, 35(1): 217-238.

[12] Edmiston E E, Wang F, Mazure C M, et al. Corticostriatal-limbic gray matter morphology in adolescents with self-reported exposure to childhood maltreatment[J]. Arch Pediatr Adolesc Med, 2011, 165(12): 1069-1077.

[13] Daniels JK, Lamke J P, Gaebler M, et al. White matter integrity and its relationship to PTSD and childhood trauma-a systematic review and meta-analysis[J]. Depress Anxiety, 2013, 30(3): 207-216.

[14] Tomoda A, Sheu Y S, Rabi K, et al. Exposure to parental verbal abuse is associated with increased gray matter volume in superior temporal gyrus[J]. Neuroimage, 2011, 54(1): S280-S286.

[15] Choi J, Jeong B, Polcari A, et al. Reduced fractional anisotropy in the visual limbic pathway of young adults witnessing domestic violence in childhood[J]. Neuroimage, 2012, 59(2): 1071-1079.

[16] Tomoda A, Polcari A, Anderson C M, et al. Reduced visual cortex gray matter volume and thickness in young adults who witnessed domestic violence during childhood[J]. PLoS One, 2012, 7(12): e52528.

[17] De Bellis M D, Keshavan M S, Clark D B, et al. A. E. Bennett Research Award. Developmental traumatology. Part II: Brain development[J]. Biol Psychiatry, 1999, 45(10): 1271-1284.

[18] Teicher M H, Dumont N L, Ito Y, et al. Childhood neglect is associated with reduced corpus callosum area [J]. Biol Psychiatry, 2004, 56(2): 80-85.

[19] Juraska J M, Kopcik J R. Sex and environmental influences on the size and ultrastructure of the rat corpus callosum[J]. Brain Res, 1988, 450(1-2): 1-8.

[20] Jackowski A P, Douglas-Palumberi H, Jackowski M, et al. Corpus callosum in maltreated children with posttraumatic stress disorder: a diffusion tensor imaging study[J]. Psychiatry Res, 2008, 162(3): 256-261.

[21] Galinowski A, Miranda R, Lemaitre H, et al. Resilience and corpus callosum microstructure in adolescence [J]. Psychol Med, 2015, 45(11): 2285-2294.

[22] Eluvathingal T J, Chugani H T, Behen M E, et al. Abnormal brain connectivity in children after early severe socioemotional deprivation: a diffusion tensor imaging study[J]. Pediatrics, 2006, 117(6): 2093-2100.

[23] Govindan R M, Behen M E, Helder E, et al. Altered water diffusivity in cortical association tracts in children with early deprivation identified with tract-based spatial statistics (TBSS)[J]. Cerebral Cortex, 2010, 20(3): 561-569.

[24] Anderson C M, Teicher M H, Polcari A, et al. Abnormal T2 relaxation time in the cerebellar vermis of adults sexually abused in childhood: potential role of the vermis in stress-enhanced risk for drug abuse[J]. Psychoneuroendocrinology, 2002, 27(1-2): 231-244.

[25] De Bellis M D, Kuchibhatla M. Cerebellar volumes in pediatric maltreatment-related posttraumatic stress disorder[J]. Biol Psychiatry, 2006, 60(7): 697-703.

[26] Shin L M, Liberzon I. The neurocircuitry of fear, stress, and anxiety disorders[J]. Neuropsychopharmacology, 2010, 35(1): 169-191.

[27] Hart H, Lim L, Mehta M A, et al. Altered fear processing in adolescents with a history of severe childhood maltreatment: an fMRI study[J]. Psychol Med, 2018, 48(7): 1092-1101.

[28] Choi J, Jeong B, Rohan M L, et al. Preliminary evidence for white matter tract abnormalities in young adults exposed to parental verbal abuse[J]. Biol Psychiatry, 2009, 65(3): 227-234.

[29] Berridge K C, Robinson T E, Aldridge J W. Dissecting components of reward: 'liking', 'wanting', and learning[J]. Curr Opin Pharmacol, 2009, 9(1): 65-73.

[30] Dennison M J, Sheridan M A, Busso D S, et al. Neurobehavioral markers of resilience to depression amongst adolescents exposed to child abuse[J]. J Abnorm Psychol, 2016, 125(8): 1201-1212.

[31] Boecker R, Holz N E, Buchmann A F, et al. Impact of early life adversity on reward processing in young adults: EEG-fMRI results from a prospective study over 25 years[J]. PLoS One, 2014, 9(8): e104185.

[32] Williams L E, Bargh J A, Nocera C C, et al. The unconscious regulation of emotion: nonconscious reappraisal goals modulate emotional reactivity[J]. Emotion, 2009, 9(6): 847-854.

[33] Koenigsberg H W, Fan J, Ochsner K N, et al. Neural correlates of using distancing to regulate emotional responses to social situations[J]. Neuropsychologia, 2010, 48(6): 1813-1822.

[34] Ochsner K N, Silvers J A, Buhle J T. Functional imaging studies of emotion regulation: a synthetic review and evolving model of the cognitive control of emotion[J]. Ann N Y Acad Sci, 2012, 1251: E1-E24.

[35] Gee D G, Gabard-Durnam L J, Flannery J, et al. Early developmental emergence of human amygdala-prefrontal connectivity after maternal deprivation[J]. Proc Natl Acad Sci U S A, 2013, 110 (39): 15638-15643.

[36] Lee S W, Yoo J H, Kim K W, et al. Aberrant function of frontoamygdala circuits in adolescents with previous verbal abuse experiences[J]. Neuropsychologia, 2015, 79(Pt A): 76-85.

[37] Marusak H A, Etkin A, Thomason M E. Disrupted insula-based neural circuit organization and conflict interference in trauma-exposed youth[J]. Neuroimage Clin, 2015, 8: 516-525.

[38] McLaughlin KA, Peverill M, Gold AL, et al. Child Maltreatment and Neural Systems Underlying Emotion Regulation[J]. J Am Acad Child Adolesc Psychiatry, 2015, 54(9): 753-762.

[39] Elsey J, Coates A, Lacadie CM, et al. Childhood trauma and neural responses to personalized stress, favorite-food and neutral-relaxing cues in adolescents[J]. Neuropsychopharmacology, 2015, 40(7): 1580-1589.

[40] Puetz VB, Viding E, Palmer A, et al. Altered neural response to rejection-related words in children exposed to maltreatment[J]. J Child Psychol Psychiatry, 2016, 57(10): 1165-1173.

[41] Miyake A, Friedman N P, Emerson M J, et al. The unity and diversity of executive functions and their contributions to complex Frontal Lobe tasks: a latent variable analysis[J]. Cogn Psychol, 2000, 41(1): 49-100.

[42] Mueller S C, Maheu F S, Dozier M, et al. Early-life stress is associated with impairment in cognitive control in adolescence: an fMRI study[J]. Neuropsychologia, 2010, 48(10): 3037-3044.

[43] Lim L, Hart H, Mehta M A, et al. Neural Correlates of Error Processing in Young People With a History of Severe Childhood Abuse: An fMRI Study[J]. Am J Psychiatry, 2015, 172(9): 892-900.

[44] Danese A, Moffitt T E, Arseneault L, et al. The origins of cognitive deficits in victimized children: implications for neuroscientists and clinicians[J]. American journal of psychiatry, 2017, 174(4): 349-361.

第十一章　早期成长逆境的代际循环

近年来，主要的公共卫生机构建立了预防或减轻儿童不良童年经历影响的框架。这些框架提供了研究的综合信息，为调查人员、从业人员和决策者提供信息，旨在防止虐待儿童的出现或减轻影响儿童的不良经历的后果。然而，在这些框架中，很少受到关注的一个领域是父母自己的早期生活逆境对孩子童年逆境风险的关键作用。所有框架都需要更多地关注父母创伤的发展根源，因为父母的育儿行为，包括父母如何照顾、联系、保护或让他们的孩子面对逆境，都植根于父母的童年经历。父母及其前几代人童年时期的逆境可能会激活和维持创伤的代际途径，这些途径对下一代儿童的童年时期不良经历构成重大风险，特别是在对发育缺乏积极和保护性影响的情况下。从公共卫生的角度来看，还需要更多地关注父母的积极的童年经历，以阐明心理弹性的代际途径并为儿童童年逆境的初步预防提供信息。二十年的研究已经证实，不良童年经历很常见。事实上，在最初的研究中，64%的成年人报告了至少一种早期逆境。除了常见的不良童年经历之外，许多不良童年经历的影响，例如，对儿童的直接虐待和忽视，也可能产生很严重的后果，会对整个生命周期的身心健康问题和发病率造成广泛后果。尽管如此，积极的童年经历也很普遍，它们可能会抵消早期逆境带来的影响。

本章的主要目的是检验有关将父母早期生活经历(包括正面和负面的)与更有效地预防儿童早期逆境联系起来的理论和证据。发展精神病理学和依恋理论对发展中的风险和复原力有影响，而本章探讨是基于这两个相关和主导的理论。我们认为，预防儿童早期逆境的综合方法必须基于对父母创伤和逆境遗留问题的广泛了解，以及父母积极的童年经历。

第一部分将风险和弹性概念应用于早期逆境的代际传递，描述了从父母的原籍家庭到子女的养育环境的早期逆境的风险途径；关注了父母 PTSD 症状在童年不良经历代际传递中尚未得到充分研究的作用；此外，还描述了可能减轻或缓冲早期逆境代际风险的弹性过程。第二部分研究了基于心理弹性的方法的实证结果，这些方法利用跨代的积极童年经历来预防儿童的早期逆境。第三部分建议对父母的早期逆境和积极的童年经历进行临床敏感性评估，以优化儿童的早期逆境一级预防的两部分策略。第四部分将重点放在三级预防上，其目标是使父母从早期逆境和 PTSD 中恢复，以促进积极的亲子关系，并防止将早期逆境传递给儿童。

第一节 理论观点

早期经历对寿命、代际适应和不适应的重要性是发展精神病理学和依恋理论的一个持久原则。这两种观点的共同点是，童年时期经历的父母的敏感和反应模式，或者父母的侵扰、拒绝或虐待模式，决定了儿童对照顾者和可信任的社会伙伴在快乐和沮丧时如何回应和支持他们的期望。养育性和可预见性的育儿行为和早期照料环境可促进儿童的安全感，进而支持自我调节、人际有效性和亲社会行为的发展。相反，以虐待、暴力或父母精神病理为特征的早期环境会破坏儿童的安全感，干扰自我调节，并导致长期的心理健康问题和创伤性压力。

形成性的早期经历可能会对成年和下一代产生强大的影响，远远超越更近的影响，如心理健康问题、功能失调的行为或近期压力。例如，根据充分的前瞻性数据，早期(0~5岁)暴露于亲密伴侣暴力的儿童比中期(1~3年级)暴露于亲密伴侣暴力的儿童在成年早期参与亲密伴侣暴力实施和受害的程度显著更高。这项研究还表明，在青春期和成年早期，除了外化行为和累积生活压力的更近端影响之外，在幼儿期/学龄前时期(2~5岁)暴露于亲密伴侣暴力对成人参与亲密伴侣暴力具有特别显著的影响，强调了非常早期不良经历对长期不适应的影响。此外，从5岁之前开始但不是在5岁之后的积极童年经历，包括与父母、朋友和老师的支持性关系以及积极的生活质量，预示着风险较低的生殖行为和成年孕妇的压力生活事件更少。

未解决早期逆境的孕妇或产后个体可能会被来自原家庭的虐待、忽视、暴力或功能障碍的记忆所困扰，从而增加了他们自己或孩子遭受早期逆境的风险。相反，能够参考积极的童年经历和安全的依恋关系的父母更有可能与他们的后代重建善良、同情和安全的体验。在有关童年逆境的文献中经常看到，有童年不良经历的个体也经历过良好的童年经历和人际关系，表现出更积极的长期功能，积极的影响也会持续到下一代。尽管经历过童年虐待，但那些对童年看护者保持积极记忆的母亲所生的孩子较少受到创伤事件的影响。这些发现强调了风险和保护过程在发展和代际之间的共存。

一、依恋理论

儿童与照料者之间的依恋关系始于出生时，儿童完全依赖照料者生存，并依赖照料者提供一致性和响应性的照料。通过这个过程，孩子和照顾者之间形成了一种本质上互惠的依恋关系，其中一方的行为会引起另一方的回应，例如，一个饥饿的孩子哭泣要么满足孩子的需求，要么不满足。根据依恋理论，在孩子生命的最初几年里持续的依恋关系是未来社会中关系和互动的模板。依恋安全是儿童心理成长和随后应用于儿童当前和未来环境的心理表征发展的基础。照顾者和孩子之间的依恋关系是孩子发展信任感、安全感、自我意识和探索环境能力的基础。当照顾者和孩子之间没有建立一种安全的依恋关系时，孩子可能会发展出一种内部工作模式，反映出对他人的不一致和不响应，从而转化为对他人不切实际的期望。儿童还可能经历与身体、行为、认知和社会功能相关的不良发展后果，如攻击性行为。

依恋理论帮助我们理解有儿童期虐待史的个体如何在成年后面对与人际关系、育儿和社会心理功能相关的各种挑战。受虐待儿童可能会经历家庭的不稳定、疏远和不一致的教育，以及不一致的监督和纪律。受到虐待和被忽视的儿童往往表现出不安全的回避型依恋模式，并可能在未来的亲密关系中遭遇困难。可以假设，经历过家庭功能失调的受虐待儿童在其成人后可能会对自己的孩子和他人表现出类似的依恋模式。研究表明，童年经历过虐待的父母可能会有不一致的养育模式，而经历过虐待且与照顾者有依恋偏差的父母的孩子会表现出相同的养育行为，这可能会使他们的孩子面临遭受虐待的风险。

利用依恋理论对儿童期遭受虐待的母亲进行了研究，发现那些在童年时期得到情感支持的母亲比那些在童年时期没有得到情感支持的母亲更有可能打破虐待的循环。对依恋关系进行研究发现，在儿童期经历过虐待并且与照顾者之间依恋关系质量较差的父母，比依恋质量较好的父母更有可能虐待自己的孩子。研究人员将亲子依恋作为代际传递中的保护因素进行了研究，目前尚没有证据表明亲子依恋是一种保护因素。

二、社会学习理论

社会学习理论主要关注个人通过认知过程、建模和社会观察进行的学习。其基本原理是人类可以通过观察模型来学习。社会学习理论为理解儿童期虐待提供了一个框架，特别是在代际传播方面，例如，如果孩子经历了来自父母的暴力或虐待，孩子就会知道这是一种可以接受的互动，进而可能在类似或其他情况下模仿或表现出类似的行为。通过观察行为后的奖惩，行为也可以得到强化。社会学习理论已经被用来理解那些在儿童期经历过虐待和/或忽视的个体在儿童期遭受虐待的模式。人们相信，儿童从他们自己的养育经历中学习适应性和适应不良的养育经验。也有人认为，缺乏积极的育儿模式可能会导致一个人不知道照顾孩子所必需的技能，从而造成潜在的伤害。儿童期受虐史与实施虐待/忽视之间的关系已经确定；然而，它们之间没有因果关系，虐待史不是一个必要的因素，也不是唯一的因素。

三、社会信息加工理论

社会信息加工理论关注的是在社会互动过程中为产生行为反应的所有心理操作。该理论旨在理解行为是如何源于人们对周围环境的理解和互动的。其心理操作包括对社会线索的选择性注意、意图的归因、目标的产生、从记忆中获取行为脚本、决策和行为制定。信息的获取和处理分为五个阶段，并最终导致行动。这些阶段包括编码、创建心理表征、获取反应、评估和制定策略。

社会信息加工理论对理解儿童期虐待有着重要的意义。具体来说，研究人员研究了社会信息处理与受虐待儿童的攻击行为之间的关系及他们的社会适应性。一些研究将社会信息处理作为研究父母如何感知孩子行为和属性的基础。例如，比较儿童期虐待低风险和高风险的母亲，发现了儿童身体虐待的社会信息加工证据，他们得出的结论是，两组不同的母亲处理与孩子有关的信息的方式不同，并且使用了更强势的策略。

社会信息加工理论已被用于检查受虐待儿童和有虐待儿童风险的父母的结果，该理论可以被视为与儿童期创伤的代际循环（intergenerational transmission of child maltreatment，

ITCM)相关。在研究 ITCM 时，使用社会信息加工理论来理解我们的行为是基于我们如何有选择性地关注和回应社会线索，通过个人认知处理社会线索，并根据对他人的行为的理解采取行动，来更好地理解攻击、儿童期虐待和 ITCM。学者们认为，经历过身体虐待的儿童更有可能发展出“处理社会信息的偏见模式”。

四、心理动力学模型

早期研究表明，父母的精神病理是儿童期虐待的原因之一，因此需要进行精神治疗。这一理论观点不仅缺乏实证支持，而且存在方法论问题。当研究表明只有一小部分虐待儿童的父母实际上经历了精神病理障碍时，该模型受到了批评。然而，一些特定形式的父母精神病理是儿童期虐待的危险因素，母亲的抑郁和焦虑与身体虐待和忽视有关，反社会型人格障碍也是危险因素。

虽然 ITCM 研究并没有受到父母精神病理导致儿童期虐待这一信念的驱动，但心理健康变量已被纳入研究范畴。有人认为，虐待儿童的后果，如心理健康问题，是导致虐待持续循环的风险因素。几项研究发现，抑郁症状与儿童期虐待史和实施虐待儿童行为有关，并发现父母的精神疾病/抑郁部分介导了 ITCM。有儿童期虐待史的母亲更可能出现心理健康问题，而那些有虐待史且虐待过自己的孩子的母亲更容易出现抑郁和反社会行为。

五、生态学模型

生态学的观点认为，人类在发展过程中是活跃的，并不断地影响环境和被环境影响。Brofenbrenner 的生态模型通常涉及四种类型的系统（微系统、中系统、外系统和宏观系统），它们相互作用，包含不同但相关的角色、规范和规则，每一个发展和行为都嵌套在下一个发展和行为中，影响着下一个的发展和行为 。亲子关系的本质取决于孩子和父母的成熟生物学、直系亲属和社区环境及社会环境等因素之间的相互作用。

为了捕捉育儿、儿童期虐待和 ITCM 的多维概念，建立了一个生态模型，该模型是一个有助于理解 ITCM 的常用框架。在这种情况下，微系统是个人（作为父母或孩子）以及影响养育子女的个人资源和特征，例如，除了孩子之外，父母的性格和气质也会影响父母的功能。中系统指的是个体在微系统中的主动互动或与环境之间的联系。外部系统包括个体与没有积极作用的社会环境之间的联系，不存在于个体的直接环境中。家庭经历和学校或教堂经历之间的关系是中系统的一部分，而外部系统包括个人与没有积极作用的社会环境之间的联系，不在个人的直接环境中，例如，家庭经历与学校或教会经历之间的关系是中系统的一部分，而且外部系统包括支持网络、影响及父母所接触的社会背景。中系统和外部系统包括直系亲属和家庭，以及个人和/或家庭所在的系统。宏观系统由更大的文化和社会影响组成，个人积极与社会网络互动并在该群体内建立规则。虐待儿童和父母态度的宏观影响包括文化信仰、媒体、种族主义，以及教育和经济机会。与儿童期虐待和 ITCM 相关的家庭环境，例如，社会经济地位、缺乏社会支持和邻里因素，可能对育儿能力有直接或间接的影响，这些环境可以作为风险或保护因素。

很难在个人或环境的背景下检测虐待儿童和 ITCM，儿童期虐待和 ITCM 不能用其中一种或另一种来完全解释，只有同时考察个体和家庭特征的多个层面及环境的相互作用，才会产生更完整的理解。Baumrind 从生态学的角度挖掘了社会背景对虐待儿童的影响，特别强调了影响儿童期虐待发生的经济和文化因素，并使用了一个生态框架来研究儿童期虐待和忽视的长期后果，有儿童期虐待风险家庭中的保护因素，以及确定儿童期虐待和 ITCM 的高风险人群。使用生态视角可以使我们将养育子女视为一个过程，这将促进对干预和公共政策采取更敏感的方法。生态学的视角为理解育儿、儿童期虐待和 ITCM 提供了一种多维度的方法，适合指导研究问题、方法和分析。

第二节 代际童年逆境路径中的风险与适应过程

发展精神病理学框架强调适应不良功能的多种途径，这些途径可能源自风险和保护性影响的融合。在风险或逆境背景下的积极和纠正性经历，以及那些有助于自我矫正的经历，通常与预示精神病理学出现的不良经历一样，对理解长期适应性功能具有启发作用。此外，发育适应和适应不良最好被视为一个过程，其中早期经验的历史对告知和预示代际幸福至关重要。根据依恋理论，有效利用人际资源、利用机会、逆境后应对和恢复的能力源于早期经验。在预测儿童和家庭的未来适应性、脆弱性和恢复力方面，发展史与当前功能同等重要。因此，在父母与其童年时期看护人的历史发展背景下，考虑父母向儿童传递和预防早期逆境的风险和心理弹性非常重要。从讨论早期逆境中的风险概念开始，重点关注父母双方的早期逆境及父母 PTSD 症状在儿童的早期逆境风险代际传递中的中介作用；随后，应用促进因素和保护因素的弹性概念来描述如何减轻或避免不良童年经历带来的代际风险。

一、风险因素

风险因素预测不良结果的可能性更高，但它们不能决定风险组中任何个体的结果。早期逆境反映了累积风险，将增加个人和家庭经历负面结果的概率的风险因素列成表，包括健康状况不佳、学业失败、人际关系困难、贫困和缺乏机会，发现父母的早期逆境是儿童的早期逆境的已知风险因素，这表明风险存在代际传递。

然而，正如累积风险研究中经常记录的那样，与风险暴露相关的结果存在显著差异，其中包括风险传递的差异。例如，童年虐待是研究最多的早期逆境类别之一，虽然其代际传递率不高，但已显示出显著的影响。尽管如此，如果父母受到虐待，儿童受到虐待的风险会增加，但大多数受虐待的父母不会继续虐待他们的孩子。同样，当不良经历的代际传递确实发生时，不良经历本身并不能解释逆境在几代人之间的延续。随着时间的推移，许多其他因素会影响风险暴露的后果。父母的 PTSD 症状是儿童早期逆境预防的框架中未被彻底讨论的一个因素，可能与早期逆境的代际传递特别相关。

二、早期逆境代际传递背景下的 PTSD 发展精神病理学

成人的 PTSD 症状可能是其原籍家庭的父母早期逆境影响的结果，也可能是后代早期逆境家族带来风险的前因。从发展精神病理学的角度来看，PTSD 涉及直接虐待、忽视或对发育中的儿童构成严重和持续的威胁。在许多家庭中，早期逆境不是离散或孤立的事件，而是同时发生且本质上是慢性的。

儿童期创伤暴露的累积性质是PTSD进展的前兆。研究表明，生命早期暴露于创伤事件可能具有持久的、敏感的影响，且会损害包括神经生物学、心理生理学和认知在内的多个发展水平，这反过来又增加整个生命周期PTSD的长期风险。暴露于早期逆境可能导致应激敏感化、适应不良的应激反应和调节，以及社会信息处理和情绪调节缺陷。这些脆弱性提高了成年后PTSD的概率，尤其是那些童年遭遇逆境后又遭受二次创伤的人。接下来要讨论的是，当患有PTSD的成年人成为父母时，童年逆境的代际传递变得越来越可能，因为父母的创伤症状可以作为跨代连接早期逆境的中介。

三、父母PTSD症状在早期逆境代际传递中的中介作用

有证据表明，除了抑郁、焦虑、物质使用和其他情境压力源外，父母的PTSD症状还可能是父母的早期逆境史和儿童的早期逆境暴露之间的一个关键中介。父母的早期不良经历，尤其是那些涉及童年虐待的不良经历，是成年、怀孕和早期父母时期PTSD症状的有效预测指标。将这些风险途径应用于母亲，因为童年逆境导致的母亲PTSD症状未经治疗可能会对母亲产前健康和应激生理、分娩和分娩结果、母婴关系及创伤代际传递所涉及的表观遗传机制产生负面影响。PTSD可能会损害或扭曲母亲解读孩子痛苦信号并在受到威胁的情况下保护他们的敏感性的能力。在儿童早期阶段，与患有抑郁症但没有PTSD的母亲的孩子相比，患有PTSD的母亲但未患有抑郁症的孩子经历逆境的风险更高。PTSD的消极情绪、恐惧和回避成分也可能会干扰母亲在怀孕和成为母亲期间获得社会支持的能力，加剧母亲的压力和社会孤立，并增加孩子遭受不良经历的风险。在儿童的早期逆境发生后，父母因自己的早期逆境经历而与PTSD做斗争时也可能难以利用社会心理和治疗资源来解决早期逆境对儿童的影响。

以上引用的文献表明，父母的PTSD可能是父母和孩子的早期逆境与孩子幸福感之间的一个强有力的联系，也是儿童早期逆境治疗的一个潜在障碍。PTSD症状被明确证明是童年逆境的结果，也是下一代逆境增加的原因。然而，目前预防早期逆境的框架很少强调父母的PTSD作为儿童的早期逆境的近端风险因素，而与其他同时期的儿童的早期逆境的父母风险（如父母的抑郁、物质滥用、亲密伴侣暴力、贫困等）形成鲜明对比。

当忽略了父母的不良经历和随后的PTSD症状时，对儿童早期逆境的同时期风险的影响可能被误导或夸大。抑郁症状与PTSD的诊断标准重叠，而且抑郁症与PTSD经常同时发生。此外，其他父母的心理健康问题和压力源，包括物质滥用和亲密伴侣暴力，也可能与父母的PTSD有关（美国精神病学协会，2013）。一些证据还表明，父母的不良经历对孕妇的PTSD症状的预测作用比抑郁症状更大。这些证据表明，与父母的抑郁症状相比，父母的PTSD可能更强烈地参与早期逆境的代际传递。

基于上述原因，在评估儿童的早期逆境的风险时应考虑父母的PTSD情况。父母的PTSD也应该被普遍地认为是父母历史中的早期的潜在后果。更具体、更全面地考虑父母PTSD在儿童的早期逆境的代际传递和预防中的作用，对儿童的早期逆境的预防工作至关重要。

第三节　弹性因素

心理弹性的文献关注于理解在不良经历和其他风险的背景下更好地适应的过程，特别关注将这一知识转化为预防、减轻或应对风险并促进积极发展的干预措施。心理弹性广义上指的是一个动态系统(例如，人类个人或家庭单位)能够有效地适应逆境以生存、恢复并继续以积极的方式发挥作用或发展的能力和过程。虽然较高水平的早期逆境与较高的成年问题概率相关，但在最初的研究中，许多成年人并未表现出健康状况或功能不良。这一观察结果突出了风险的非确定性以及个体及其社会生态系统通过调动适应过程来应对逆境的普遍能力。

越来越多的证据表明，早期逆境水平较高的成人转归存在可变性。大多数最初的早期逆境研究并未侧重于探讨与积极结果相关的因素。在最初的早期逆境队列研究的为数不多的关于心理弹性的研究中，大量的儿童家庭的优势，如支持，亲密，忠诚、保护和爱，直接降低了少女怀孕的概率，即使在考虑了包括儿童期虐待在内的早期逆境和家庭功能障碍的情况下。下一波预防或降低早期逆境代际风险的转化研究的一个重要目标是，开展更多的研究来避免或最短化从父母的早期逆境到孩子的早期逆境的路径，以保持积极和有弹性的功能。

根据心理弹性因素在适应中的功能，可以将其分为两大类：保护因素和促进因素。保护因素可以缓冲或减少风险因素对适应的负面影响，从短期到长期，并可能跨越几代人。例如，受到虐待的父母能够利用其他支持性照顾者或成年恋人的保护作用，避免虐待子女。在早期不良经历的背景下或之后，保护性因素会减弱或消除不良经历与不良结果之间的联系。相反，在高风险和低风险家庭中，促进因素都与适应功能相关，其效果通常归因于它们在培养积极的发展和胜任力的技能和能力方面。在原籍家庭中拥有许多资源的父母，例如支持性关系、良好的学校、经济优势和丰富的机会，更有可能建立能力基础，进而促进发展的成功，使他们能够提供更多的资源，更好地养育他们的孩子。

人类发展中的许多资源和社会生态因素，例如积极的养育、社会支持和成功的机会，都显示出促进和保护的作用；它们通常有助于发展，但在逆境中特别有帮助。例如，有能力和有爱心的父母通常会促进孩子的积极发展。然而，在面对逆境时，许多这样的父母可以调动额外的资源来应对威胁他们孩子发展的逆境，从而起到保护作用。

第四节　积极童年经历

积极的童年经历的产物可能是成年父母适应能力的一种未被认识到的来源，增强了他们抵御童年逆境影响的适应能力，并保护他们的孩子免受童年不良经历的影响。虽然积极的早期生活经历的持久作用并不是一个新鲜的概念，但作为早期逆境的对立面的积极的童年经历的共存最近得到了越来越多的重视。从发展精神病理学的角度来看，早期经历是交互性和累积性的，它们在发展中的相互作用可能会不同程度地预测风险与心理弹性的路径。

多项研究表明，成年人关于积极童年经历的报告，与那些涉及童年关系的支持和安全(例如，感知来自家庭、朋友和社会的支持、保护、信任和归属感)、较少的心理和身体健康问题、更低的压力水平及童年和成年阶段更好的适应能力有关。其中几项研究表明，积极的童年经历可能会带来更强的适应能力，甚至对经历 4 种以上不良经历的成年人也是如此。在评估成人的早期逆境的大规模研究中，对积极的童年经历进行的简要评估是一种有效的实证策略，可以更好地理解童年逆境和促进心理弹性的资源在发展过程中的相互作用。

挖掘现有的大型数据集，这些大型数据集评估了成年人的童年资源和童年不利经历，为早期逆境背景下的心理弹性研究提供了有价值的见解。例如，美国 CDC 的行为风险因素监测系统进行了一项健康和行为调查，目前在所有 50 个州进行管理，其中特别包括在威斯康星州进行的有关积极童年经历的问题。研究结果表明，七种经历(如在家中感知到来自成年人的积极沟通、支持和保护；有至少两个其他成年人的支持；以及在学校和社区中得到朋友的支持和接受)表现出对没有经历过不良经历的成年人的心理健康有促进作用，对高经历的成年人的心理健康问题有额外的保护作用。通过对包括童年逆境和童年积极经历的数据集进行二级数据分析，有可能在大型代表性样本中识别心理弹性过程。

怀孕是评估父母积极的早期经历的特别时机，因为准父母在期待为人父母时会考虑他们的童年经历。积极的童年关系和情感与经历高水平童年逆境的孕妇的抑郁水平相关。在考虑了女性的早期不良经历后，使用仁慈童年经历量表(the benevolent childhood experiences scale，BCEs)评估的较高水平的积极童年经历与较低水平的 PTSD 症状和较少的妊娠期间压力生活事件相关。BCEs 包括几种具有良好文化有效性(cultural validity)的积极童年经历，包括与儿童看护人、朋友、老师、邻居的支持性关系；应对和自尊的积极信念；享受学校生活和家庭生活；可预测的家庭日常生活等。在不同的样本中，早期逆境和 BCEs 往往只有中度的负相关，这表明童年逆境的存在和童年资源的可获得性大多是独立的。此外，与早期逆境一样，BCEs 往往会随着时间的推移而积累，而不是孤立的事件或经历，从而增加了其成为高风险个人和家庭的长期潜力。评估怀孕期间及成年期和为人父母期间的积极童年经历可能有助于在婴儿出生前提供资源和采取预防措施的机会，特别是当女性报告较高的童年逆境和较低的积极童年经历时。

早期逆境的转化工作的下一步可能包括评估父母或准父母及其子女研究中的积极童年经历，以将几代人的心理弹性过程联系起来。成年人的积极童年经历可能是一种保护过程，通过这种过程，具有高水平的早期逆境的父母能够预防他们的孩子遭受早期逆境。最初的关于早期逆境的研究没有询问身为父母的成人参与者的孩子是否经历过早期逆境。最近在这一领域取得了进展，几个大规模的或具有全国代表性的数据集收集了成年人对自己的早期逆境的回顾性报告及他们孩子的早期逆境的当前报告。这表明，现有的数据可以用于将成年人的早期逆境与其子女的早期逆境联系起来，并且在可能的情况下，还可以将跨代的积极童年经历联系起来，从而为缓解早期逆境代际传递的因素提供见解。

现在，还需要更多的关注来评估公认的促进和保护因素。青少年当前资源的一个典型工具是儿童和青少年心理弹性测量(the child and youth resilience measure, CYRM)。CYRM的开发是为了保持对文化的敏感，并评估各种类型的积极童年经历。这些经历包括与儿童心理弹性有关的个人/内部资源（例如，自我调节能力和自给自足能力）和人际/外部资源(例如，支持性关系和社区参与)。CYRM 表现出良好的心理测量特性，特别是在青少年样本中，尽管将其用于将心理弹性作为一种结构进行跨文化比较是值得审慎的。BCEs 也被用于不同的样本，并且已被翻译成几种语言。BCEs 是为了让成年人报告他们的童年经历而开发的，而 CYRM 是为了评估青少年当前的资源。两个评估都很简单，BCEs 包含 10 个项目，CYRM 已被改编为一个简短的形式(CYRM-12)，可以合并使用，用于连接从父母的童年到孩子的养育环境的代际资源。

这些方法学进步的一个关键考虑在于认识到心理弹性过程的动态性质，无法在某个时间点用一个项目、量表或问卷有效地测量或量化。系统的心理弹性功能可以在一个或多个时间点上量化或观察，可以了解童年逆境的人如何利用积极的童年经历来阐明心理弹性的动态本质。例如，支持性儿童看护者的存在，虽然是早期逆境的重要资源，但它不会自动阻止早期逆境向下一代传递。相反，积极的儿童看护者的保护作用可能来自对发育的多种间接影响，由更近端的功能介导。父母与积极的童年看护者一起反思记忆，并与孩子一起重建这些记忆，可能会产生积极的亲子关系，随着时间的推移，这些关系会保护孩子免受不良童年经历的影响。事实上，有不良童年经历的父母如果能向儿童看护者清晰地表达积极记忆，他们的孩子遭遇逆境的概率低于那些无法表达积极记忆的父母的孩子。

一、将积极童年经历的评估转化为筛选工作

预防不良童年经历的代际传递，需要认真评估和筛选父母的不良和积极童年经历，以及这些经历对父母健康和福祉的后果和益处。在过去十年中，美国儿科学会(AAP)提出了在常规医疗实践中纳入早期逆境和毒性应激筛查的指南，包括评估儿童和父母的早期逆境的建议。尽管鼓励早期逆境评估的努力越来越多，但对 ACE 的普遍筛查仍然是一个多层次的公共卫生问题。研究者报告了筛查的障碍，如可行性、担心让患者感到不安和强制报告问题。在本节中，我们提出了几点建议，包括：①在筛查父母的早期逆境及其 PTSD 症状时使用创伤知情镜头，以预防儿童的早期逆境；②筛查父母和儿童与早期逆境相关的积极童年经历。

二、对父母的不良童年经历进行创伤知情筛查

筛查父母的不良童年经历可以作为一种策略，向父母传达发生在他们身上的事情和发生在他们孩子身上的事情一样重要的信息。虽然诸如心理健康问题和消极育儿做法等父母近端风险因素是儿童早期逆境的直接预测因素，但父母未解决的童年逆境可能对后代的代际创伤暴露产生独立而直接的影响，也就是说，当父母照顾他们的孩子时，即使目前的心理健康问题没有达到临床水平，父母也可能继续被儿童期的虐待或忽视所困扰。此外，与发展精神病理学的平等性原则一致，父母的心理健康问题，如抑郁或 PTSD 症状，可能源于多种生活经历，不仅限于儿童期。在不确定根源的情况下评估父母的心理健康问题，可能会掩盖其根本原因。从干预的角度来看，当提供者解释父母童年经历、育儿实践和育

儿满意度之间的联系时，父母对孩子表现出更强的响应能力和更强的自我理解能力。如果服务提供者在筛选儿童的早期逆境时没有询问父母的早期逆境，父母可能会被疏远，他们的服务参与度也会受到影响。

对父母进行不良经历筛查并不意味着服务提供者必须为父母提供转诊服务，尤其是在没有另外指明转诊的情况下，因为高早期逆境分数并不表示症状、问题或缺陷。一些父母可能报告高水平的不良童年经历，但目前表现出积极的功能和养育子女的能力，很少或没有心理健康问题。这样的父母也可能有高水平的积极童年经历，或目前从其他资源中获得支持或保护。这些父母不一定需要转诊来解决他们的创伤史，但重要的是，要知道有这样的历史，同时也包括积极的早期经历的存在。即使在父母没有心理健康问题的情况下，早期逆境史和不良的看护经历也可能会影响父母对孩子的看法和照顾方式。

除了抑郁和焦虑症状、物质滥用和亲密伴侣暴力，以父母为中心的筛查还应纳入对童年不良经历的常见健康后果的评估，包括 PTSD 症状。在 AAP 的指导方针中，几乎没有提到父母的 PTSD 作为童年逆境的后遗症。以父母为中心的筛查工作可以使用简短、经过验证且免费提供的工具，例如《诊断和统计手册》(第 5 版)PTSD 检查表(PCL-5)。在早期逆境的预防框架中，父母的心理健康问题通常被视为影响育儿和增加儿童早期逆境风险的近端风险因素，而不是父母的早期逆境的后果。将父母的心理健康问题(包括 PTSD 症状)重新定义为部分源于童年逆境，可能会改变从创伤中得到的信息，即家庭逆境往往始于前几代人。

三、筛查父母积极的童年经历

对于以成人和父母为中心的不良童年经历筛查，建议还包括对积极的童年经历的评估。如果提供者询问父母的积极的童年经历，父母与提供者的关系，尤其是那些为家庭服务的人的关系，结果可能会更准确。BCEs 或类似的量表可以作为早期逆境指数的有效补充工具。这两种量表将提供一个简短而平衡的评估，以评估童年逆境和积极经历如何共同促进成年健康和幸福感。避免早期逆境筛查以减少患者痛苦的提供者可能会发现，针对积极和不利的童年经历进行的双重筛查提供了一种更有吸引力和更平衡的方法。有关成年人积极的儿童经历的数据也可以为提供者提供有用的信息：分数低可能表明童年缺乏增强心理弹性的资源，并表明成年父母需要更多的支持性资源。

四、筛查儿童的积极童年经历

建议在筛查儿童不良童年经历筛查的同时筛查他们的积极童年经历。重要的是，反映社会期望的父母在报告中存在的偏见可能会影响他们如何报告他们子女生活中资源的存在或数量。CYRM 等工具可以评估来自多个信息提供者的各种类型的积极童年经历，这可能有助于获得有关儿童资源的细节信息。

父母的不良童年经历及其创伤性压力会影响他们提供关于他们孩童时期不良童年经历和积极童年经历信息的可靠性。在目前的医疗保健筛查中，父母通常是儿童经历和症状的主要报告者，这是可以理解的，这种做法可能是大多数人的首选，而且往往是不可避免的。然而，在有高度父母创伤的家庭中，这种做法需要考虑到父母作为报告人的可靠性。

例如，当父母和孩子都经历过同样的童年逆境(例如，父母在童年时期有接触过亲密伴侣暴力，然后他们的孩子目睹了亲密伴侣暴力)时，他们对孩子当前症状的看法可能不同于那些与孩子没有这种共同经历的父母。与其贬低父母报告的有效性，不如清楚地了解父母的经历和心理构成如何影响他们报告的可靠性，因为报告者可能会提高家庭需求和所提供的服务之间的契合度。例如，如果父母的评估显示他们有高水平的童年不利经历和严重的持续的 PTSD 症状，那么优先考虑的可能是解决父母的需求，以此作为让他们作为合作者来了解和解决他们孩子的童年不利经历和需求的一种手段。父母的经历和症状在很大程度上影响他们对孩子的经历和症状的看法，是与受创伤的父母建立联盟以最好地为面临早期逆境的代际风险的家庭提供服务的重要考虑因素。

第五节 干预

对早期逆境进行干预可能不是必要的，特别是如果父母目前功能良好，并没有出现影响个人功能、养育子女或家庭幸福的未解决的心理健康症状。然而，经历过童年逆境的父母可能会增加 PTSD 症状的风险，以及整个生命周期中遭受额外伤害的风险。为了改善或阻止早期逆境的代际传递，干预措施应该在治疗开始时优先评估父母的童年逆境和 PTSD。

一、将父母的 PTSD 作为干预的优先事项

在预防儿童的早期逆境的干预措施中，解决父母的 PTSD 是至关重要的。父母 PTSD 给儿童早期逆境带来的风险超过其他父母心理健康问题，例如抑郁和焦虑等。父母的 PTSD 可能独特地促成子宫内的生物学和表观遗传变化，从而改变婴儿的应激反应和调节，增加儿童在出生后环境中暴露于创伤的风险，并干扰父母参与保护儿童免受早期逆境的预防工作。然而，很少有人关注父母从早期逆境和 PTSD 症状中康复的干预和预防工作，以此作为预防儿童早期逆境的机制。

这并不是说必须对父母的不良童年经历和 PTSD 采取措施以防止儿童的不良童年经历，而是通过对每个孩子的安全环境(the safe environment for every kid，SEEK)模型中几个随机对照试验进行研究，发现培训儿科初级保健提供者以评估与儿童忽视相关的父母社会心理风险对整个系统都有益：提供者感觉更有效，父母更积极地看待提供者关系，记录在案的忽视及身体和心理虐待的比例更低。然而，当父母有不良童年经历，危及父母的心理健康和功能，以及亲子关系的安全性时，就需要进行创伤知情干预。如果在框架中概述的许多预防儿童的早期逆境的战略也纳入了对评估和解决父母的早期逆境和 PTSD 的关注，那么它们可能更加有效、全面和影响深远。

我们选择强调的干预措施被视为示范性干预措施，就定义为尽可能通过随机对照试验(randomized controlled trials，RCT)进行严格测试并被手册化的干预措施。之所以选择他们，是因为当父母认知功能不佳且儿童的早期逆境风险很高时，他们特别关注于解决父母的早期不良经历与亲子关系。尽管这些干预措施在预防儿童的早期逆境方面显示出了有效性，但大多数并没有被纳入国家框架中。

二、幼儿期的干预措施

亲子心理治疗(child-parent psychotherapy, CPP)是一种适用于0~5岁的创伤儿童及其照顾者的循证干预方法。该方法将亲子依恋关系作为促进暴露于早期逆境的儿童康复的工具。CPP运用了一系列技术，包括对幼儿致病信念和消极归因的文化敏感重构；创伤经历的躯体处理、发展指导和认知行为策略，旨在帮助家庭在练习共同调节痛苦的同时“说出难以言说的事情”。CPP还优先帮助父母处理和从他们一生的创伤暴露中恢复，其目标是促进有效的护理实践，对儿童痛苦的敏感反应及安全的亲子依恋。虽然它通常是成对地提供给父母和儿童的，但父母可以参加个别的附带会议，以解决他们自己的创伤经历和症状，并了解这些是如何在他们对孩子的看法和他们的育儿实践中表现出来的。CPP的有效性得到了五个随机临床试验的支持，这些试验发现儿童压力、认知表现、行为和心理健康的生物标志物，以及孕产妇的心理健康和婚姻满意度都有显著改善。基于这一疗效记录，由药物滥用和精神卫生服务管理局(the substance abuse and mental health service administration, SAMHSA)资助的国家儿童期创伤应激网络已经将CPP纳入其对受创伤儿童和父母的干预措施。

“妈妈力量”是一种基于团体的干预措施，借鉴了CPP技术，通过解决亲子依恋关系，假设有童年不良经历和未治疗的心理健康问题的父母面临护理受损的风险。“妈妈力量”采用为期10周的小组形式，其中包括三个单独的环节。在“妈妈力量”期间，父母可以学习自我照顾的技能，联系社会支持，管理与创伤相关的痛苦，建立自我效能，练习与孩子进行健康的分离和团聚，并与量身定制的转诊联系。随机对照试验表明，“妈妈力量”显著降低了有童年和终生人际关系创伤的母亲的PTSD和抑郁症，并提高了0~5岁儿童对母亲的依恋表征质量。

儿童和家庭机构内、资源、支持和培训是一种以家庭为基础的干预措施。与CPP和“妈妈力量”一样，它以亲子关系为目标，促进敏感性和健康的依恋，并在早期逆境的背景下培养家庭弹性。作为家访期间双管齐下的方法的一部分，临床医生在家中提供CPP，护理协调员提供心理健康、具体需求和幼儿教育的综合咨询，以支持儿童的社会情感和认知发展，并防止不良童年经历。一项随机对照试验显示，与对照组相比，治疗组的儿童具有更好的社会情绪和认知功能，母亲的压力和抑郁症状较低(PTSD未评估)，家庭对儿童福利的参与程度也较低。

三、孕期干预

父母的早期逆境和PTSD对孕妇和产后妇女构成了特别大的威胁。与怀孕和早期为人父母相关的正常变化，包括怀孕期间腹部生长、分娩和分娩期间的疼痛及健康婴儿的痛苦线索，可能会成为PTSD母亲的创伤提示，从而早在生命的最初几周就损害亲子关系。因此，在怀孕期间开始的对父母的早期逆境、创伤性压力和育儿技能的干预，有可能在婴儿出生之前建立起保护能力的基础。许多在怀孕期间开始的关系干预措施借鉴了护士-家庭伙伴关系(the nurse-family partnership, NFP)的组成部分，NFP是从怀孕期间开始的最长的家访干预措施之一。虽然NFP采用公共卫生的方法来促进围产期护理、健康的分娩结果和预防虐待儿童，但它也假定父母的早期生活经历塑造了养育子女的过程、未来的生育计划和生命历程的发展。

LEGACY 是一种基于群体的公共卫生干预措施，包括只有母亲的部分和二元部分。与其他干预一样，LEGACY 干预从根本上认识到亲子关系对逆境中康复和心理弹性的重要性。虽然这项研究并没有明确用于帮助母亲从早期逆境或 PTSD 中康复，但它旨在促进有早期逆境风险的贫困家庭的健康发展。它还使母亲能够做出有效的个人和育儿决策。LEGACY 课程一部分在怀孕期间开始，另一部分在婴儿出生后不久开始。两门课程的随机对照试验结果显示，儿童的行为问题显著减少，母亲感到更有效地被支持。

围产期 CPP（P-CPP）是 CPP 的一种应用，可以促进有不良童年经历的孕妇与未出生婴儿的父母关系，并在婴儿出生后继续应用，与 CPP 一样，它侧重于处理创伤性经历，促进对希望、快乐和与社会的建设性参与。它结合了产前自我保健，放松策略和怀孕期间的身心意识，以帮助女性通过积极地重新定义生理感觉的归因，来发展与胎儿更好的协调。围产期 CPP 可以有效降低 PTSD 和抑郁症状并改善母胎依恋。

关照婴儿（minding the baby，MTB）是一种结合了 NFP 和 CPP 的关键目标的父母-婴儿家访干预措施。MTB 由护士/社会工作者团队共同提供，强调健康和心理健康，并由临床医生支持和培养亲子依恋关系。MTB 包括心理治疗，重点是对婴儿进行健康的归因，并发展安全依恋。在服务提供的所有要素中，都特别强调父母的反思功能（reflective functioning，RF）的发展。随机对照试验显示了显著的健康效益，例如提高免疫接种依从性和降低儿童福利参与度，以及更高水平的孕产妇反思功能和依恋安全性。

幸存者妈妈的同伴（the survivor moms'companion，SMC）旨在减少 PTSD 症状并改善围产期、产科和育儿结果。SMC 是一种基于人群的心理教育干预措施，每周提供 10 个以管理情感失调、人际反应和 PTSD 症状的技能培训模块。它的一个关键目标是帮助孕妇进行产前护理，并了解早期逆境和 PTSD 可能如何影响分娩、分娩和早期护理。SMC 对不想在怀孕期间开始全程心理治疗的孕妇有利。它价格实惠，可以扩展为多种格式，并且完全手册化。一项准实验研究的结果显示，尽管接受 SMC 治疗的孕妇在分娩前出现高水平的早期逆境和 PTSD，但分娩时的分离症状水平较低，出生后的 PTSD 和抑郁症状较少，且母婴关系更强。

上述所有的干预措施都是基于关系的，并且在直接或间接针对从父母的早期逆境到 PTSD 症状、护理受损和儿童的早期逆境的途径方面有共同点。所有这些干预措施都侧重于通过改善亲子依恋关系，加强其他人际关系以及促进父母和他们年幼子女之间的情绪调节和二元共调节来阻止创伤的代际传递，这可能并非巧合。以关系安全和保障为特征的早期资源，以及在护理环境中的支持性和可预测性，是记录最充分的积极经验，可以防止创伤的长期传递。这些干预措施的独特之处包括家访成分、二元治疗重点及个人与团体的形式。由于有早期逆境史的父母在长期心理治疗的动机和参与程度上可能不同，因此一些服务提供者强调干预的简洁性和灵活性。许多提供了令人信服的证据证明，通过降低儿童福利参与和虐待性护理的风险可减少或预防儿童的童年不良经历。

四、总结

父母早期经历的产物，包括那些消极和积极的经历，被视为促进家庭心理弹性和保护儿童免受早期逆境侵害的重要数据来源。一些有童年逆境的父母可能会出现 PTSD 症状，这反过来可能会增加亲子关系困难、消极育儿实践以及儿童经历早期逆境的风险。除了父母当前的抑郁、物质滥用和亲密伴侣暴力，更好地了解父母的早期逆境和 PTSD 之间的风险路径，将有助于国家加大预防儿童早期逆境的力度。早期逆境的代际传递的变异性也可以通过父母小时候经历的适应性和保护性过程来解释。尽管身处逆境，但在孩童时期拥有更多积极经历和人际关系的父母，或许能够更好地利用这些资源来保护他们的孩子不受不良童年经历的影响。

参考文献

[1] Merrick J S, Narayan A J. Assessment and screening of positive childhood experiences along with childhood adversity in research, practice, and policy[J]. Journal of Children and Poverty, 2020, 26(2): 269-281.

[2] Lieberman A F, Diaz M A, Castro G, et al. Make room for baby: Perinatal child-parent psychotherapy to repair trauma and promote attachment[M]. Guilford Publications, 2020.

[3] Shaver P R, Mikulincer M, Sahdra B K, et al. Attachment security as a foundation for kindness toward self and others[J]. The Oxford handbook of hypo-egoic phenomena, 2016, 10.

[4] Narayan A J, Merrick J S, River L M, et al. Lifespan and intergenerational promotive and protective factors against the transmission of interpersonal violence in diverse families[M]. New York: Springer, 2020.

[5] Narayan A J, Englund M M, Egeland B. Developmental timing and continuity of exposure to interparental violence and externalizing behavior as prospective predictors of dating violence[J]. Dev Psychopathol, 2013, 25(4 Pt 1): 973-990.

[6] Narayan A J, Atzl V M, Merrick J S, et al. Therapeutic Perinatal Research with Low-Income Families: Leveraging Benevolent Childhood Experiences (BCEs) and Fathers' Perspectives to Promote Resilience[J]. Zero to Three, 2019, 39(5): 43-53.

[7] Bethell C, Jones J, Gombojav N, et al. Positive childhood experiences and adult mental and relational health in a statewide sample: Associations across adverse childhood experiences levels[J]. JAMA pediatrics, 2019, 173(11): e193007-e193007.

[8] Masten A S, Lucke C M, Nelson K M, et al. Resilience in Development and Psychopathology: Multisystem Perspectives[J]. Annu Rev Clin Psychol, 2021, 17: 521-549.

[9] Bowlby J. Attachment and loss: retrospect and prospect[J]. American journal of Orthopsychiatry, 1982, 52(4): 664.

[10] Baer J C, Martinez C D. Child maltreatment and insecure attachment: A meta-analysis[J]. Journal of reproductive and infant psychology, 2006, 24(3): 187-197.

[11] Robboy J, Anderson K G. Intergenerational child abuse and coping[J]. Journal of Interpersonal Violence, 2011, 26(17): 3526-3541.

[12] Egeland B, Jacobvitz D, Sroufe L A. Breaking the cycle of abuse[J]. Child development, 1988: 1080-1088.

[13] Zuravin S, McMillen C, DePanfilis D, et al. The intergenerational cycle of child maltreatment: Continuity versus discontinuity[J]. Journal of interpersonal violence, 1996, 11(3): 315-334.

[14] Thornberry T P, Henry K L. Intergenerational continuity in maltreatment[J]. Journal of abnormal child psychology, 2013, 41(4): 555-569.

[15] Bandura A, Walters R H. Social learning theory[M]. Prentice Hall: Englewood cliffs, 1977.

[16] Milner J S. Social information processing and physical child abuse[J]. Clinical psychology review, 1993, 13(3): 275-294.

[17] Montes M P, dePaúl J, Milner J S. Evaluations, attributions, affect, and disciplinary choices in mothers at high and low risk for child physical abuse[J]. Child Abuse & Neglect, 2001, 25(8): 1015-1036.

[18] Ammerman R T. Etiological models of child maltreatment: A behavioral perspective [J]. Behavior modification, 1990, 14(3): 230-254.

[19] Frias-Armenta M. Long-term effects of child punishment on Mexican women: A structural model[J]. Child abuse & neglect, 2002, 26(4): 371-386.

[20] Dixon L, Browne K, Hamilton-Giachritsis C. Risk factors of parents abused as children: A mediational analysis of the intergenerational continuity of child maltreatment (Part I)[J]. Journal of child Psychology and Psychiatry, 2005, 46(1): 47-57.

[21] Jaffee S R, Bowes L, Ouellet - Morin I, et al. Safe, stable, nurturing relationships break the intergenerational cycle of abuse: A prospective nationally representative cohort of children in the United Kingdom[J]. Journal of Adolescent Health, 2013, 53(4): S4-S10.

[22] Bronfenbrenner U. The ecology of human development: Experiments by nature and design[M]. Harvard university press, 1979.

[23] Li F, Godinet M T, Arnsberger P. Protective factors among families with children at risk of maltreatment: Follow up to early school years[J]. Children and Youth Services Review, 2011, 33(1): 139-148.

[24] Kotchick B A, Forehand R. Putting parenting in perspective: A discussion of the contextual factors that shape parenting practices[J]. Journal of child and family studies, 2002, 11(3): 255-269.

[25] Sroufe L A. The place of attachment in development[J]. Handbook of attachment: Theory, research, and clinical applications, 2016, 3: 997-1011.

[26] Lünnemann M K M, Van der Horst F C P, Prinzie P, et al. The intergenerational impact of trauma and family violence on parents and their children[J]. Child Abuse & Neglect, 2019, 96: 104134.

[27] Davis E P, Narayan A J. Pregnancy as a period of risk, adaptation, and resilience for mothers and infants [J]. Development and psychopathology, 2020, 32(5): 1625-1639.

[28] Schiele M A, Gottschalk M G, Domschke K. The applied implications of epigenetics in anxiety, affective and stress-related disorders-A review and synthesis on psychosocial stress, psychotherapy and prevention [J]. Clinical psychology review, 2020, 77: 101830.

[29] Chemtob C M, Gudiño O G, Laraque D. Maternal posttraumatic stress disorder and depression in pediatric primary care: association with child maltreatment and frequency of child exposure to traumatic events[J]. JAMA pediatrics, 2013, 167(11): 1011-1018.

[30] Sperlich M, Seng J. Survivor mom's companion: a population-level program for pregnant women who are survivors of childhood maltreatment: the need for a public health approach to addressing unresolved maternal trauma//Motherhood in the Face of Trauma[J]. Motherhood in the Face of Trauma: Pathways Towards Healing and Growth, 2018: 197-211.

[31] Courtois C A. Complex trauma, complex reactions: Assessment and treatment[J]. Psychotherapy: Theory,

research, practice, training, 2004, 41(4): 412.

[32] Masten A S, Narayan A J, Silverman W K, et al. Children in war and disaster[J]. Handbook of child psychology and developmental science, 2015: 1-42.

[33] Luthar S S, Eisenberg N. Resilient adaptation among at-isk children: Harnessing science toward maximizing salutary environments[J]. Child development, 2017, 88(2): 337-349.

[34] Narayan A J, Rivera L M, Bernstein R E, et al. Positive childhood experiences predict less psychopathology and stress in pregnant women with childhood adversity: A pilot study of the benevolent childhood experiences (BCEs) scale[J]. Child abuse & neglect, 2018, 78: 19-30.

[35] Sege R, Bethell C, Linkenbach J, et al. Balancing adverse childhood experiences with HOPE: New insights into the role of positive experience on child and family development [J]. The Medical Foundation, 2017.

[36] Renbarger R L, Padgett R N, Cowden R G, et al. Culturally Relevant Resilience: A Psychometric Meta-Analysis of the Child and Youth Resilience Measure (CYRM) [J]. Journal of Research on Adolescence, 2020, 30(4): 896-912.

[37] Liebenberg L, Ungar M, LeBlanc J C. The CYRM-12: a brief measure of resilience[J]. Canadian Journal of Public Health, 2013, 104(2): e131-e135.

[38] Masten A S. Resilience theory and research on children and families: Past, present, and promise[J]. Journal of Family Theory & Review, 2018, 10(1): 12-31.

[39] Finkelhor D. Screening for adverse childhood experiences (ACEs): Cautions and suggestions[J]. Child abuse & neglect, 2018, 85: 174-179.

[40] Gillespie R J. Screening for adverse childhood experiences in pediatric primary care: Pitfalls and possibilities[J]. Pediatric Annals, 2019, 48(7): e257-e261.

[41] Cicchetti D, Rogosch F A. Equifinality and multifinality in developmental psychopathology[J]. Development and psychopathology, 1996, 8(4): 597-600.

[42] Lieberman A F, Diaz M A, Castro G, et al. Make room for baby: Perinatal child-parent psychotherapy to repair trauma and promote attachment[M]. Guilford Publications, 2020.

[43] Cohodes E, Hagan M, Narayan A, et al. Matched trauma: The role of parents' and children's shared history of childhood domestic violence exposure in parents' report of children's trauma-related symptomatology[J]. Journal of Trauma & Dissociation, 2016, 17(1): 81-96.

[44] Bowers M E, Yehuda R. Intergenerational transmission of stress vulnerability and resilience//Stress resilience[M]. Academic Press, 2020: 257-267.

[45] Chemtob C M, Gudiño O G, Laraque D. Maternal posttraumatic stress disorder and depression in pediatric primary care: association with child maltreatment and frequency of child exposure to traumatic events[J]. JAMA pediatrics, 2013, 167(11): 1011-1018.

[46] Dubowitz H. The safe environment for every kid model: promotion of children's health, development, and safety, and prevention of child neglect[J]. Pediatric annals, 2014, 43(11): e271-e277.

[47] Rosenblum K, Lawler J, Alfafara E, et al. Improving maternal representations in high-risk mothers: a randomized, controlled trial of the Mom Power parenting intervention [J]. Child Psychiatry & Human Development, 2018, 49(3): 372-384.

[48] Lowell D I, Carter A S, Godoy L, et al. A randomized controlled trial of child FIRST: A comprehensive home-based intervention translating research into early childhood practice[J]. Child development, 2011, 82 (1): 193-208.

[49] Hartwig S A, Robinson L R, Comeau D L, et al. Maternal perceptions of parenting following an evidence-based parenting program: A qualitative study of Legacy for Children TM[J]. Infant mental health journal, 2017, 38(4): 499-513.

[50] Slade A, Holland M L, Ordway M R, et al. Minding the Baby ©: Enhancing parental reflective functioning and infant attachment in an attachment-based, interdisciplinary home visiting program [J]. Dev Psychopathol, 2020, 32(1): 123-137.

[51] Rowe H, Sperlich M, Cameron H, et al. A quasi-experimental outcomes analysis of a psychoeducation intervention for pregnant women with abuse-related posttraumatic stress [J]. Journal of Obstetric, Gynecologic & Neonatal Nursing, 2014, 43(3): 282-293.

[52] Doty J L, Davis L, Arditti J A. Cascading resilience: Leverage points in promoting parent and child well-being[J]. Journal of Family Theory & Review, 2017, 9(1): 111-126.